U. K. Lindner A. Raftopoulo

EKG in Notfällen

Springer
Berlin
Heidelberg
New York
Barcelona
Budapest
Hongkong
London
Mailand
Paris
Santa Clara
Singapur
Tokio

U. K. Lindner A. Raftopoulo

EKG in Notfällen

Mit einem Geleitwort von B. Gorgaß

Mit 77 Abbildungen und 230 EKG-Kurven

Springer

Dr. med. Udo K. Lindner
Herrenweg 56
D-69151 Neckargemünd

Dr. med. Alexander Raftopoulo
Kranichsteiner Straße 179
D-64289 Darmstadt

Foto auf dem Umschlag:
Hans Schmied/BAVARIA

ISBN 3-540-61137-1 Springer-Verlag Berlin Heidelberg New York

Die Deutsche Bibliothek – CIP-Einheitsaufnahme
Lindner, Udo K.:
EKG in Notfällen : mit EKG-Kurven / U. Lindner ; A. Raftopoulo. – Berlin ; Heidelberg ; New York ; Barcelona ; Budapest ; Hongkong ; London ; Mailand ; Paris ; Santa Clara ; Singapur ; Tokio : Springer, 1997
ISBN 3-540-61137-1
NE: Raftopoulo, Alexander

Umschlaggestaltung: Struve & Partner, Heidelberg
Datenkonvertierung durch Mitterweger Werksatz GmbH, Plankstadt
SPIN: 10537253 19/3133 – 5 4 3 2 1 0 – Gedruckt auf säurefreiem Papier

Für Jeannette und Yvonne

Durch ihre Geduld
und mit ihrer Unterstützung
ist dieses Buch möglich geworden

Geleitwort

In den späten 60iger und frühen 70iger Jahren dieses Jahrhunderts während der Reorganisation von Krankentransport und Rettungsdienst im Sinne einer Anpassung an die modernen Erkenntnisse über die pathophysiologischen Prozesse der akuten Vitalgefährdung, war nicht vorauszusehen, daß sich EKG-Ableitung und EKG-Diagnostik im präklinischen Bereich so schnell zu notfallmedizinischen Standardverfahren entwickeln würden.
Bis zum Jahre 1972 kam es durchaus noch vor, daß die ersten Rettungshubschrauber der Bundesrepublik zur Defibrillation in kleinere Krankenhäuser fliegen sollten, da dort mit großen, schweren klinischen EKG-Geräten ein Kammerflimmern diagnostiziert wurde, aber noch kein Defibrillator zur Verfügung stand.
Zur gleichen Zeit forderten progressive Notfallmediziner, die Industrie müsse zielgerichtet kleine, leichte im Rettungsdienst einsetzbare und trotz der Schwingungsbelastungen in bodengebundenen Fahrzeugen und Rettungshubschraubern störungsfrei arbeitende EKG-Monitore entwickeln, die netzunabhängig dann auch für die Akutdiagnostik bereits am Notfallort verwendet würden.
Mittlerweile sind alle, auch ursprünglich kaum lösbar erscheinenden *technischen* Probleme gelöst.
Leichte, akkubetriebene, funktionssichere Kleinmonitore stehen für den Rettungsdienst zur Verfügung, sinnvollerweise gekoppelt mit Defibrillatoren gleicher Anwenderfreundlichkeit, die als Halbautomaten mit ausreichender Sicherheit sogar defibrillationswürdige Rhythmusstörungen erkennen und bei Frühdefibrillationsprogrammen den Anwender auffordern, die Maßnahme durchzuführen.
Von der medikamentös-therapeutischen Seite gewinnt die möglichst frühzeitige, bereits im Rettungsdienst durchgeführte Lyse beim Herzinfarkt immer mehr an Bedeutung.
Bei diesem Stand der präklinischen Notfallmedizin ist es eine Grundbedingung für die angemessene Versorgung von Notfallpatienten,

daß alle Notärzte und in abgestufter Form auch Rettungsassistenten und Rettungssanitäter das Notfall-EKG deuten können. EKG-Lehrbücher und Fibeln gibt es viele; das Besondere des Buches „EKG in der Notfallmedizin" der Autoren U.K. Lindner und A. Raftopoulo liegt in seiner hervorragenden didaktischen Aufbereitung der Zusammenhänge und seinem konsequenten Zuschnitt auf im Rettungsdienst auftretende kardiale Notfallsituationen.
Die Autoren haben ihre langjährigen Erfahrungen auf den Sektoren EKG-Diagnostik und präklinische Erstversorgung von Notfallpatienten optimal genutzt.
Daher ist das Buch „EKG in der Notfallmedizin" eine wichtige Komponente im *Programm Notfallmedizin des Springer-Verlags*. Von Notärzten, Rettungsassistenten und Rettungssanitätern wird das Buch mit Sicherheit dankbar aufgenommen werden.

Solingen, November 1996 B. Gorgaß

Vorwort

Stürmisch entwickelt sich heute die Notfallmedizin immer mehr zur prästationären Intensivmedizin. Die Perfektion und technische Handhabung der Geräte, mit denen die Rettungsmittel ausgestattet sind, erlauben schon am Notfallort eine frühe, sichere Diagnosestellung und eine therapeutische Intervention, die bislang der Klinik vorbehalten war. Die Chancen der Akutpatienten auf das Überleben im Notfall sind dadurch gestiegen, und die langfristige Prognose kann deutlich verbessert werden.
Fast die Hälfte aller Notfalleinsätze wird durch internistische Akutsituationen ausgelöst: 1995 wurde in 70 % aller Notfälle, so die aktuelle Statistik der Rettungsleitstellen, ein Noteinsatz aus internistischen Gründen angefordert. In rund zwei Drittel aller Einsätze standen die Rettungssanitäter dem Notfall initial ohne Notarzt gegenüber. Bei jedem Einsatz muß das am Rettungsdienst teilnehmende Personal heute damit rechnen, mit einem primär kardiologischen Problem oder einer kardiologischen Begleitsymptomatik konfrontiert zu werden. Hierbei stehen der akute Herzinfarkt und seine Komplikationen im Mittelpunkt. Nach den jüngsten Daten der MONICA-Studie fordern jedes Jahr 272000 Herzinfarkte in Deutschland rund 152000 Opfer; von diesen Patienten sterben 70000 (46 % der Infarkttoten) in den ersten 4 Stunden nach dem Infarkt bevor eine Hilfe angefordert wurde oder wirksam werden kann. Diese Fakten stellen eine Herausforderung für den modernen Rettungsdienst dar.
Zur Standardausrüstung jedes Rettungswagens, Notarztwagens, Notarzteinsatzfahrzeugs und Rettungshubschraubers gehören deshalb tragbare EKG-Geräte mit Monitoren und Defibrillatoren. Durch transportable externe und interne Schrittmacher wird das Rüstzeug zur rechtzeitigen, lebensrettenden Intervention erweitert.
Auch mittels bester Technik allein läßt sich keine sichere Diagnose stellen, wenn Wissen und Erfahrung nicht die Basis folgender therapeutischer Entscheidungen sind. Die routinierte Ableitung eines Not-

fall-EKG, die sichere Positionierung der Elektroden für Standardableitungen und eine zweifelsfreie Analytik der EKG-Kurven im Notfall zählen zu den Anforderungen, denen sich jeder stellen muß, der an der Beherrschung der Akutsituation teilnimmt. Die differenzierte EKG-Interpretation am Einsatzort vermittelt wertvolle Informationen an das aufnehmende Zentrum und ermöglicht prästationär alle jene Maßnahmen, deren Einsatz bei gesicherter Indikation Leben rettet. Hierzu zählen auch die prästationäre Lyse des infarzierten Koronargefäßes und der Einsatz eines passageren Schrittmachers. Voraussetzung für diese Interventionen ist immer die gesicherte Diagnose, die sich z.B. für den akuten Myokardinfarkt neben der klinischen Symptomatik aus der Interpretation des EKG ergibt. Die frühzeitige Diagnosestellung ermöglicht im engen therapeutischen Fenster des akuten Infarktgeschehens eine Kommunikation mit dem klinischen Zentrum, das früh die richtigen Vorbereitungen treffen kann.
Das vorliegende Kompendium ist auf dem Boden langjähriger Erfahrung im Rettungsdienst entstanden. Im Vordergrund stand die Notwendigkeit, die Geheimnisse des EKG so klar wie nur möglich zu vermitteln. Das didaktische Konzept des Klassikers „Schnellinterpretation des EKG“ von U.K. Lindner und D. Dubin stand hierbei Pate und ist zur Vertiefung empfohlen. Die Autoren dieses Buches konzentrierten sich auf die wesentlichen EKG-Befunde, die über 95 % des Alltags im Notfalleinsatz ausmachen. Praxisnah sind alle Kurven am Einsatzort oder während des Transports abgeleitet worden. Die Erfassung des Kurvenbildes als Rhythmusgeschehen, die virtuelle Darstellung der räumlichen Erregungsausbreitung zur Einschätzung der Infarktlokalisation und die Kombination von elektrischer Herzaktion mit der Kreislaufantwort – dargestellt in der SaO_2-Kurve – werden in Originalgröße abgebildet.
Im Notarztwagen Darmstadt wurde mit dem modulären EKG-System von Bruker gearbeitet. Als Beispiel für die apparative Unterstützung der EKG-Beurteilung und des Notfallmanagements durch gleichzeitige Kapnometrie, Registrierung der hämodynamischen Antwort über die SaO_2-Kurve und Erkennung von Flimmerereignissen ist das verwandte System im Kap. 2 abgebildet. Die hier eingesetzte Technik gilt als Teil des modernen Standards, mit dem heute jedes Rettungs- und Transportmittel ausgerüstet sein muß. Zu jeder Kurve findet sich eine Beschreibung, die die klinische Situation und die im Notfall getroffenen Entscheidungen in den Vordergrund stellt. Einprägsam

gestaltet sich so die Verknüpfung von visueller Erfassung der Monitorsignale mit den Feststellungen am Einsatzort. Die differenzierte Analytik des EKG wird auf leicht lernbare Weise vermittelt.
Dieses Buch soll jedem Mitarbeiter im Rettungsdienst ein Lehr- und Lernbuch, aber auch ein ständiger Begleiter als Kompendium für schnelles Nachschlagen sein. Die einzelnen Abschnitte sind in sich abgeschlossen und vermitteln die Grundlagen des EKG, die Prinzipien der EKG-Technik im Notfall, Fallbeschreibungen in didaktisch optimierter Aufbereitung, Algorithmen nach den aktuellen Empfehlungen der DIVI, Übungsbeispiele und ein Glossar über die relevanten Fachbegriffe der Kardiologie.
Mit diesem Buch das Basiswissen des EKG zu lernen, macht Spaß. Das so erworbene Wissen schafft ein großes Stück Sicherheit in der Bewältigung alltäglich gewordener Notfälle.

Heidelberg/Darmstadt

U. K. Lindner
A. Raftopoulo

Inhalt

1 Grundlagen des EKG

In den folgenden beiden Kapiteln werden Sie in knappen Worten über die Methode der EKG-Ableitung und den raschen Zugriff auf die Interpretation der Ableitungskurven informiert:

- Was spielt sich während eines Kurvenzyklus ab?
  → Depolarisation und Repolarisation
- Welchen natürlichen Weg nimmt der elektrische Impuls im Herzen?
  → Physiologische Erregungsleitung und -ausbreitung
- Wie kommt es zu schnellen (tachykarden) Frequenzen und sogar zum Flimmern?
  → Reentry-Mechanismus
- Warum verformt sich ein Kammerkomplex?
  → Schenkelblock und ektopische Schrittmacher bei Kammerextrasystolen
- Wie sind die EKG-Kabel kodiert?
  → Standardableitungen des EKG
- Aus welchen Zacken und Wellen setzt sich die EKG-Kurve zusammen?
  → Die normalen Meßwerte und Kriterien des EKG
- Wie interpretiert man den Papierausdruck?
  → Ausmessung des EKG
- Wie unterscheiden sich abnormale Schlagfolgen des Herzens?
  → Herzrhythmusstörungen
- Wie zeigt sich ein koronarer Gefäßverschluß im EKG?
  → Herzinfarkt

Durch das Elektrokardiogramm, EKG, werden die elektrischen Signale aufgezeichnet, die während der Herztätigkeit auftreten. Diese elektrische Herztätigkeit ist nicht mit der mechanischen Kontraktion der Systole, und Erschlaffung, der Diastole, gleichzusetzen. Jede mechanische und koordinierte Aktion setzt jedoch einen regelmäßigen elektrischen Stimulus (normale Erregungsbildung) und ein gesundes funktionierendes Impulsleitungssystem (physiologische Erregungsleitung) voraus. Die Impulse werden über spezifische Bahnen, Bündel und die Purkinjefasern geleitet. Störungen der Erregungsbildung und -leitung werden im EKG erkannt.

Depolarisation und Repolarisation

Die Erregung spielt sich an der Zellmembran ab. Die Ableitungselektroden registrieren die Änderungen der elektrischen Oberflächenspannung aus Millionen von Myokardzellen und Zellen des spezifischen kardialen Nervengewebes. Eine positive Ladung der Innenseite der Zellmembran (durch einen Einstrom von Natrium-Ionen) führt zur Depolarisation. Der sofort ensetzende Ionenaustrom (über Kalzium- und Kalium-Ionen) erzeugt wieder eine negative Innenseite der Zelle; diesen Prozeß nennt man Repolarisation. Depolarisation und Repolarisation spielen sich in jeder gesunden Myokardzelle regelmäßig ab und werden im EKG als ein aufeinanderfolgender Zyklus von Zacken und Wellen registriert.

Diastolische Depolarisation

Im Erschlaffungszustand, der Diastole, tritt in spezifischen Erregungsbildungszentren, automatisch eine Depolarisation ein. Durch einen langsamen Natriumeinstrom in die Zelle verändert sich deren Potentialunterscheid von der Zellaußenseite zum Zellinneren hin. Wird ein bestimmter Wert erreicht – das *Schwellenpotential* – kommt es zum raschen Einstrom von Natrium-Ionen mit der Folge eines schnellen Potentialanstiegs, der über einen Ausstrom von Kalzium- und Kalium-Ionen wieder langsamer rückgängig gemacht wird. Die normale Herzfrequenz wird von der Geschwindigkeit dieser diastolischen Depolarisation bestimmt (Abb.1). Da diese Geschwindigkeit

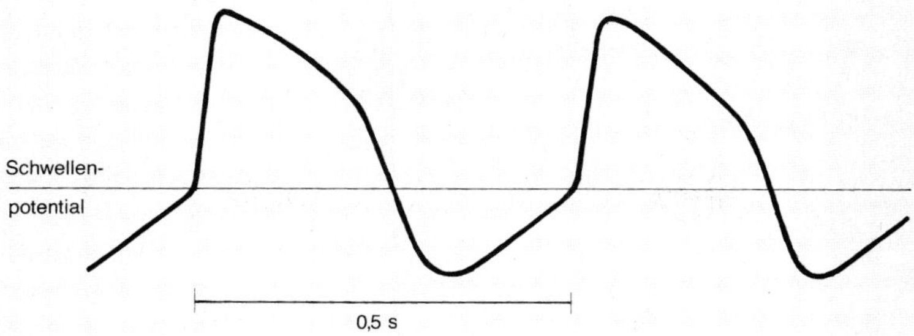

Abb. 1. Diastolische Depolarisation. Durch die langsame Depolarisation während der Diastole wird ein neuer Erregungsimpuls erzeugt. Die Geschwindigkeit des Potentialanstiegs ist in den verschiedenen Schrittmacherzentren und kardialen Geweben unterschiedlich

sich in den verschiedenen Erregungsbildungszentren des Herzens unterscheidet, weisen die physiologischen „Schrittmacher" verschiedene Herzfrequenzen auf. Durch den Einfluß des vegetativen Nervensystems, über den Sympathikus und Parasympathikus wird die diastolische Depolarisation und damit die momentane Herzfrequenz beeinflußt.

Physiologische Erregungsleitung und -ausbreitung

Der physiologische Schrittmacherimpuls entsteht im spezifischen „Nervengewebe" des Sinusknotens und wird über mehrere internodale Leitungsbahnen über die Vorhöfe ausgebreitet und zum atrioventrikulären (AV)-Knoten übermittelt. Über diese Bahnen werden die Erregungsimpulse mit einer Leitungsgeschwindigkeit von 1,5–1,8 m/s ausgebereitet, während sich die Erregung im Vorhofmyokard nur mit 0,8–1,0 m/s ausbreitet. Die Überleitungszeit läßt sich im EKG messen: Das PQ-Intervall (s.u.), d.h. die AV-Überleitungszeit, liegt zwischen 0,1–0,2 s. Störungen der internodalen Bündel oder Blockierungen führen zu einer Verlängerung der AV-Überleitungszeit bzw. zu einem Ausfall der Kammerantwort auf einen Sinusimpuls in Form einer P-Welle. Das PQ-Intervall mißt die gesamte Zeit von Erregungsentstehung im Sinusknoten bis zur völligen Depolarisation des AV-

Knotens. Die sinuatrialen Leitungen selbst können nur im sog. His-Bündel-EKG analysiert werden. Die Erregung des AV-Knotens nimmt etwa 0,1 s in Anspruch. In dieser Zeit findet sich zwischen P-Welle und Beginn des Kammerkomplexes eine isoelektrische Strecke.

Merke:
Die PQ-Strecke dient als Referenz für die Beurteilung der ST-Strecke.

Nach Erregung des AV-Knotens wird der Impuls über das His-Bündel und die beiden Schenkel des Leitungssystems der Kammern gelenkt. Die Geschwindigkeit der Impulsleitung beträgt hier und in den Purkinje-Fasern 2–4 m/s. Impulse, die in den Myokardzellen entstehen und intramyokardial ausgebreitet werden, breiten sich dagegen mit nur etwa 1 m/s aus. Der Ursprung solcher ektopischer Kammerextrasystolen ist durch ihre Dauer im EKG und ihre Form zu erkennen. (Über sinuatriale Blöcke und AV-Blöcke s. S. 28).
Unter physiologischen Bedingungen wird die Erregung nahezu gleichzeitig auf das Myokard ausgebreitet. Die Breite des Kammerkomplexes hängt von vom Verhältnis der rechts- und linksventrikulären Myokardanteile ab. Die Erregungsausbreitung in den Kammern erfolgt über die beiden Schenkel des His-Bündels. Der linke Schenkel teilt sich in ein großes vorderes (links anteriores) und in ein schmales hinteres (links posteriores) Bündel auf. Diese Besonderheit ist wichtig, um die Hemiblöcke (s. S. 34) zu verstehen. Wird ein Schenkel oder ein Teilbündel des ventrikulären Erregungsleitungssystems blockiert, findet der Erregungsimpuls seinen Weg über das leitungsfähige Myokard. Die verzögerte Leitungsgeschwindigkeit erscheint charakteristisch als unförmige Kammerkomplexe im EKG, deren Form Hinweis auf die Lokalisation der Störung gibt.

Merke:
Bei einem Schenkelblock ist der Kammerkomplex im EKG breiter als 0,12 s; es finden sich meist 2 R-Zacken.

Reentry-Mechanismus

Störungen und Schädigungen des Myokards und des Systems der Purkinjefasern lösen elektrophysiologische Mechanismen aus, die dazu führen, daß permantent neue Erregungsimpulse auftreten und – hier liegt das eigentliche Problem – auf erregbares Gewebe treffen. Die Depolarisation läuft dann sehr rasch ab, und die Erregung wird nicht über die anatomischen Leitungsbahnen gelenkt. Man spricht von einer kreisenden Erregung oder einem *Reentry*-Mechanismus (Wiedereintrittmechanismus). Kreisende Erregungen bzw. Reentries werden für viele Formen bedrohlicher Tachykardien bis zum Kammerflattern und Kammerflimmern (s. S. 39) verantwortlich gemacht. Neben organischen Schädigungen als zugrunde liegenden morphologischen Substrat eines Reentry können auch sog. akzessorische Bahnen oder Bündel Erregungsimpulse frühzeitig auf die Kammern überleiten. Werden diese Bahnen rückwärts (retrograd) erregt, können sich Reentry-Mechanismen aufbauen. Ein häufiges Beispiel ist die Tachykardie beim WPW-Syndrom (s.S. 35 und Abb. 29). Typisch für eine kreisende Erregung sind ihr spontaner Beginn und das plötzliches Ende, an das sich wieder ein regelmäßiger Rhythmus anschließt.

Standardableitungen des EKG

Die Beschreibung des Oberflächen-EKG setzt Ableitungen an beiden Hand- und Fußgelenken und am Brustkorb voraus. Die Kabel dieser Ableitungen sind markiert:

- schwarz – rechter Fuß
- rot – rechter Arm
- gelb – linker Arm
- grün – linker Fuß (Nullpunkt)

Beginnend am rechten Arm wurden die Extremitätenelektroden in den „Ampel"-Farben ROT-GELB-GRÜN angelegt. SCHWARZ bleibt dann für den rechten Fuß übrig. Die Elektrodenkabel für die Brustwandableitungen sind durch Zahlen gekennzeichnet. Durch die Ableitungen des Standard-EKG lassen sich z.B. Infarkte lokalisieren und bestimmte Störungen, wie Schenkelblöcke erkennen. In der Brust-

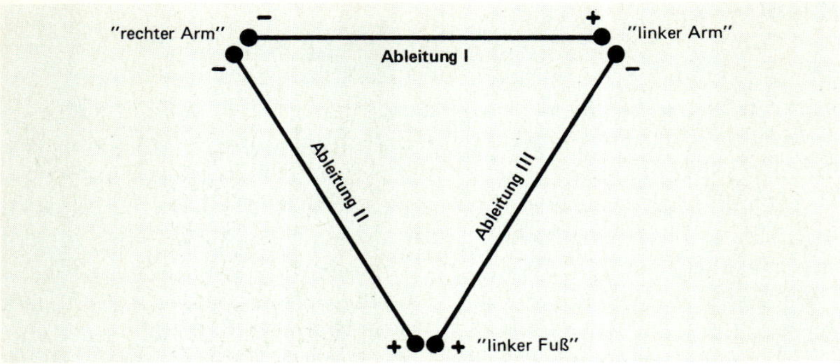

Abb. 2. Einthoven-Dreieck. Jede Seite entspricht einer Ableitung, die mit I, II und III bezeichnet wird. Entscheidend ist die Polarisierung (Plus- und Minus-Pol) der Ableitung: Ein Strom, der auf eine positive Elektrode zufließt, löst einen nach oben gerichteten Ausschlag im EKG aus

wandableitung V_2 können am besten Rhythmusstörungen erkannt werden, da die Elektrode dieser Ableitung den Schrittmacherzentren des Herzens am nächsten liegt.

Einthoven-Ableitungen. Man kann sich vorstellen, daß die Elektroden am linken Arm, am rechten Arm und am linken Fuß miteinander verbunden sind. Diese Linien bilden ein gleichseitiges Dreieck, in dessen Mitte das Herz als elektrisch aktives Organ liegt. Die Ableitungen nach Einthoven werden wie folgt bezeichnet:

I vom rechten Arm zum linken Arm (rot → gelb)
II vom rechten Arm zum linken Fuß (rot → grün)
III vom linken Arm zum linken Fuß (rot → grün)

Das „Einthoven-Dreieck" ist in Abb.2 dargestellt. Die Elektroden sind als positiv oder negativ definiert, und die Depolarisationen, die in bestimmten Ableitungen registriert werden, zeigen entweder überwiegend positive oder negative Ausschläge. Es ist äußerst wichtig, die Elektroden nicht zu vertauschen, da sonst eine Drehung des Herzens (Situs inversus bzw. eine Positionierung des Herzens im rechten Thoraxbereich, Dextrokardie) vorgetäuscht wird. Die Ableitungen I, II und III bilden eine sternähnliche Figur und bilden die elektrische Ak-

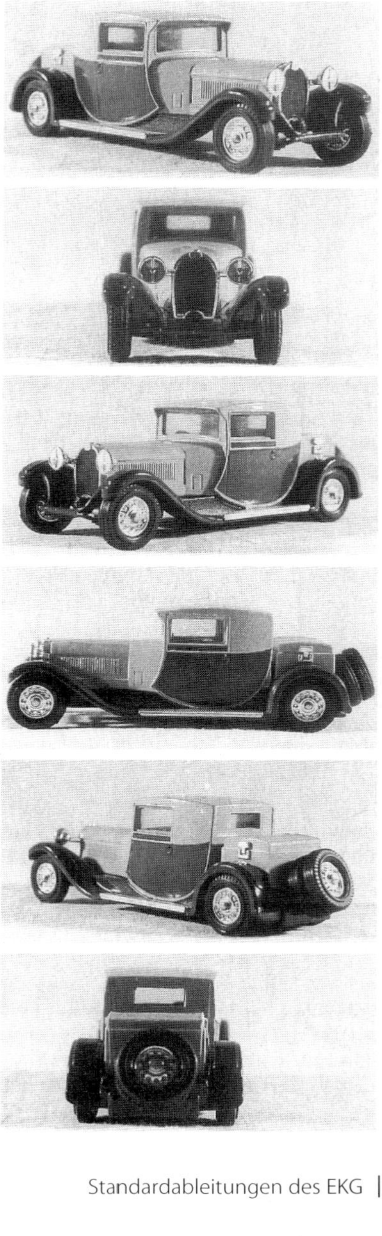

Abb. 3.
Jedes Modell läßt sich aus verschiedenen Richtungen betrachten, auch dieser Bugatti aus dem Jahr 1928, der zur Zeit auf den Straßen fuhr, als Einthoven seine Ableitungen entwickelt hatte (das war 1913). Stellen Sie sich einfach das Herz als Bugatti vor

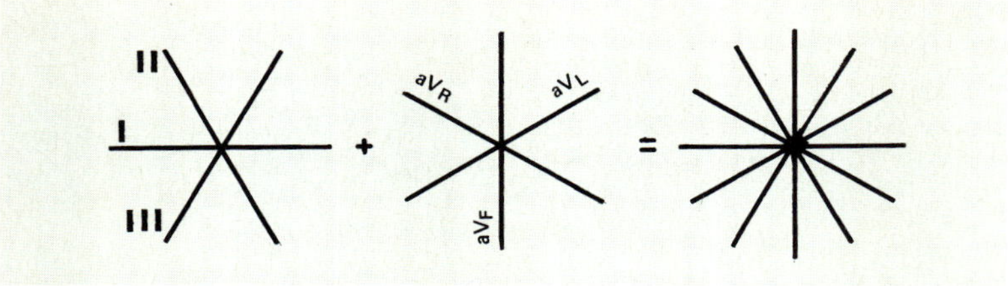

Abb. 4. Extremitätenableitungen. Die Ableitungen I, II und III ergeben zusammen mit den Ableitungen aVR, aVL einen symmetrischen Stern, der einen Kreis in Frontalebene vor den Patienten legt. Dieser Kreis ist in 30°-Abschnitte unterteilt

tivität des Herzens aus verschiedenen Blickwinkeln ab. Am Beispiel des Autos – ein Bugatti von 1928 und leider nur ein Spielzeugmodell – wird deutlich, wie verschieden sich ein Objekt darstellt, wenn es um 30° gedreht wird (Abb.3). Die Ableitungen nach Einthoven betrachten das „Modell Herz“ aus drei Richtungen, die um 60° voneinander abweichen. Das EKG wird dabei immer von der positiven Elektrode der Ableitung her betrachtet.

Merke:
Auf die positive Elektrode fließt ein Strom zu, und die Ableitung im EKG ist überwiegend positiv. Eine negatives EKG weist darauf hin, daß sich die Erregung von der Elektrode wegbewegt.

Wilson-Ableitungen. Die Ableitungskabel sind dieselben wie bei den Einthoven-Ableitungen. Durch die Schaltung des EKG-Verstärkers wird jedoch ein anderer Blickwinkel eingestellt. Die Wilson-Ableitungen werden mit aVL (Ableitung am linken Arm), aVR (rechter Arm) und aVF (linker Fuß) bezeichnet. Die Buchstaben „a“ und „V“ stehen für *augmented* = verstärkt und *Voltage* = Spannung. Die positiven Elektroden liegen an dem Arm oder Fuß, der mit dem Buchstaben ausgewiesen ist; auf diese Ableitung hin ist die Depolarisation gerichtet. Legt man die Ableitungslinien von I-III und aVL-aVF aufeinander, so ergibt sich ein Stern, dessen Strahlen 30°-Winkel betragen (Abb 4). Diese Ableitungen liegen in der Frontalebene und erlauben es, die Projektion der elektrischen Aktivitäten des Herzens in 30°-

Abb. 5.
Brustwandableitungen. Die genaue Positionierung der Elektroden ist im Text beschrieben

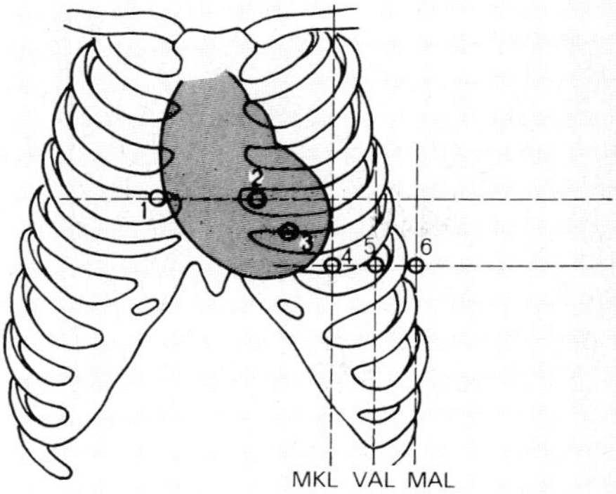

Schritten aus allen Richtungen zu analysieren. Aus dieser Betrachtung kann der *Lagetyp* des Herzens ermittelt werden. Doch hier zu später (S. 14).

> **Merke:**
> **In den sechs Extremitätenableitungen, die nach Einthoven (I, II und III) und Wilson (aVL, aVR und aVF) benannt sind, wird die elektrische Aktivität des Herzens in der Frontalebene in 30°-Schritten betrachtet.**

Brustwandableitungen. Das Standard-EKG besteht aus den 6 Extremitätenableitungen und den Brustwandableitungen, BWA. Die exakte Anlage der Brustwandelektroden erfordert Zeit und ist im Notfall nicht immer möglich. Oft haften auch die Sauge- oder Klebeelektroden nicht richtig und verursachen Störungen. Für die Beurteilung der genauen Infarktloklisation und der „Belastungszeichen“ sind die BWA unerläßlich. Die sichere Plazierung der Elektroden läßt sich nur durch regelmäßige Übung erreichen (Abb.5):

- V_1 – im 4. Interkostalraum rechts parasternal
- V_2 – im 4. Interkostalraum links parasternal auf gleicher Höhe wie V_1
- V_3 – zwischen V_2 und V_4

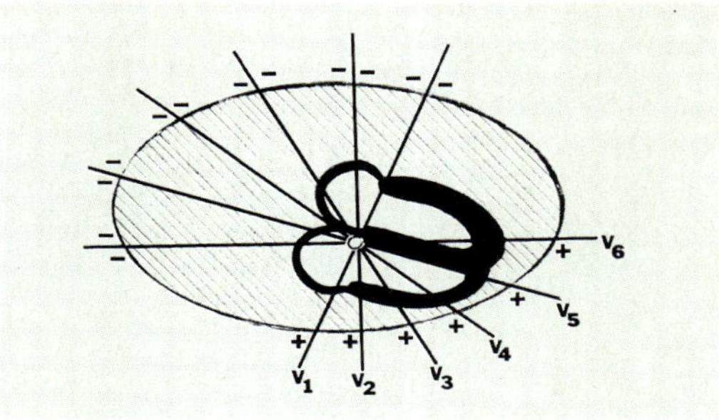

Abb. 6. **Brustwandableitungen.** Der größte Teil der elektrisch aktiven Myokardmasse liegt gegenüber den Ableitungen V_5 und V_6, während sich das Septum überwiegend auf $V_{3/4}$ projiziert. Die Ableitung V_2 liegt gegenüber dem AV-Knoten

- V_4 – im 5. Interkostalraum auf Höhe der Medioklavikularlinie (MKL)
- V_5 – zwischen V_4 und V_6 auf Höhe der vorderen Axillarlinie (VAL)
- V_6 – im 5. Interkostalraum auf Höhe der mittleren Axillarlinie (MAL)

Die BWA bilden eine Horizontalebene, die den Körper des Patienten bildlich durchschneidet. Am Rand dieses Kreises – es ist mehr eine Ellipse – sind mit festem Bezug zur Lage des Herzens die Elektroden

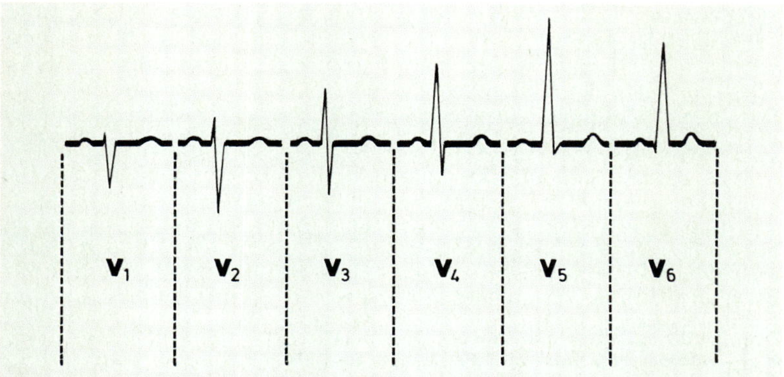

Abb. 7. **Brustwandableitungen.** Im EKG-Muster der Brustwandableitungen zeigt sich eine charakteristische Entwicklung der R-Zacke beim gesunden (erwachsenen) Patienten

positioniert. Auch hier gilt, daß Depolarisationen, die auf eine Elektrode zugerichtet sind als positive Ausschläge erscheinen. In Abb.6 ist deutlich zu erkennen, daß die elektrisch aktive Muskelmasse des Herzens überwiegend gegenüber den *linkspräkordialen* Ableitungen V_5 und V_6 liegt. Die Projektion von elektrisch aktivem Myokard zeigt sich in den verschieden großen Ausschlägen der Amplituden in den BWA (Abb.7). Daß der Komplex in V_6 wieder kleiner wird, liegt an der vektoriellen Projektion dieser Ableitung, d.h. hier werden die Summe der Depolarisationen, die dieser Ableitung gegenüberliegen wieder abgezogen. Auf diese physikalischen Vorgänge soll hier aber nicht eingegangen werden.

Merke:
- **$V_{1,2}$ – rechtspräkordiale Ableitungen**
- **$V_{3,4}$ – diese Ableitungen liegen über dem Kammerseptum**
- **$V_{5,6}$ – linkspräkordiale Ableitungen**

Die Ableitung V_1 liegt der Ableitung V_6 am meisten gegenüber. Die Depolarisationen des mächtigen linksventrikulären Myokards liegen bei V_6 und sind V_1 entgegengerichtet. Deshalb findet sich V_1 eine überwiegend negatives EKG.

Normale Meßwerte und Kriterien des EKG

Die zyklisch aufeinanderfolgende Depolarisation und Repolarisation wird im Oberflächen-EKG beim Gesunden als regelmäßig wiederkehrende Folge von Wellen und Zacken abgeleitet (Abb.8). Die Erregung erfolgt normal immer streng hierarchisch vom Sinusknoten (primärer Schrittmacher) über den AV-Knoten in die Kammern. Wenn der primäre Schrittmacher ausfällt, übernimmt das nachgeordnete Schrittmacherzentrum die Stimulation des Herzens. Als sekundärer Schrittmacher tritt der AV-Knoten, als tertiärer Schrittmacher das Kammermyokard selbst in Aktion. Eine Rhythmusanalyse kann bereits durch zwei Elektroden – im Notfall durch die Paddles – erfolgen. Eine Depolarisation, die sich auf eine Elektrode zubewegt, wird als *positiver*, nach oben gerichteter Ausschlag im EKG registriert.

P-Welle. Die erste positive Welle eines EKG-Zyklus ist die P-Welle. Sie ist Zeichen der Erregung der Vorhöfe und wird beim Gesunden im Si-

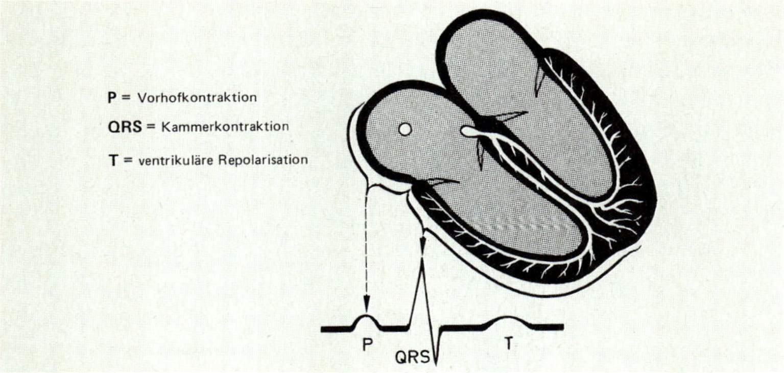

Abb. 8. Herzzyklus. Das EKG wird auf den typischen Ablauf der Zykluskurve untersucht. Der Zyklus besteht aus der P-Welle, dem QRS-Komplex und der T-Welle

nusknoten erzeugt. Auch andere Schrittmacher können eine Depolarisation der Vorhöfe auslösen; die P-Wellen unterscheiden sich dann von der des Sinusknotens.

PQ-Strecke. Vor Beginn der Kammererregung wird die EKG-Kurve wieder kurz isoelektrisch, d.h. sie kehrt auf die Nullinie zurück. In dieser Zeit, die rund 0,1 s dauert, wird der AV-Knoten depolarisiert und das Blut durch die AV-Klappen aus den Vorhöfen in die Kammern gepumpt. Störungen der PQ-Zeit, die auch als atrioventrikuläre Überleitungszeit bezeichnet wird, gehen mit einer Störung der Kammerfüllung einher.

QRS-Komplex. Die zentrale Verformung der EKG-Linie zum QRS-Komplex repräsentiert die elektrische Erregung der Kammern. Über das spezifische Leitungsgewebe des AV-Knotens, des His-Bündels und der Kammerbündel werden die Purkinjefasern depolarisiert (Abb.9).

Q-Zacke. Die Q-Zacke ist die erste nach unten gerichtete, negative Zacke nach der P-Welle. Sie tritt nicht in allen Ableitungen auf. Große Q-Zacken sind (außer in der Ableitung aVR) immer pathologisch. Über die Definition einer pathologischen Q-Zacke, die wichtig für die Beurteilung des Infarktstadiums ist, siehe S. 42–43.

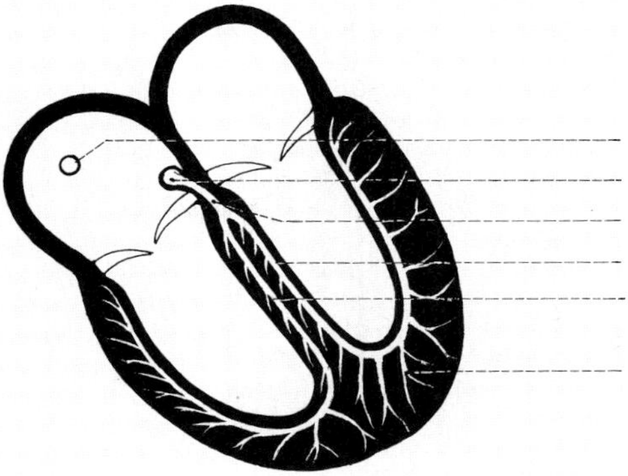

Abb. 9. Erregungsleitungssystem. Über Sinusknoten, AV-Knoten, die Schenkel des His-Bündels und das System der Purkinje-Fasern wird die Erregungsbildung und -ausbreitung synchronisiert

R-Zacke. Die erste nach oben gerichtete Zacke nach der P-Welle wird als R-Zacke bezeichnet.

S-Zacke. An die R-Zacke schließt sich eine Abwärtsbewegung an; diese wird als S-Zacke bezeichnet.

ST-Strecke. Beim Gesunden kehrt die EKG-Kurve nach dem QRS-Komplex auf die Nullinie zurück und bildet die isoelektrische, horizontal verlaufende ST-Strecke. Die ST-Strecke dauert von dem Zeitpunkt, an dem die S-Zacke die Nullinie erreicht bis zum Beginn der T-Welle.

T-Welle. Die T-Welle ist Ausdruck der Repolarisation der Ventrikel und bildet sich nach kurzer Pause aus der ST-Strecke. Oft kann die T-Welle einen zweiten Gipfel ausweisen; dieser wird als U-Welle bezeichnet. Die Form der T-Welle wird als aufsteigender und absteigender Schenkel bezeichnet. Die präzise Beschreibung ist wichtig, weil Erregungsimpulse, die in den aufsteigenden Schenkel der T-Welle einfallen, lebensbedrohliche Rhythmusstörungen auslösen können.

QT-Intervall. Die Zeit von Beginn des Kammerkomplexes bis zum Ende der T-Welle repräsentiert im EKG die Erregungsdauer beider

Abb. 10.
QT-Zeit. Die Dauer der Strecke von Beginn des QRS-Komplexes bis zur Ende der T-Welle repräsentiert im EKG die Systole der Herzkammern. Die QT-Zeit verändert sich mit der Herzfrequenz

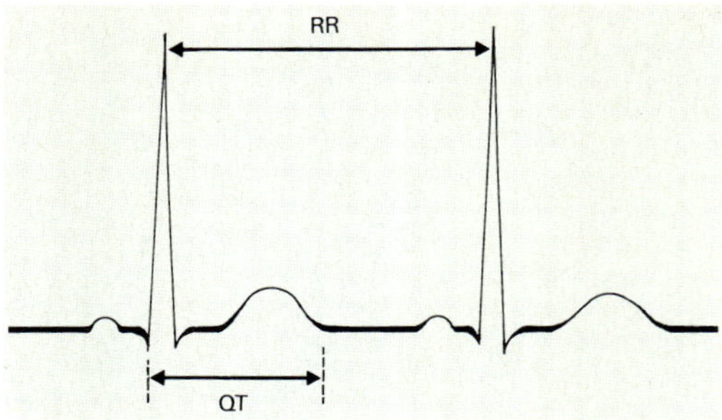

Kammern und steht für die Kammersystole (Abb.10). Die QT-Zeit ist damit frequenzabhängig, denn mit steigender Herzfrequenz nimmt die Dauer der Auswurfperiode des Herzens ab. Verlängerungen der QT-Zeit können angeboren oder erworben sein (z. B. Elektrolytstörungen). Sie stellen ein Substrat für gefährliche ventrikuläre Rhythmusstörungen dar. Die frequenzkorrigierte QT-Zeit kann nach Formel errechnet oder aus Tabellen und Diagrammen abgelesen werden.

Herzachse und Lagetyp

In der Beschreibung und Analyse einer EKG finden sich stets Hinweise auf den *Lagetyp*. Dieser wird durch die Kammerkomplexe in den Extremitätenableitungen bestimmt. Wichtig ist es zu erkennen, ob ein pathologischer Lagetyp vorliegt. Pathologische Lagetypen weisen u. a. auf Schenkelblöcke (s.S. 30f.) hin. Bei der Erklärung zu den nach Einthoven und Wilson benannten Ableitungen (s. S. 6 u. 8) wurde auf die *Frontalebene* hingewiesen. Diese ist ein sich vorzustellender Kreis, der vor den Patienten gestellt wird. Ein Kreis wird in 360° eingeteilt, und genau auf die linke Seite des Patienten weist die 0°-Marke. Aus den Ableitungen I, II und III sowie aVR, aVL und aVF läßt sich der Winkel des frontalen Herzvektors, d. h. die *Herzachse*, ablesen und als *Lagetyp* angeben.
Die normale Herzachse weist nach links und unten in die Richtung von 45°. Entsprechend der Elektrodenplazierung (die Depolarisation löst einen nach oben gerichteten Ausschlag im EKG aus, wenn die Elektrode positiv geschaltet ist) ist die R-Zacke in I und aVF positiv.

Abb. 11.
Lagetyp. Der Lagetyp läßt sich einfach in den Ableitungen I und aVF beurteilen.

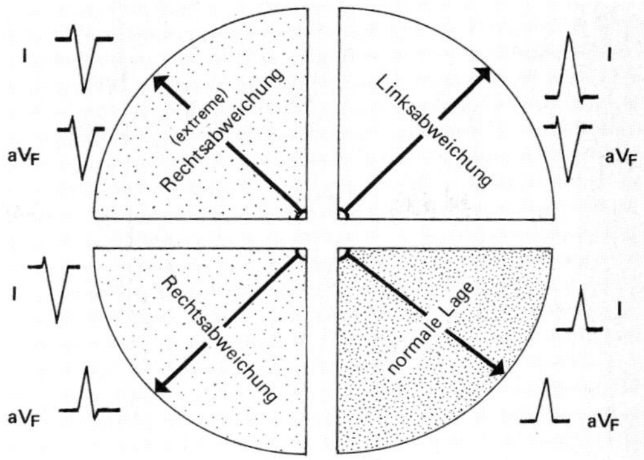

> **Merke:**
> **Ein normaler Lagetyp liegt vor, wenn in I und aVF ein positiver QRS-Komplex vorliegen.**

Die pathologischen Veränderungen der Herzachse werden als Abweichungen bezeichnet. Die Veränderungen bezogen auf die markanten Ableitungen I und aVF sind in Abb. (Abb.11) zusammengefaßt Immer wenn der Kammerkomplex in I und/oder aVF nicht überwiegend positiv ist, liegt ein pathologischer Lagetyp vor.

Ausmessung des EKG

Das EKG wird auf Millimeterpapier registriert. Die übliche Geschwindigkeit des Papiervorschubs beträgt 25 mm/s oder 50 mm/s. Bei der höheren Geschwindigkeit lassen sich die Details der Kurvenveränderungen deutlicher erkennen; dagegen ist die Papiermenge bei einer fortlaufenden Dokumentation des EKG als Rhythmusstreifen mit 25 mm/s überschaubarer. Hierzu ist auch der Vorschub mit 10 mm/s möglich; allerdings lassen sich dann keine Details mehr differenzieren.

Amplitude. Die Höhe der Ausschläge wird in Millivolt (mV) gemessen und kann an der Eichzacke abgelesen werden. Die Eichzacke sollte genau 10 mm hoch sein und damit 10 mV betragen. Ihre Form, d.h. die Präzision des Rechtecks, das sie auf dem Streifen hinterläßt, informiert über auch die Qualität des EKG-Verstärkers und seiner Dämpfung. Die Höhe der EKG-Zacken wird in mV ausgedrückt und kann direkt abgelesen werden.

Zeiten. Bei einer Papiergeschwindigkeit von 50 mm/s dauern 5 mm genau 0,1 s. Innerhalb von 1 mm werden 0,02 s, d.h. 2/100 Sekunden, der elektrischen Aktivität des Herzens erfaßt. Für die Geschwindigkeit 25 mm/s verdoppeln sich diese Werte:

	1 mm	5 mm	1 cm
Papiergeschwindigkeit			
50 mm/s	0,02 s	0,1 s	0,2 s
25 mm/s	0,04 s	0,2 s	0,4 s

Die Zacken und Wellen einer EKG-Kurve lassen sich präzise hinsichtlich der Amplitude und ihrer Dauer ermessen. Es gelten folgende Normwerte bzw. Beziehungen:

P	0,2 mV; 0,11 s
PQ	0,12–0,2 s
Q	$^{1}/_{4}$ von R; 0,04 s
R	in V_1: $R < S$
S	in I: $S > R$; in V_1: $< 2{,}5$ mV
QRS	0,12 s
ST	isoelektrisch
T	$^{1}/_{7}$ von R; positiv

Herzfrequenz. Die Herzfrequenz beschreibt die Anzahl von Erregungen oder Zyklen pro Minute. Dabei können sie Erregungen der Vorhöfe von denen der Kammern verschieden sein. Zur Differenzierung der P- von den T-Wellen, Kammerkomplexen und einer unruhigen Nullinie kann die Elektronik des EKG-Verstärkers überfordert sein; hier entscheidet allein die Kenntnis des EKG über die Zuordnung bestimmter Kurventeile. Fast immer ist ein EKG-Lineal zur Ausmessung des Papierstreifens und Ermittlung der Herzfrequenz vorhanden und moderne Geräte ermitteln elektronisch die Herzfrequenz, aber mit einem einfachen Trick läßt sie die Frequenz auch ohne Hilfsmittel ablesen. *Papiervorschub 50 mm/s*: Hierzu wird jede Linie in 1 cm Abstand

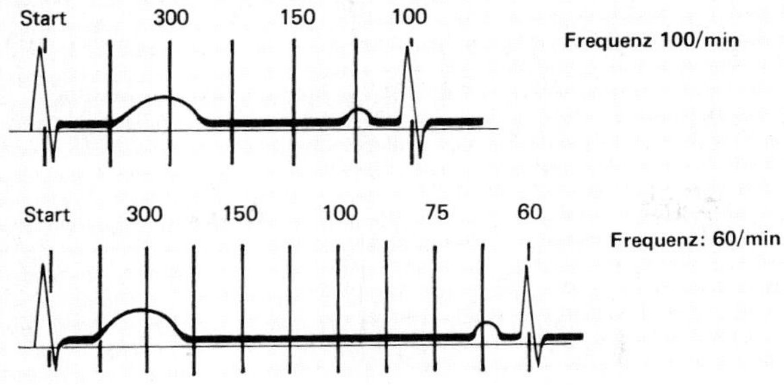

Abb. 12. Abschätzung der Herzfrequenz. Durch die Markierungszahlen 300–150–100 und 75–60–50 läßt sich die Herzfrequenz schnell und einfach ermitteln

nach der ersten zu zählenden Zacke mit folgenden Werten markiert: 300, 150, 100, 75, 60 und 50. Bei einem Papiervorschub von 25 *mm/s* liegen die Hilfsmarken 5 mm auseinander. Auf diese Weise läßt sich aus dem Abstand von zwei Zacken oder Wellen des EKG die mittlere Frequenz/min abschätzen (Abb.12). – Ein zweiter Weg, die Herzfrequenz rasch zu ermitteln, besteht darin, die Anzahl der Zyklen in einem 6-s-Abstand zu zählen. Da jedes EKG-Papier üblicherweise Abstände von 1 s markiert, ist ein 6-s-Abstand einfach zu markieren; die Zahl der sich in diesem Abschnitt befindenden Zacken wird mit 10 multipliziert und ergibt annähernd die Herzfrequenz bzw. die Frequenz der analysierten Zacke (Abb.13).

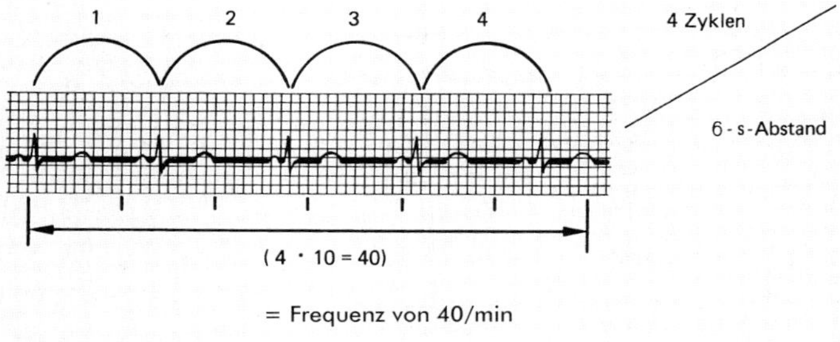

Abb. 13. Herzfrequenz. Die Zahl der Herzzyklen in einem 6-s-Abstand entspricht 10 % der Herzfrequenz

Herzrhythmusstörungen

In diesem Teil der Einführung sind die wesentlichen Formen der schnellen und langsamen Arrhythmien, aber auch dem Rhythmus zugrunde liegenden Störungen wie Blockierungen der Erregungsleitung und fehlerhafte Schrittmacherimpulse, dargestellt:

- Störungen auf der Ebene der Vorhöfe: → Atriale und supraventrikuläre Rhythmusstörungen
- Störungen auf der Ebene der Kammern: → Ventrikuläre Extrasystolen und Arrhythmien
- Störungen der regelmäßigen Impulsbildung: → Extrasystolen
- Störungen der Impulsausbreitung: → Blockierungen Störungen durch zusätzliche Leitungsbahnen: → Präexzitationssyndrome

Die folgenden Herzrhythmusstörungen und Blockierungen werden im folgenden Abschnitt erklärt (Abb.14)

Alle Störungen der normalen Herzschlagfolge und außergewöhnlich tiefer oder hoher Schlagfolgen werden als *Rhythmusstörungen* oder *Arrhythmien* bezeichnet. Die Herzrhythmusstörungen können durch Triggermechanismen in allen elektrisch aktiven Teilen des Herzens ausgelöst werden. Jede Myokardzelle, egal ob in den Vorhöfen oder im Myokard der Ventrikel kann als potentieller Schrittmacher in Erscheinung treten.

Merke:
Herzrhythmusstörungen >100/min bezeichnet man als Tachykardie. Ist die Schlagfolge hierbei unregelmäßig, spricht man von einer Tachyarrhythmie. Bei einer Rhythmusstörung von < 60/min spricht man von Bradykardie bzw. einer Bradyarrhythmie. Tritt eine Tachykardie plötzlich „wie aus heiterem Himmel“ auf, spricht man von einer paroxysmalen Tachykardie.

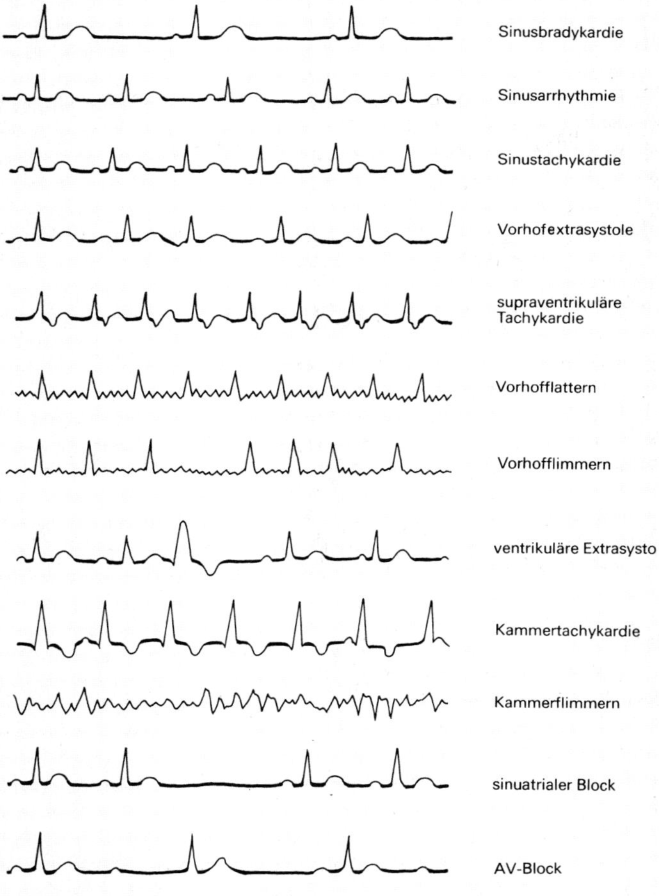

Abb. 14. Zusammenfassung der wichtigsten Herzrhythmusstörungen

Unter physiologischen Bedingungen wird die Herzfrequenz vom Sinusknoten bestimmt. Dieser liegt an der Hinterwand des rechten Vorhofs. Die Sinusfrequenz ist je nach Ruhe- und Belastungsbedingungen variabel und wird über die Stimulation von Sympathikus und

Parasympathikus beeinflußt. Fällt der Sinusknoten als Schrittmacher des Herzens aus (meist sind Durchblutungsstörungen der rechten Herzkranzarterie die Ursache), übernehmen ektopische Vorhofschrittmacher seine Aufgabe. *Ektopisch* heißt, daß sie außerhalb des eigentlichen Erregungsbildungszentrums liegen. Durch den Impuls der physiologischen Depolarisation werden ektope Zentren inaktiviert. Ektope Vorhofschrittmacher erzeugen eine mittlere Herzfrequenz von 75/min, können aber unter pathologischen Bedingungen geradezu rasen und depolarisieren bis zu mehr als 200/min. Man spricht dann vom Vorhofflattern und als dessen Steigerung vom Vorhofflimmern (s. S. 24).

Über die hierarchische Anordnung der potentiellen Schrittmacher wird bei Ausfall eines höheren Zentrums der nachgeordnete Schrittmacher aktiviert. Man erkennt diese Aktivität im EKG an einer Pause in der regelmäßigen Schlagfolge und an Veränderungen in der Form der Wellen und Zacken. Tritt ein anderer Vorhofschrittmacher als der Sinusknoten in Aktion, so zeigt sich dies in einer anderen Form der P-Welle. „Wandert" der Schrittmacher durch die Vorhöfe, wandeln sich permanent die Abstände zwischen den Zyklen und die Form der P-Wellen. Man spricht vom wandernden Schrittmacher (s. Abb. 16).

Fällt die physiologische Depolarisation von Sinusknoten oder Vorhöfen aus (oder wird durch einen Block nicht übergeleitet), tritt der atrioventrikuläre Knoten, AV-Knoten, in Aktion. Die potentiellen AV-Schrittmacher liegen bei rund 60/min, können unter pathologischen Bedingungen aber eine Frequenz von >200/min erreichen; man spricht dann von einer *Knotentachykardie*. Tastbare Pulsdefizite mit unregelmäßiger Schlagfolge oder kompletten Ausfällen von einem oder mehreren Herzschlägen können durch Leitungsblöcke zwischen Sinus- und AV-Knoten zu einen, aber auch durch Blockbildungen im AV-Knoten selbst entstehen. Hier ist die Analyse des EKG entscheidend um im Notfall die richtige Diagnose zu stellen.

Bei Ausfall der Schrittmacherfunktionen von Sinusknoten, Vorhöfen und AV-Knoten tritt als tertiärer Schrittmacher das Kammermyokard selbst in Aktion. Im Kammereigenrhythmus wird mit 30–40/min ein minimaler Kreislauf aufrecht erhalten. Bei Leistungssportlern kann als extreme Trainingsfolge durch Einfluß des Parasympathikus die Frequenz des Sinusknotens bis auf 40/min und in Ausnahmen auch weniger gesenkt werden; dieses Sportlerherz weist jedoch durch hohe Schlagvolumina eine angemessene Hämodynamik auf,

während das Herzzeitvolumen beim Kammereigenrhythmus eine kritische Untergrenze erreichen kann.
Die einzelnen Rhythmusstörungen werden in den entsprechenden Kapiteln eingehend besprochen. Deshalb sollen hier nur die wesentlichen Zusammenhänge und die Begriffsbestimmung behandelt werden.

Merke:
Die Herzfrequenz läßt sich rasch und ohne Hilfsmittel durch die Markierungen „300–150–100–75–60–50“ im Abstand von 10 mm bei einem Papiervorschub von 50 mm/s und 5 mm bei 25 mm/s abschätzen (Abb.12).

Atriale und supraventrikuläre Rhythmusstörungen

Sinustachykardie. Hier findet sich eine regelmäßige Herzfrequenz von >100/min. Jeder Herzschlag wird durch den Sinusknoten ausgelöst. Im EKG zeigen sich identische P-Wellen. Die Sinustachykardie wird durch den Einfluß des Sympathikus und seiner Botenstoffe, den Katecholaminen, erzeugt.

Merke:
- **Frequenz >100/min**
- **Kurvenverlauf unauffällig**

Sinusbradykardie. Es besteht eine Herzfrequenz <60/min, und jeder Herzschlag wird vom Sinusknoten ausgelöst. Die Reihenfolge von der P-Welle über den QRS-Komplex bis zur T-Welle ist unverändert, nur liegen die einzelnen Zyklen weiter auseinander. Ursache einer Sinusbradykardie ist meist ein guter Trainingszustand durch eine Parasympathikotonie. Hierbei kann es in einigen Ableitungen zu einer Anhebung der ST-Strecke kommen.

Merke:
- **Frequenz <60/min**
- **häufig leichte ST-Hebung**

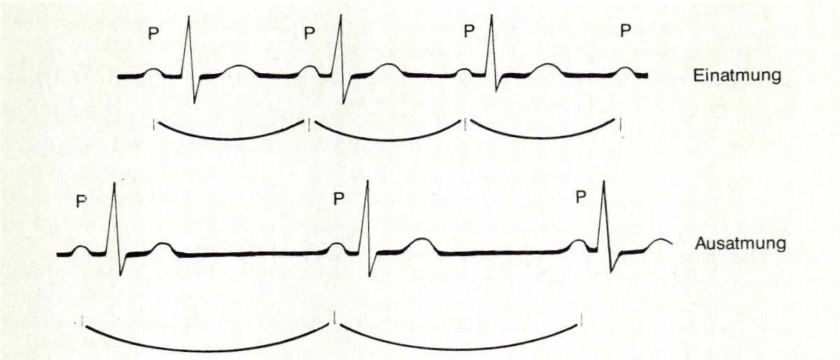

Abb. 15. Respiratorische Sinusarrhythmie. Bei tiefer Ein- und Ausatmung schwankt die Herzfrequenz (Sinusfrequenz) um rund 10 %

Sinusarrhythmie. Bei identischen P-Wellen werden die Impulse unregelmäßig abgegeben. Die Ursache ist überwiegend eine arterielle Hypertonie, eine Durchblutungsstörung oder Folge von Entzündungen (z.B. Scharlach). Bei tiefer Ein- und Ausatmung kann eine normale respiratorische Sinusarrhythmie beobachtet werden (Abb.15). Die Frequenz schwankt um 10–15 %, wobei sie bei tiefer Einatmung (Inspiration) zunimmt und bei tiefer Ausatmung (Exspiration) wieder sinkt.

Sinusknotensyndrom. Das Syndrom des kranken Sinusknotens (Sick Sinus Syndrome) tritt mit allen Möglichkeiten der gestörten Erregungsbildung und Fortleitung aus dem Sinusknoten in Erscheinung. Überwiegend besteht eine Sinusbradykardie. Die Verbindung des Sinusknotensyndroms mit intermitterenden Tachyarrhythmien wird als *Bradykardie-Tachykardie-Syndrom* bezeichnet. Dadurch können Schwindelattacken und Synkopen ausgelöst werden.

Linksatrialer Vorhofrhythmus. Liegt das atriale Schrittmacherzentrum im linken statt im rechten Vorhof, zeigt sich im EKG eine negative P-Welle. Oft ist diese Rhythmusstörung im normalen EKG von einem Knotenrhythmus schwer zu differenzieren, wenn die Vorhoferregung *retrograd* entsteht. Auch dann wird das P negativ. Bei einem linksatrialen Vorhofrhythmus ist die PQ-Zeit verkürzt.

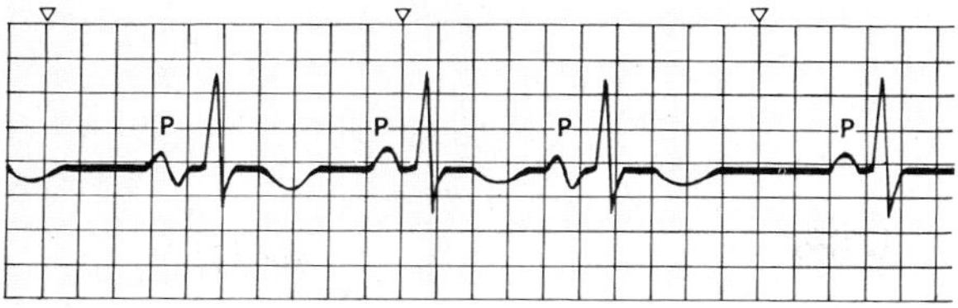

Abb.16. Wandernder Schrittmacher. Hier findet sich ein Wechselrhythmus, da der Schrittmacher seine Lage ständig ändert. Die Form der P-Wellen ist variabel

Merke:
- **negatives P in II, III und aVF**
- **negatives P in V_6**
- **positives P in V_1**
- **PQ-Zeit $<$0,1 s**

Wandernder Schrittmacher. Da sich der Schrittmacher in den Vorhöfen ständig ändert, findet sich ein regelloser Rhythmus mit sich ständig ändernden (multifokalen = aus mehreren Usrprungsorten stammenden) P-Wellen (Abb.16).

Merke:
- **unregelmäßiger Rhythmus mit wechselnden Intervallen**
- **wechselnde P-Wellen**

Paroxysmale Vorhoftachykardie. Sie wird durch einen ektopischen Vorhofherd oder über einen Reentry-Mechanismus verursacht. Es kommt zum „Herzrasen" durch einen plötzlichen Anstieg der Herzfrequenz auf 150–250/min. Die P-Wellen unterscheiden sich von denen des Sinusknotens, sind aber innerhalb der Tachykardie gleich. Die Kammerkomplexe und die Repolarisation sind normal, da eine physiologische Überleitung auf die Kammern erfolgt.

Merke:
- **plötzlicher Anstieg der Herzfrequzenz auf 150–120/min**
- **gleiche P-Wellen, aber unterschiedlich vom Sinusknoten**
- **unauffällige QRS-T-Zyklen**

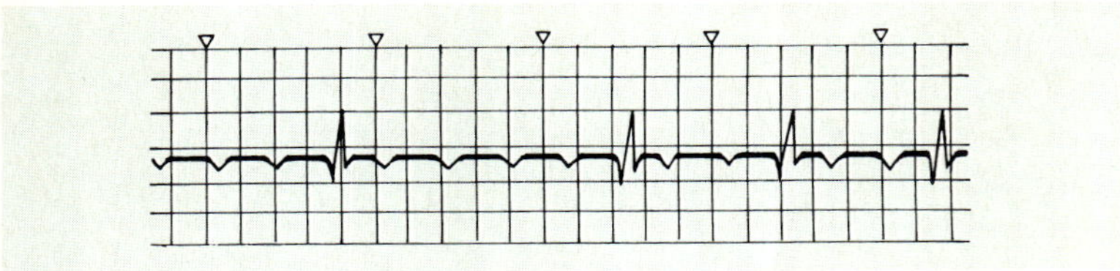

Abb. 17. Vorhofflattern. Im EKG zeigt sich eine Basislinie, die den Zähnen eines Sägeblatts ähnlich sind. Die Ursache von Vorhofflattern ist ein ektopischer Herd in den Vorhöfen. Da die Überleitung auf die Kammern unregelmäßig erfolgt, ist auch der Herzrhythmus unregelmäßig

Vorhofflattern. Die isoelektrische Linie sieht aus wie das Blatt einer Säge (Abb.17). Die P-Wellen treten mit einer Frequenz bis zu 350/min schnell hintereinander auf. Vermutlich liegt dem Vorhofflattern nur ein einziger ektopischer Herd zugrunde. Die P-Wellen sehen deshalb gleich aus. Die Überleitung auf die Kammern erfolgt unregelmäßig, aber meist im normalen Frequenzbereich.

Merke:
- **identische P-Wellen in rascher Folge**
- **typisches Sägezahnbild**
- **unregelmäßiger Kammerrhythmus**

Vorhofflimmern. Diese häufige supraventrikuläre Rhythmusstörung ist ursächlich nocht nicht eindeutig geklärt. Vielleicht werden viele ektopische Herde gleichzeitig depolarisiert, aber auch Reentry-Mechanismen auf Vorhofebene werden diskutiert. Sicher ist, daß kein Impuls die Vorhöfe vollständig depolarisiert. Man erkennt keine P-Wellen, sondern allenfalls eine unruhige Nullinie (Abb.18). Die Überleitung der Erregungen auf die Kammern ist völlig unregelmäßig. Man spricht von einer *absoluten Arrhythmie bei Vorhofflimmern.* Liegt die Kammerfrequenz bei >110/min und höher, spricht man von einer absoluten Tachyarrhythmie. Im Anschluß an ein paroxysmales tachykardes Vorhofflimmern kann es zum posttachykarden Sinus-Stillstand kommen (Abb.19).

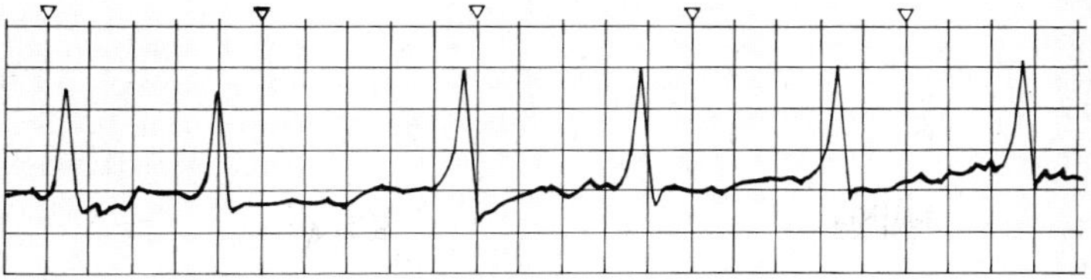

Abb. 18. Vorhofflimmern. Die Erregung durch die Vorhöfe ist nicht zu erkennen, sondern es zeigt sich allenfalls eine unruhige Nullinie. Die Überleitung auf die Kammern kann schnell oder langsam erfolgen, ist aber in jedem Fall unregelmäßig

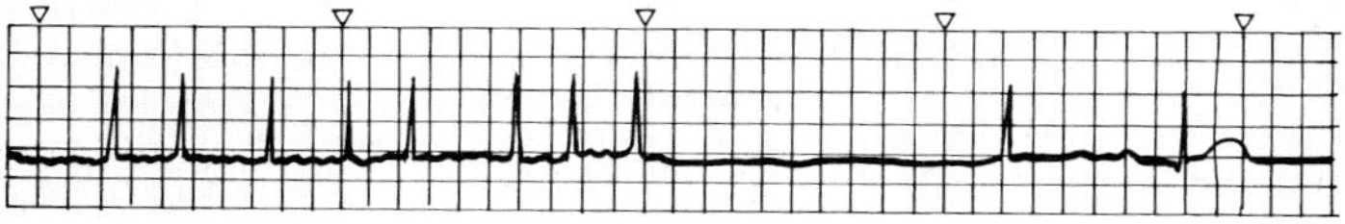

Abb. 19. Vorhofflimmern. Im Anschluß an ein paroxysmal auftretendes, tachykardes Vorhofflimmern kann es zu einem posttachykarden Sinusstillstand kommen (z.B. durch einen sinuatrialen Block). Die Herzfrequenz wird nach einer Pause durch ein anderes Schrittmacherzentrum, z.B. durch den AV-Knoten oder durch den Sinusknoten wieder aufgenommen

Merke:
- **keine P-Wellen zu erkennen**
- **unruhige Nullinie**
- **unregelmäßige Kammeraktionen**
- **häufig absolute Tachyarrhythmie**

Supraventrikuläre Tachyardie. Dieser schnelle Rhythmus entsteht im Bereich des AV-Knotens. Die Frequenz kann so hoch sein, daß die P-Wellen mit den vorausgehenden T-Wellen verschmelzen. Die Abgrenzung von der paroxysmalen Vorhoftachykardie kann schwierig sein.

Extrasystolen

Herzschläge bzw. Erregungsimpulse im EKG außerhalb des normalen regelmäßigen Rhythmus werden als Extrasystolen bezeichnet.
Vorhofextrasystole. Ein vorzeitiger Impuls aus den Vorhöfen zeigt sich durch eine vorzeitig einfallende P-Welle; diese unterscheidet sich von den anderen P-Wellen, wenn sie nicht im Sinusknoten entstanden ist. Die Überleitung auf die Kammern erfolgt dann ganz normal.

Knotenextrasystole. Hier fällt ein vorzeitiger Herzschlag auf, dem im EKG keine P-Welle vorausgeht. Die Vorhöfe werden hier retrograd erregt, aber deren Depolarisation kann sich im QRS-Komplex verbergen.

Kammerextrasystole. Diese wird allgemein als *ventrikuläre* Extrasystole, VES, bezeichnet. VES zeichnen sich durch ihre breite Form aus, d.h. sie sind schenkelblockartig verformt (s.S. 30), weil sie nicht über die physiologische Erregungsleitung von einem Ventrikel in den anderen geleitet werden. Gegenüber der Erregungsleitung der physiologischen Bahnen ist die myokardiale Leitung sehr langsam; dies zeigt sich in der längeren Dauer des QRS-Komplexes einer VES. Durch die Refraktärzeit des Myokards ist erklärt, daß nach einer VES der nächste normale Schlag erst nach einer kurzen Pause einsetzt. Wenn diese *kompensatorische Pause* fehlt, kommt die Extrasystole meist aus einem supraventrikulären Herd. Besonders bei Tachykardien und wenn keine P-Wellen zu erkennen sind, ist die wichtige Unterscheidung von supraventrikulären und Kammerextrasystolen schwierig.

VES aus demselben ektopischen Herd sehen gleich aus; sie sind monoform oder monotop. VES aus verschiedenen ventrikulären Herden unterscheiden sich in ihrem Aussehen (Größe und Dauer) voneinander; sie sind multiform oder polytop. Die Klassifikation der VES ist im Schema von LOWN zusammengestellt (s.S. 36, Abb.30).
Häufig sind VES in einem bestimmten Rhythmusmuster miteinander verknüpft. Tritt in einem Rhythmus nach jedem Normalschlag eine VES aus, spricht man von einem *Bigeminus.* Zwei aufeinanderfolgende VES nennt man ein Paar oder ein *Couplet.*

Merke:

- **Bigeminus – nach jedem Normalschlag tritt eine VES auf (1:1-Extrasystolie)**
- **Trigeminus – nach jedem Normalschlag treten 2 aufeinanderfolgende VES auf**
- **Quadrigeminus – nach jedem Normalschlag treten 3 aufeinanderfolgende VES auf**
- **1:1-Extrasystolie – Bigeminus**
- **2:1-Extrasystolie – eine VES nach jeweils 2 Normalschlägen**
- **3:1-Extrasystolie – eine VES nach jeweils 3 Normalschlägen usw.**

R-auf-T-Phänomen. Zu Beginn der Repolarisation ist die Zelle elektrisch besonders instabil, also verletzlich oder *vulnerabel.* Diese vulnerable Phase besteht im EKG zu dem Zeitpunkt, wenn die T-Welle gerade begonnen hat. Trifft ein ektopischer Impuls zu diesem Zeitpunkt ein (deshalb „R auf T"), kann er ein Chaos auslösen: Es kommt schlagartig zur ektopischen Entladung der Zelle und chaotischen Depolarisationen, die sich über lokale Reentry-Mechanismen getragen als Kammerflattern und -flimmern manifestieren (Abb.20). Im Glücksfall endet dieses lebensgefährliche Chaos spontan, aber meist wird die Defibrillation notwendig.

Parasystolie. Bei einer Parasystolie liegen 2 Schrittmacher untereinander im Wettstreit. Meist liegt ein Herd im supraventrikulären Bereich, der andere in den Kammern. Eine Rhythmusverbindung findet

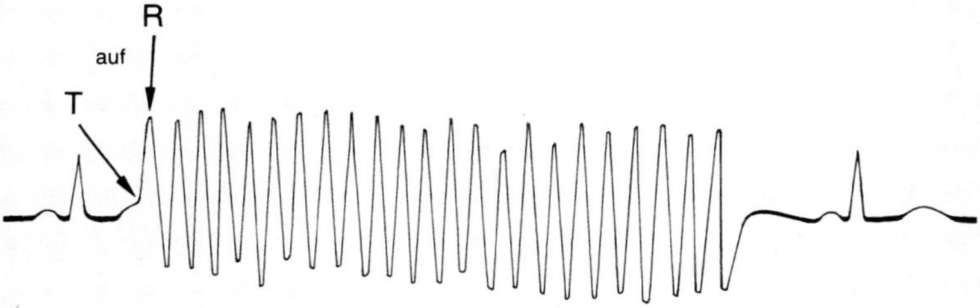

Abb. 20. **R-auf-T.** Eine R-Zacke, die in den aufsteigenden Ast der T-Welle einfällt, kann eine lebensbedrohliche Situation auslösen

nicht statt, da das Parasystolie-Zentrum durch einen sog. Schutzblock vor der Erregung des anderen Herdes geschützt ist. Gelegentlich kommt es zu Kombinationssystolen. Immer lassen sich unabhängig voneinander zwei aufeinanderliegende Rhythmen erkennen.

Ersatzextrasystole. Wenn der physiologische Schrittmacher ausfällt, treten zu seinem Ersatz untergeordnete Schrittmacher in Aktion. Diese Ersatzextrasystolen treten nach einer Pause, die in keiner Verbindung zum bisherigen Rhythmus steht, auf. Ersatzextrasystolen des Vorhofs sind an der veränderten P-Welle nach einer Pause zu erkennen. Bei Ersatzextrasystolen aus dem Knotenbereich fehlt die dem QRS-Komplex vorangehende P-Welle. Kammerersatzextrasystolen sehen wie VES aus.

Supraventrikuläre Blockierungen

Sinuatrialer Block. Beim sinuatrialen Block (SA-Block) setzt die Erregungsbildung im Sinusknoten für mindestens einen Zyklus aus. Je nach Dauer und Zahl der ausfallenden Zyklen werden die SA-Blöcke klassifiziert. Ein SA-Block entspricht einem Herzstillstand, wenn das nachgeordnete Schrittmacherzentrum die Erregungsbildung nicht übernimmt.

Atrioventrikuläre Blöcke (AV-Blöcke)
AV-Block I°. Beim AV-Block I° ist das PQ-Intervall auf 0,2 s und mehr verlängert. Dies bedeutet, daß bei einer Registriergeschwindigkeit von 50 mm/s die PQ-Zeit länger als 1 cm dauert; bei 25 mm/s ist sie länger als 5 mm.

AV-Block II°. Hier sind zwei oder mehr Vorhofimpulse nötig, um eine Kammererregung hervorzurufen. Bei fixiertem Überleitungsverhältnis von z.B. 2 P-Wellen auf 1 QRS-Komplex. spricht man von einem 2:1-Block oder *AV-Block II° Typ 2*. Fixierte AV-Blöcke, bei denen nur jede zweite, dritte oder vierte P-Welle zu einerKammerantwort führt, werden allgemein als *Mobitz-Blöcke* bezeichnet. Die PQ-Zeit kann hierbei normal sein. Findet sich im EKG das Phänomen, daß die PQ-Zeit immer länger wird bis schließlich ein Kammerkomplex ausfällt, dann liegt eine *Wenckebach-Periodik* oder ein *AV-Block II° Typ 1* vor (Abb.21).

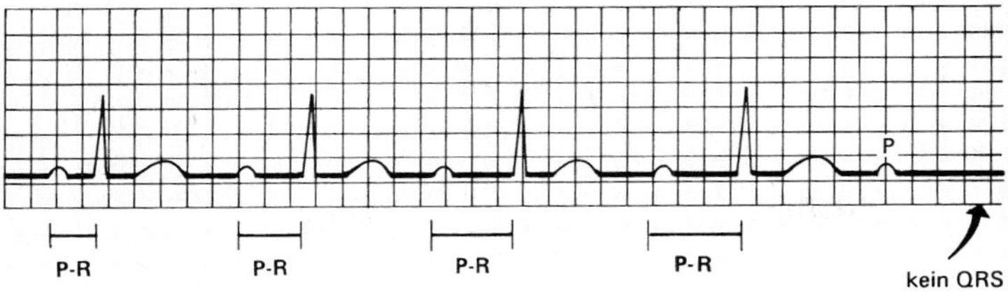

Abb. 21. **AV-Block II ° Typ 1 – Wenckeback-Periodik.** Bei der Wenckebach-Periodik besteht von Zyklus zu Zyklus eine Verlängerung der AV-Überleitung bis eine Kammerantwort ausfällt

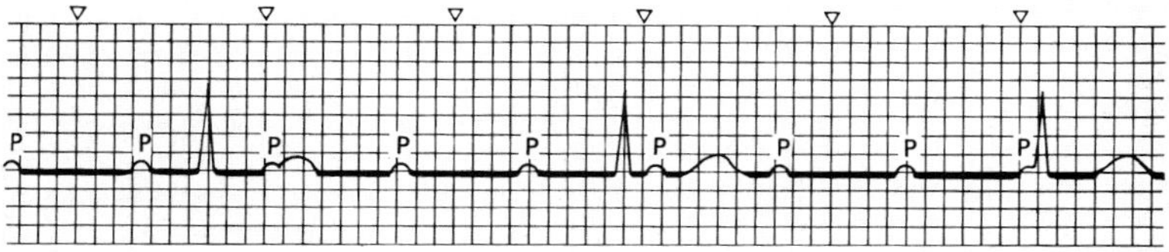

Abb. 22. **AV-Block III° – Totaler AV-Block.** Beim totalen AV-Block wird kein Vorhofimpuls auf die Kammern übergeleitet. Es tritt ein langsamer Kammereigenrhythmus ein. In diesem Beispiel besteht eine Vorhoffrequenz mit rund 100/min und ein Kammerrhythmus mit etwa 30/min (einfach zu ermitteln durch die Methode in Abb. 12)

AV-Block III°. Beim totalen oder kompletten AV-Block werden keine Impulse aus den Vorhöfen in die Kammern geleitet (Abb.22). Die Kammerfrequenz wird vom AV-Knoten oder einem ektopischen Herd in den Ventrikeln induziert. Die Kammereigenfrequenz kann so weit absinken, daß es zur zerebralen Synkope kommt.

Merke:
- **AV-Block I° – PQ >0,2 s**
- **AV-Block II° Typ 1 – PQ-Intervall wird immer größer bis QRS-Komplex ausfällt (Wenckebach-Periodik) (Abb.21)**
- **AV-Block II° Typ 2 – AV-Block mit konstanter Blockade von jedem 2., 3. oder 4. Sinusimpuls (Mobitz-II) (Abb.22)**
- **AV-Block III° – komplette Unterbrechung der Leitung zwischen Vorhöfen und Kammern**

Schenkelblöcke

Vom AV-Knoten wird der Erregungsimpuls über die 3 speziellen Schenkel oder Faszikel des His-Bündels geleitet. Diese bestehen aus spezifischem Nervengewebe. Bei einer Blockierung eines der Bündel spricht man von einem Schenkelblock:

- Rechtsschenkelblock, RSB – Blockade des rechtsventrikulären Faszikels
- Linksschenkelblock, LSB – Blockade des linksventrikulären Faszikels
- Linksanteriorer Hemiblock, LAH – Blockade des vorderen Teils des linken Faszikels
- Linksposteriorer Hemiblock, LPH – Blockade des hinteren Teils des linken Faszikels

> **Merke:**
> **Der LSB ist ein bifaszikulärer Block; hier sind beide Faszikel des linken Schenkels blockiert. LSB = LAH + LPH**

Beim Schenkelblock ist der Kammerkomplex mit >0,12 s gegenüber dem normalen EKG breiter, d.h. er dauert länger als 5 mm bei 50 mm/s Schreibgeschwindigkeit. Es können sich zwei R-Zacken zeigen. Warum ist das so? Zwar werden beide Kammern über die Schenkel des Erregungsleitungssystems *gleichzeitig* depolarisiert, wobei der elektrische Impuls über die Purkinje-Fasern an Milliarden einzelner Muskelzellen vom Septum aus nach links und rechts in entgegengesetzte Richtungen verteilt wird. Bezogen auf das Oberflächen-EKG müßte sich der sog. Vektor der Erregungen neutralisieren. Aber: Der linke Ventrikel weist ein kräftigeres Myokard auf als der rechte. Die Breite des normalen Kammerkomplexes ist das Ergebnis dieses Unterschieds. Der schlanke QRS-Komplex wird je nach Lage der Oberflächenelektrode im EKG geringfügig verschieden abgebildet, aber er resultiert immer aus der Summe einzelner Vektoren, die sich entgegengerichtet sind und über das normale Erregungsleitungssystem zustande kommen.

Sowohl bei der Blockade eines Schenkels bzw. Faszikels als auch bei einem Ursprung der Erregung außerhalb der physiologischen Schrittmacher Sinus- oder AV-Knoten nimmt die depolarisierende Erre-

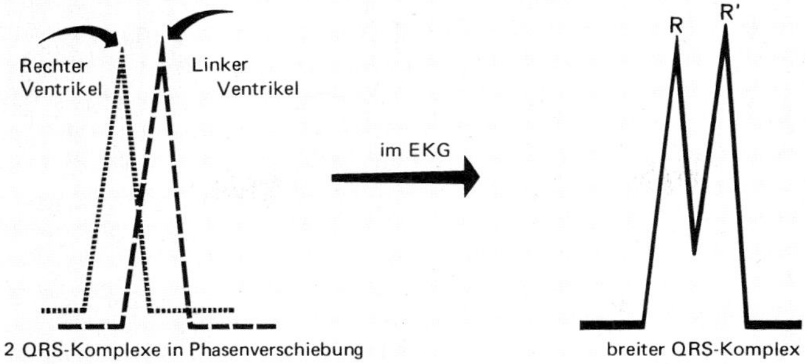

Abb. 23. **Schenkelblock.** Bei Blockade eines der beiden Schenkel des His-Bündels werden beide Kammern hintereinander mit zeitlicher Verzögerung erregt. Es bilden sich 2 Kammerkomplexe ab; sie werden mit R und R' bezeichnet

Abb. 24.
Schenkelblock. Der QRS-Komplex ist beim Schenkelblock auf 0,12 s verbreitert

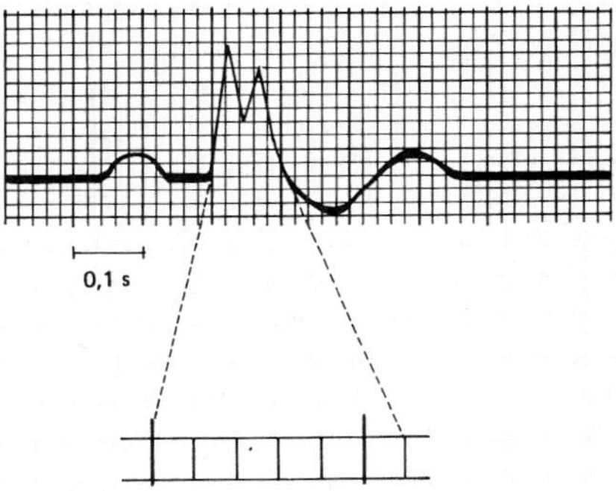

gung einen anderen Verlauf, und die Vektoren der Erregung beider Ventrikel bilden sich *hintereinander* ab. Der Kammerkomplex wird breiter, plumper und knotig, und es können sich auch zwei R-Zacken darstellen (Abb.23 und 24). Die Analyse eines Schenkelblocks erfolgt in den verschiedenen Ableitungen.

Abb. 25.
Kompletter Rechtsschenkelblock, RSB. Beim kompletten RSB findet man in V_1 eine typische M-Form

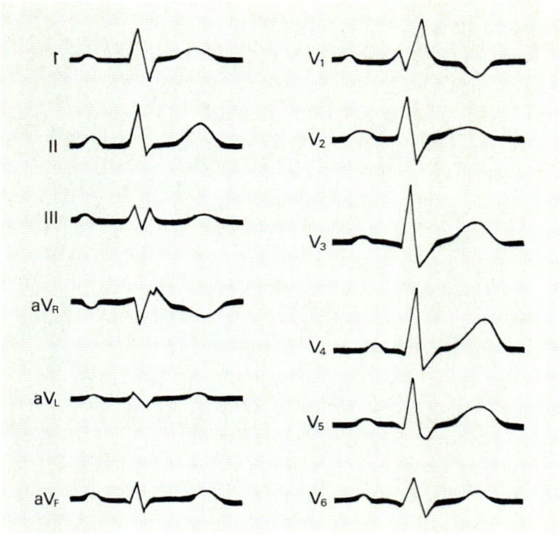

Rechtsschenkelblock, RSB

Ein R-R'-Komplex in den rechtspräkordialen Ableitungen V_1 und V_2 weist auf einen Rechtsschenkelblock hin. Der Rechtsschenkelblock kann mit einem LAH verknüpft sein (klassischer RSB) und weist dann auf eine ausgedehnte Myokardschädigung hin. Jeder RSB sollte diesen Verdacht auslösen (Abb.25).

Merke:
- **typische M-Form in V_1**
- **in I, aVL und $V_{5/6}$ plumpe S-Zacke**
- **QRS 0,12 s und häufig angehobene ST-Strecke**
- **in $V_{1/2}$ negative ST-Strecke**

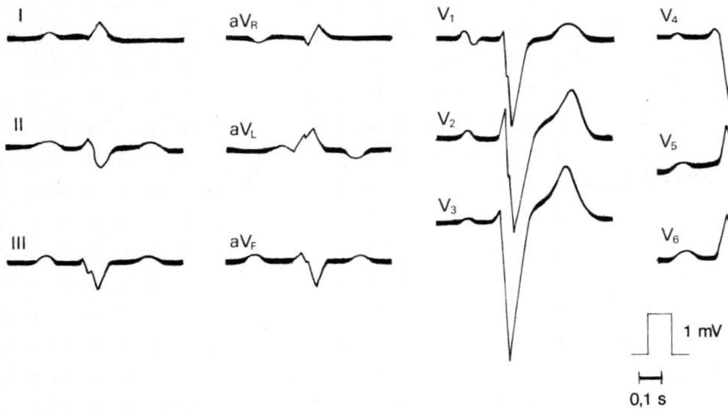

Abb. 26. Kompletter Linksschenkelblock, LSB. Beim kompletten LSB ist der QRS-Komplex auf >0,12 s verbreitert, und es findet sich ein überdrehter Linkstyp (siehe Abb. 11: Linksabweichung)

Linksschenkelblock, LSB

Beim kompletten LSB liegt ein überdrehter Linkstyp vor (s. S. 14). Der QRS-Komplex dauert länger als 0,12 s (Abb.26). Beim inkompletten LSB ist der Kammerkomplex schmäler als 0,12 s, aber auf typische Weise verformt. Bei einem LSB ist die EKG-Diagnose eines Infarktes nur schwer möglich. Jeder LSB und eine entsprechende klinische Symptomatik müssen an einen Infarkt denken lassen, aber die Diagnose ist allein nicht aus dem EKG zu sichern. Ebenso kann eine Hypertrophie der Kammern nicht beurteilt werden.

Merke:

- **Linkstyp, oft überdreht**
- **M-förmiger QRS-Komplex in I und aVL mit 0,12 s**
- **großer M-förmiger QRS-Komplex in $V_{5/6}$**
- **Vorsicht mit der Diagnose Infarkt**

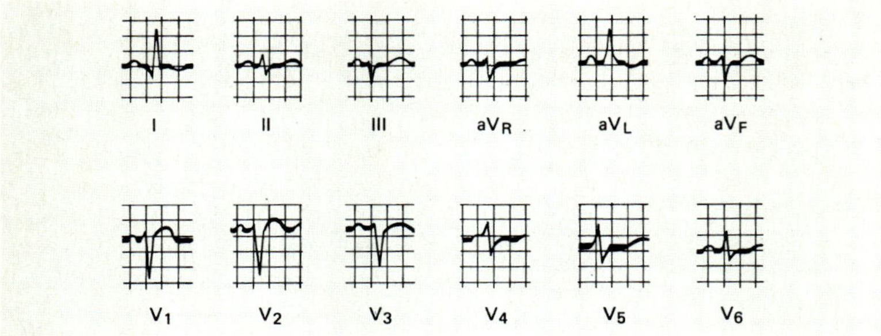

Abb. 27. Linksanteriorer Hemiblock, LAH. Beim LAH liegt eine Linksabweichung vor (s. Abb. 11; positiver Kammerkomplex in I, negativer Kammerkomplex in aVF); in I zeigt sich eine kleine Q-Zacke, in III eine deutliche S-Zacke

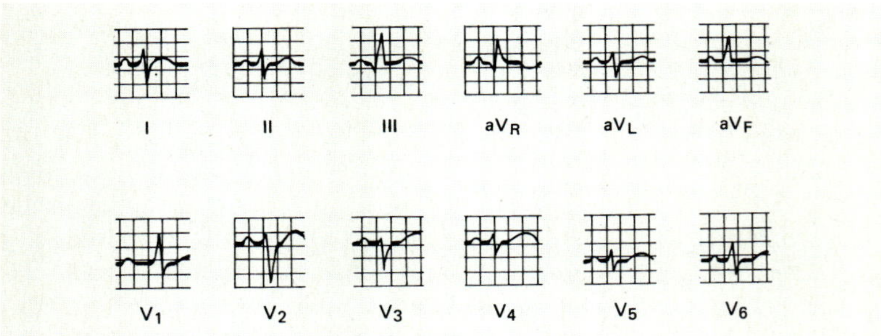

Abb. 28. Linksposteriorer Hemiblock, LPH. Beim LPH liegt eine Rechtsabweichung vor; in I besteht eine S-Zacke, in III eine kleine Q-Zacke; auffallend ist der positive Kammerkomplex in aVR

Hemiblöcke

Fast immer treten Hemiblöcke dann auf, wenn eine umschriebene Ischämie, also eine Koronarstenose vorliegt. Oft treten Hemiblöcke infolge von Infarkten auf.

Linksanteriorer Hemiblock, LAH (Abb.27): Überdrehter Linkstyp, Q in I und S in III

Linksposteriorer Hemiblock, LPH (Abb.28): Überdrehter Rechtstyp, S in I und Q in III

Präexzitationssyndrom

Wenn pathologische Muskelbündel die physiologische Erregungsleitung überbrücken, wird der Erregungsimpuls über diese akzessorischen Bahnen geleitet und liefert im EKG ein charakteristisches Bild. Da sich über diese Bahnen einen Reentry-Mechanismus begünstigen und eine schnelle Erregungsfolge „aufschaukeln" können, sind Tachykardien infolge einer Präexzitation ein häufiges Notfallereignis. Am häufigsten ist das *WPW-Syndrom* (benannt nach Wolff, Parkinson und White). Auf andere vergleichbare Syndrome wird hier nicht eingegangen.

Beim WPW-Syndrom besteht eine angeborenes Leitungsbündel, das als *Kent-Bündel* bekannt ist. Es überbrückt die Verzögerung im AV-Knoten und verkürzt so die PQ-Überleitungszeit. Charakteristisch hierbei ist eine kleine Knotung, die der R-Zacke vorausgeht und die als Delta-Welle bezeichnet wird (Abb.29).

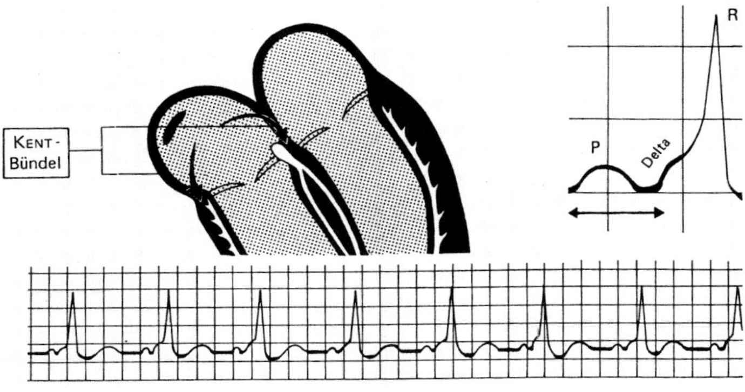

Abb. 29. WPW-Syndrom. Beim WPW-Syndrom liegt eine vorzeitige Erregung (Präexzitation) durch das akzessorische Kent-Bündel vor. Die PQ-Zeit ist verkürzt; die akzessorische Überleitung zeigt sich in der Delta-Welle

Ventrikuläre Rhythmusstörungen

Die verschiedenen Formen und Ursprünge der Extrasystolen wurden auf S. 26f. beschrieben. Extraystolen aus dem Kammermyokard verknüpfen sich häufig zu bedrohlichen ventrikulären Rhythmusstörungen. Zu Beginn der 70erJahre wurden die ventrikulären Rhythmusstörungen und ihre Gefährlichkeit in einer Klassifikation zusammengestellt. Diese *Lown-Klassifikation* dient heute der formalen Beschreibung der Rhythmusstörung und gibt keine Information über die Prognose oder Therapiebedürftigkeit des Patienten. Es ist gesichert, daß desto höhere Grade von Arrhythmien in dieser Einteilung auftreten, je ausgeprägter die organische Herzerkrankung ist. Die klinische Bedeutung und die Prognose einer ventrikulären Rhythmusstörung steht mit der mechanischen Funktion des Herzens im Zusammenhang.

Merke:
Je schlechter die linksventrikuläre Hämodynamik, gemessen an der Auswurffraktion, ist, desto bedrohlicher sind höhergradige ventrikuläre Rhythmusstörungen. Mit Verschlechterung der linksventrikulären Funktion steigt das Risiko eines plötzlichen Herztodes (sudden cardiac death)

Merke:
LOWN-Klassifikation (Abb.30):

0	**keine VES**
I	**weniger als 30 VES/h**
II	**mehr als 30 VES/h**
IIIa	**mulitforme, polytope VES**
IIIb	**Bigeminus**
Iva	**Couplet**
IVb	**Salven**
V	**R-auf-T-Phänomen**

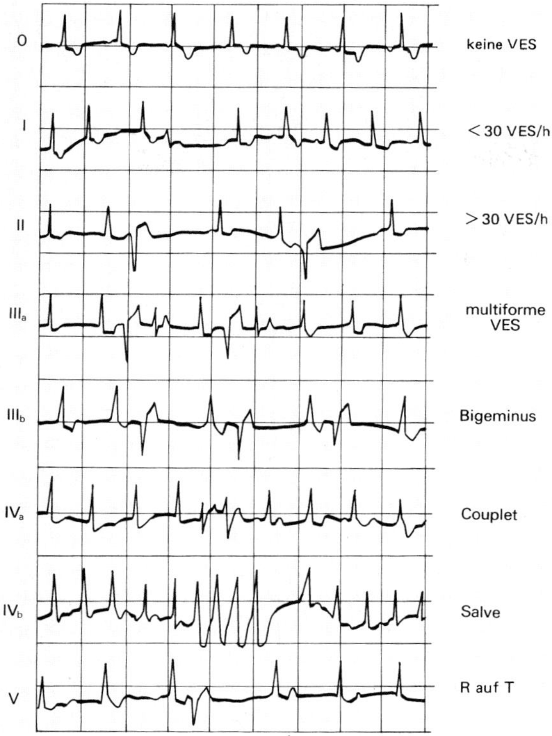

Abb. 30. LOWN-Klassifikation. Die ventrikulären Rhythmusstörungen werden nach der Klassifikation von Lown und Wolff eingeteilt; die klinische Beurteilung kann nur über einen längeren Zeitraum, am besten im 24–48h-EKG, erfolgen

Kammertachykardie. Wenn eine Tachykardie unvermittelt wie aus heiterem Himmel auftritt, spricht man von einer *paroxysmalen* Tachykardie. Als *Salven* (LOWN IVb) werden mehr als 3 aufeinanderfolgende VES bezeichnet. Durch einen ektopischen Herd im Kammermyokard kann eine paroxysmale Kammertachykardie mit Frequenzen bis zu 250/min ausgelöst werden. Die Tachykardie wird durch lokale Reentry-Mechanismen aufrechterhalten. Die Vorhofimpulse in Form der P-Wellen sind hierbei nicht zu erkennen, aber gelegentlich

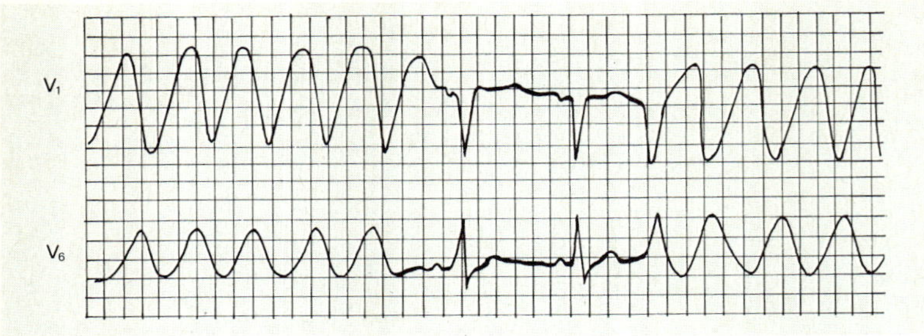

Abb. 31. Capture Beats. Der Nachweis von capture beats weist auf den ventrikulären Ursprung einer Tachykardie hin

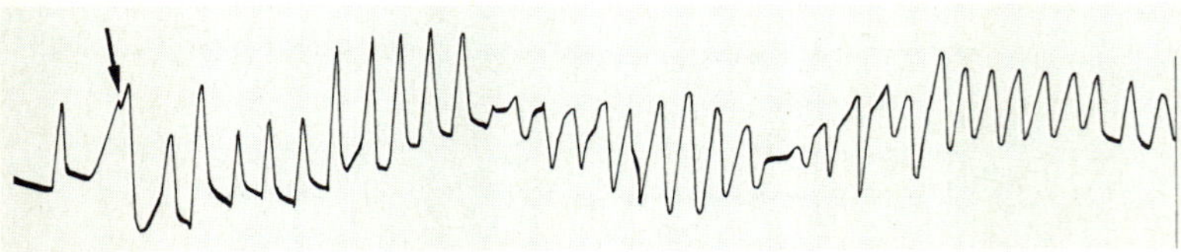

Abb. 32. Torsades de pointes. Bei dieser besonderen Form der Kammertachykardie schrauben sich die QRS-Komplexe um die Nullinie herum; der Pfeil weist auf eine vorzeitig in die T-Welle des Normalschlags einfallende Erregung hin. Dadurch wurde die Kammertachykardie ausgelöst

„fängt eine P-Welle einen Kammerschlag ein": ventricular capture. Dann liegen mitten in den Schwingungen der Tachykardie 1–2 normale QRS-Komplexe (Abb.31).. Solche capture beats beweisen den ventrikulären Ursprung einer Tachykardie. Im Fall eines angeborenen oder erworbenen Syndroms, bei dem die QT-Zeit verlängert ist, *QT-Syndrom*, treten häufig hochfrequente Kammertachykardien auf; oft sind kurze Phasen des normalen Sinusrhythmus eingestreut und ergeben bei Ausmessung eine verlängerte QT-Zeit. Das Bild der EKG-Kurve, bei dem sich die Kammerkomplexe wie eine Schraube um die Nullinie drehen, wird als Spitzenumkehr oder in der Fachterminologie als *Torsade de pointes* bezeichnet (Abb.32).

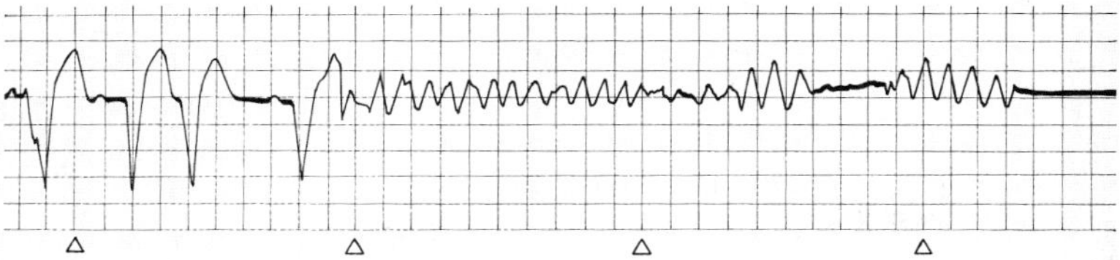

Abb. 33. **Kammerflimmern.** Diese Aufzeichnung dokumentiert ein plötzlich auftretendes Kammerflimmern nach einem R-auf-T-Ereignis. Es kommt rasch zur Asystolie

Merke:

- **Capture Beats – Normalschläge inmitten einer Kammertachykardie, die durch eine seltene normale Überleitung des Vorhofimpulses auf die Kammern eintreten**
- **Salven – 3 und mehr aufeinanderfolgende VES (LOWN IVb)**
- **Torsade de pointes – Spitzenumkehr der QRS-Komplexe bei Kammertachykardie**

Kammerflattern. Kammerflattern entsteht fast immer aus einer Kammertachykardie oder aus vorausgehenden VES. Die Ventrikel werden mit einer Frequenz von bis zu 350/min stimuliert und werfen kaum noch Blut aus. Eine Schlagfrequenz von 300/min bedeutet, daß die Ventrikel sich 5 mal in jeder Sekunde zusammenziehen. Das Blut kann so schnell nicht nachfließen, und die Kammerfüllung wird zunehmend behindert. Es droht ein kardiogener Schock.

Kammerflimmern. Unvermittelt kann Kammerflattern in Kammerflimmern übergehen. Durch die reduzierte Auswurfleistung wird die koronare Durchblutung noch weiter reduziert, und dieser Zustand begünstigt die elektrische Instabilität der Zellen. Kammerflimmern bedeutet Kreislaufstillstand bei einer Kontraktionsfrequenz des Herzens von >400/min. Die EKG-Kurve ist nur noch chaotisch (Abb.33).

Herzinfarkt

Das EKG nimmt in der Diagnose des akuten Herzinfarkts einen herausragenden Stellenwert ein. Allerdings finden sich nur bei 50–70 % der Patienten mit akutem Infarkt typische EKG-Veränderungen bei stationärer Aufnahme. Bei rund 80 % der Patienten zeigen sich infarkttypische Zeichen in den ersten beiden Tagen. Bei Verdacht auf Herzinfarkt muß das EKG zuerst auf → Infarktzeichen untersucht werden. Der Verlauf der EKG-Kurve gibt weiter Auskunft über die Aktualität eines Infarkts → Infarktstadien. Durch Projektion der EKG-Veränderungen eines Infarkts auf die Elektroden der Standardableitungen kann das Infarktgefäß bestimmt werden: → Infarktlokalisation.

Wird das Myokardgewebe durch den Verschluß eines Koronargefäßes von der Sauerstoffversorgung abgeschnitten, wird es elektrisch inaktiv. Die durch die Ischämie elektrisch instabil gewordenen Myokardzellen und betroffenen Schrittmacherzentren können alle Formen der beschriebenen Rhythmusstörungen auslösen. Die veränderte Situation zeigt sich sofort im EKG: Das Infarktgebiet weist keine Depolarisation auf, und der Summationsvektor dreht sich vom Infarkt weg. In Projektion auf die dem Infarkt naheliegende Elektrode stellt sich nun die Depolarisation des Kammerseptums als *pathologische Q-Zacke* dar (s. u.). Durch die Projektion der elektrischen Veränderungen im Infarkt auf die vereinbarungsgemäß plazierten Elektroden (s. S. 9) kann der Infarkt der jeweiligen Herzregion und damit dem verschlossenen Gefäß zugeordnet werden.

Einschränkungen der Koronardurchblutung können in Situationen von erhöhtem Sauerstoffbedarf zu den Zeichen der *Ischämie* im EKG führen. Durch z. B. ergometrische Belastung lassen sich diese Zeichen bei bestimmten Formen der koronaren Herzkrankheit im EKG provozieren. Neben der Ischämie dokumentiert sich im EKG die frische (elektrische) Verletzung bei einem akuten Infarkt. Das EKG ermöglicht die Beobachtung des Infarktverlaufs und zeigt die verschiedenen Stadien des Infarkt bis zur Vernarbung.

Infarktzeichen

Auf folgende Veränderungen durch Ischämie und Infarkt muß geachtet werden:

- negative T-Welle
- Hebung der ST-Strecke
- pathologische Q-Zacken

Der Verlauf eines Herzinfarkts zeigt sich zuerst in der veränderten Repolarisation – im EKG-Zyklus also von „hinten nach vorn". Mit zunehmendem Ausfall der elektrischen Aktivität des infarzierten Myokards treten die Zeichen der Vernarbung als pathologische Q-Zacken in den Vordergrund.

T-Negativierung. Das erste Zeichen einer Ischämie ist eine negative T-Welle. In den Brustwandableitungen treten beim Gesunden keine negativen T-Wellen auf (Abb. 34).

ST-Strecke

ST-Hebung. Eine Schädigung der Myokardzellen im akuten Infarkt zeigt sich im EKG als Hebung der ST-Strecke (Abb. 35). Eine isoelektrische ST-Strecke schließt zwar eine Myokardschädigung nicht aus, doch ist die ST-Strecke um so mehr angehoben, je größer die Schädigung ist. Mit eintretender Narbenbindung kehrt die ST-Strecke auf die Nullinie zurück. Als Differentialdiagnose im EKG müssen bei ST-Hebung zwei Möglichkeiten einbezogen werden: Eine persistierende

Abb. 34.
T-Negativierung. Die negative T-Welle bei Ischämie ist symmetrisch negativ

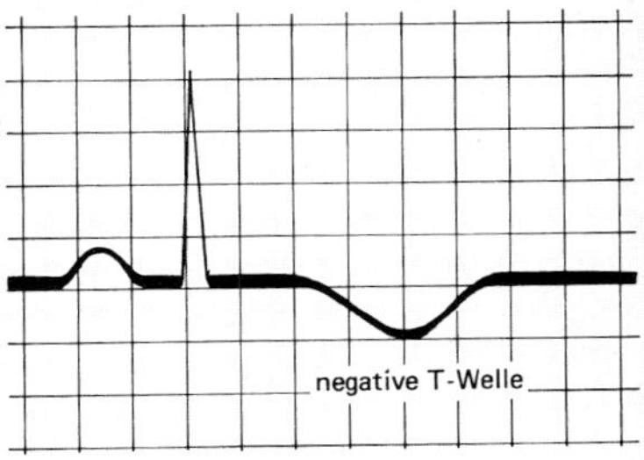

Abb. 35.
ST-Hebung. Im akuten Infarkt ist bei einer großen Zahl der Patienten (nicht in jedem Fall!) die ST-Strecke als Zeichen der „elektrischen“ Verletzung des Myokards angehoben

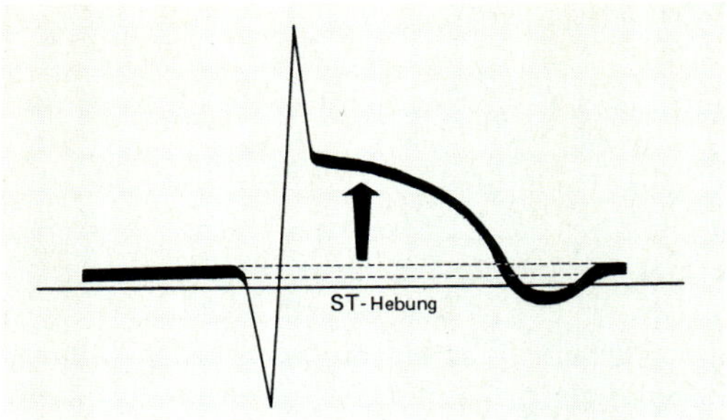

ST-Streckenhebung weist auf ein Aneurysma der Kammerwand hin, und ein Gefäßspasmus bzw. eine „stumme“ Myokardischämie kann ebenfalls als ST-Streckenhebung in Erscheinung treten.

ST-Senkung. Die ST-Senkung in umschriebenen Ableitungen ist Hinweis auf eine akutes Mißverhältnis zwischen Sauerstoffbedarf und -angebot (36). Sie tritt bei Koronarinsuffizienz, bes. im Angina pectoris-Anfall auf oder auch bei ausgeprägter ventrikulärer Hypertrophie.

Q-Zacken. Wenn pathologische Q-Zacken auftreten, liegt ein Infarkt vor. Außer in der Ableitung aVR kommen beim Gesunden keine Q-

Abb. 36.
ST-Senkung. Bei anhaltendem Mißverhältnis von Sauerstoffangebot und -bedarf, z.B. bei chronischer Koronarinsuffizienz, kann die ST-Strecke gesenkt sein

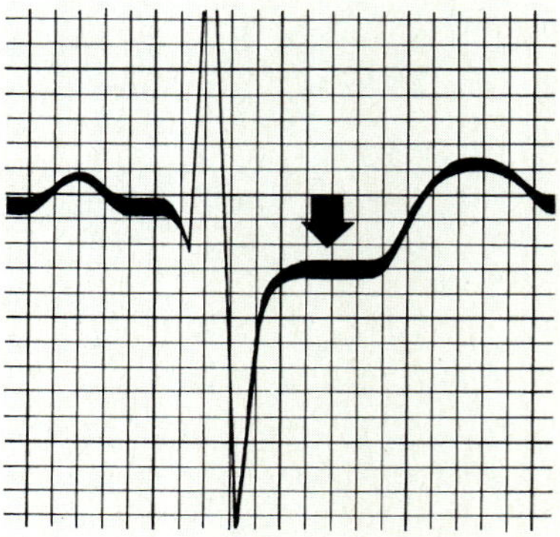

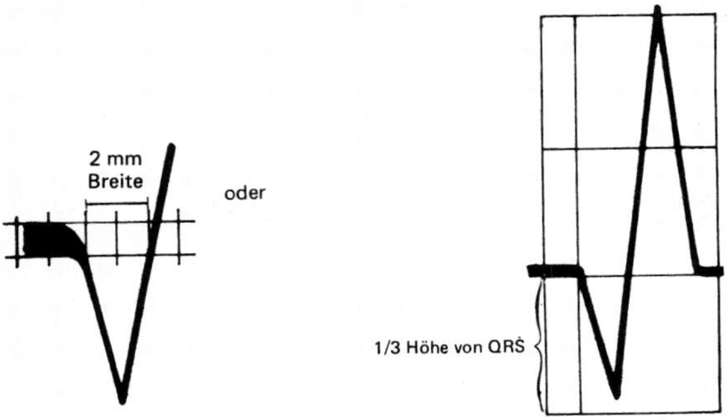

Abb. 37. Pathologische Q-Zacke. Eine Q-Zacke ist dann pathologisch, wenn sie 0,04 s (2 mm) dauert und mehr als der R-Zacke tief ist

Zacken vor. Eine Ausnahme ist auch die Ableitung III: In III können kleine (meist nicht pathologische) Q-Zacken auftreten, wenn ein Linkslagetyp besteht. Eine Q-Zacke ist dann pathologisch, wenn sie die folgenden beiden Kriterien erfüllt (Abb.37):

- Dauer 0,04 s oder 2 mm breit und
- 1/3–1/4 der Höhe der folgenden R-Zacke.

Merke:
Zur Beurteilung eines Infarkts sind folgende Teile der EKG-Kurve zu prüfen:

- **T-Welle – Negative T-Welle ist Hinweis auf Ischämie**
- **ST-Strecke – ST-Hebung ist Hinweis auf Mykoardverletzung im akuten Infarkt; die Hebung bildet sich mit Vernarbung des Infarkts zurück, kann aber bei Aneurysma bestehen bleiben. Man findet sie auch bei vasospastischer Angina oder stummer Myokardischämie. ST-Senkung tritt bei Sauerstoffschuld z.B. im Angina pectoris-Anfall auf oder besteht bei ausgeprägter Hypertrophie des Kammermyokards**
- **Q-Zacken – Alle Ableitungen außer aVR nach pathologischen Q-Zacken untersuchen. Pathologische Q-Zacken sind 0,04 s (2 mm) breit und mehr als ein Viertel der folgenden R-Zacke tief**

Die beschriebenen Infarktzeichen gelten für *transmurale* Infarkte, bei denen der Verschluß des Koronargefäßes die gesamte Gefäßwand betroffen hat. Daneben können ebenso gefährliche *intramurale* Infarkte auftreten. Diese zeichnen sich durch das Fehlen einer Q-Zacke aus und treten im EKG als symmetrisch negative T-Wellen in Erscheinung. Man spricht vom *Non-Q-wave-Infarkt*. Sein pathologischer Hintergrund ist ein nahezu kompletter Gefäßverschluß bzw. eine vasospastische Reaktion im Bereich der Stenose. Klinisch entspricht ihm das Bild der instabilen Angina pectoris. Jeder intramurale Infarkt kann unmittelbar in einen transmuralen Infarkt übergehen.

Infarktstadien

Der typische Infarktverlauf dokumentiert sich in der EKG-Kurve (Abb.38).

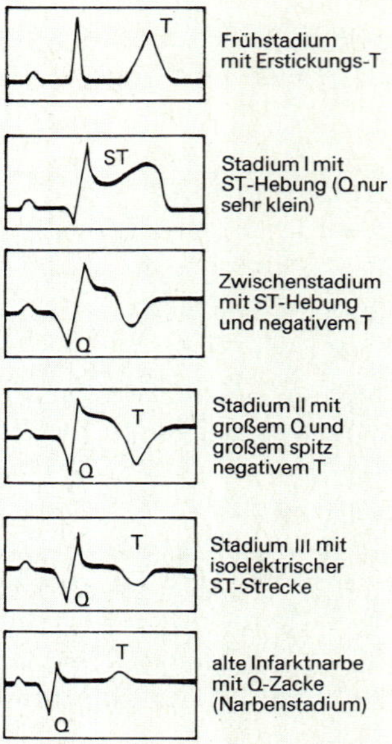

Abb. 38.
Infarktstadien. Im Kurvenverlauf des EKG zeigen sich die charakteristischen Zeitveränderungen des Infarktverlaufs; häufig stellen sich die Veränderungen erst Stunden nach dem Infarktereignis ein

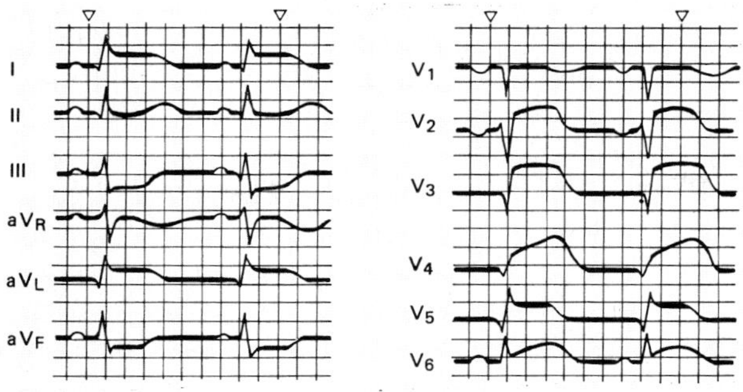

Abb. 39. **Akuter Herzinfarkt, Stadium I.** Das akute Infarktstadium kann sich im EKG durch die deutliche Anhebung der ST-Strecken darstellen; die Q-Zacken sind hier noch nicht vollständig pathologisch ausgebildet

Frühstadium. Das erste Zeichen eines drohenden Herzinfarkts ist eine spitze Erhöhung der T-Welle, das Erstickungs-T im Frühstadium. Dies wird unter den Bedingungen des Notfalleinsatzes jedoch selten beobachtet.

Stadium I. Der akute Infarkt wird überwiegend im Stadium I registriert (Abb.39): Hier ist die Q-Zacke noch nicht pathologisch. Es fällt eine ST-Hebung auf. Die ST-Hebung kann sich nach wenigen Stunden zurückbilden, aber auch länger bestehen (2 Tage bis 2 Wochen). Bleibt sie länger als 1–2 Wochen bestehen, besteht Verdacht auf ein Kammerwandaneurysma. Mit einem frischen Infarkt gehen häufig Unterbrechungen des Erregungsleitungssystems einher, und es treten Schenkelblöcke auf.

> **Merke:**
> **Wenn eine Thrombolyse des Infarktgefäßes erfolgreich durchgeführt wird, kann in den Standardableitungen ein Rückgang der ST-Hebung um rund 50 % in den ersten 3 h beobachtet werden. Bei erfolgreicher Lyse kommt es als Reaktion auf die Reperfusion des Infarktgefäßes häufig zu ventrikulären Rhythmusstörungen (in rund 50 %) und zu einer Sinusbradykardie (in rund 25 %).**

Zwischenstadium. Im Zwischenstadium kommt es zur Negativierung der T-Welle bei noch erhobener ST-Strecke. Die Q-Zacke ist nun deutlich ausgeprägt. Das Stadium I und das Zwischenstadium werden unter Notfallbedingungen am häufigsten beobachtet.

Stadium II. Im Stadium II des Infarkts finden sich eine signifikante, pathologische Q-Zacke und eine große, spitz-negative T-Welle (koronares T). Die R-Zacke ist kleiner geworden.

Stadium III. Hier beginnt der Infarkt zu „heilen". Es bestehen eine pathologische Q-Zacke und ein negatives, kleiner gewordenes T. Die ST-Strecke ist auf die Nullinie zurückgekehrt. Das Stadium III kann nach Tagen, aber auch erst nach Wochen eintreten; die Variabilität des Infarktverlaufs weist von Patient zu Patient sehr große Schwankungen auf.

Narbe. Bei vernarbten Infarkt weist nur noch die persistierende Q-Zacke auf das abgelaufene Ereignis hin. Die R-Zacke ist in dieser Ableitung kleiner als gewöhnlich, aber die ST-Strecke und die T-Welle sind normal. – In einem EKG können nebeneinander die Zeichen des frischen Infarkts und alter Narben auftreten.

Infarktlokalisation

Vorderwandinfarkt. Bei einem Vorderwand- oder *anteroseptalen* Infarkt finden sich typische Infarktzeichen in den Ableitungen V_1 bis V_4 (Abb.40). Bei einem Vorderwandspitzeninfarkt sind besonders die Ableitungen V_2 bis V_5 betroffen. Bei einem „großen" Vorderwandin-

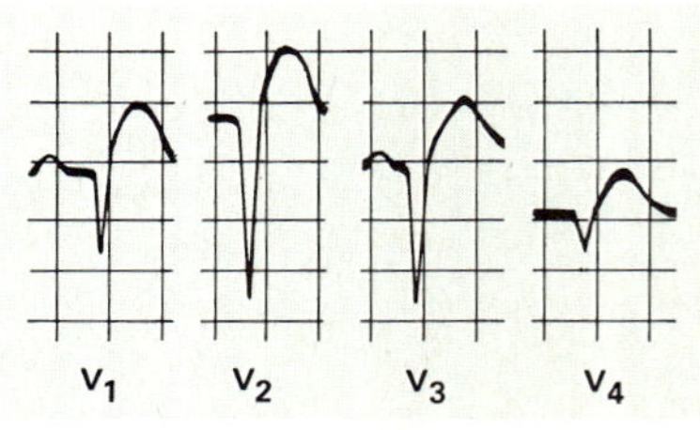

Abb. 40.
Vorderwandinfarkt. Beim Vorderwandinfarkt finden sich die charakteristischen Infarktzeichen in den Ableitungen $V_{1-4(5)}$; die Kurve zeigt einen frischen Infarkt mit Verlust der R-Zacken und ausgeprägter ST-Hebung

Abb. 41.
Seitenwandinfarkt. Hier ist besonders auf Infarktzeichen in den Ableitungen I und aVL zu achten

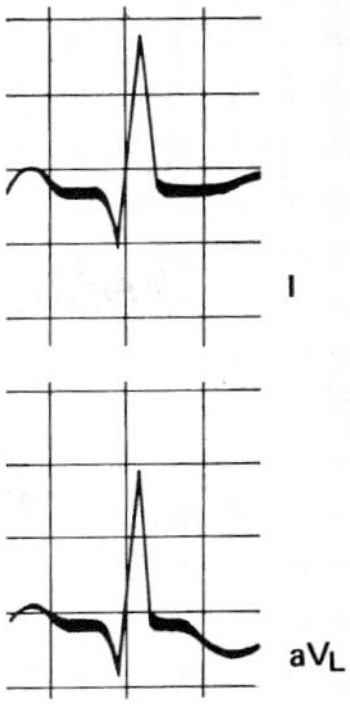

farkt sind daneben auch die Ableitungen I und aVL betroffen; dies weist darauf hin, daß auch die Seitenwand infarziert ist und vmtl. ein Verschluß des linken Hauptstammes vorliegt.

Seitenwandinfarkt. Bei einem Seitenwandinfarkt (*hochlateraler* Infarkt) bestehen typische Infarktzeichen in den Ableitungen I und aVL (Abb.41). Ist die Vorderwand bei einem *Anterolateralinfarkt* mitbetroffen, finden sich auch Infarktzeichen in den Ableitungen V_5 und V_6.

Inferiorer Infarkt. Bei einem Infarkt des Teiles des linken Ventrikels, der dem Diaphragma aufliegt, finden sich die Infarktzeichen in den Ableitungen II, III und aVF (Abb.42).

Abb. 42.
Inferiorer Infarkt. Bei Infarzierung des Myokardareals, das dem Diaphragma aufliegt, finden sich Infarktzeichen in den Ableitungen II, III und aVF

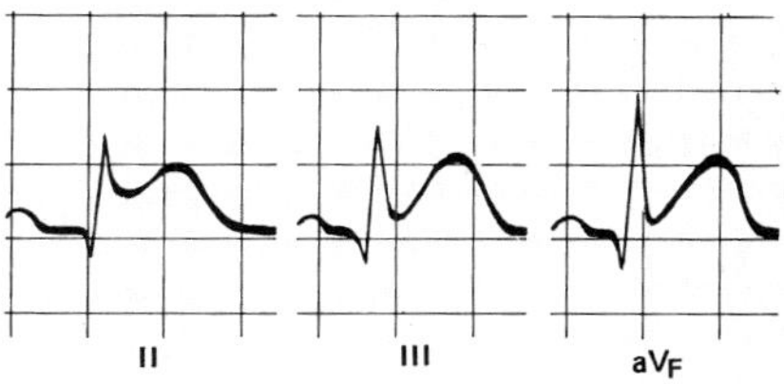

Abb. 43.
Hinterwandinfarkt. Der Infarkt der Herzhinterwand projiziert sich indirekt auf die Ableitungen des Standard-EKG. Es liegen spiegelverkehrte Zeichen des Vorderwandinfarkts vor: Die R-Zakken , bes. in V_2, entsprechen dem Infarkt-Q und die ST-Senkung ist eigentlich eine ST-Hebung als Zeichen des frischen Infarkts

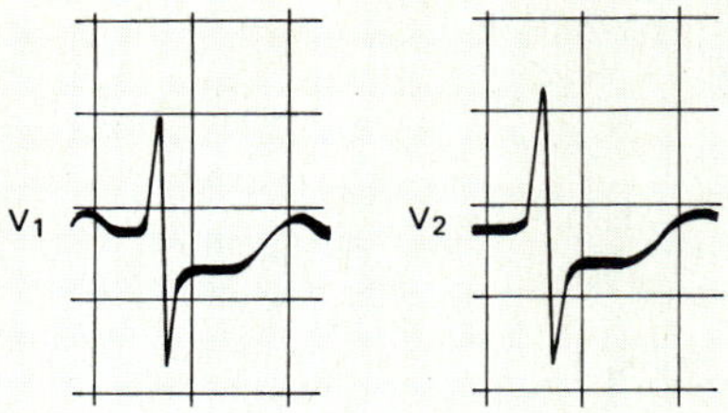

Hinterwandinfarkt. Beim Infarkt der Hinterwand (*posteriorer* Infarkt) fehlen im EKG die direkten, typischen Infarktzeichen. Da sich dieser Infarkt genau gegenüber der Vorderwand abspielt, treten spiegelbildliche Infarktzeichen des Vorderwandinfarkts auf (Abb.43): Beim frischen Infarkt ist die ST-Strecke in V_1 und $V_{2/3}$ abgesenkt! Entsprechend der Ausbildung einer Q-Zacke finden sich hohe R-Zacken in diesen Ableitungen. Der Nachweis eines Hinterwandinfarkts gelingt durch zusätzliche linkserweiterte Ableitungen V_{7-9}.

Merke:
Zur Lokalisation eines Herzinfarkts sind die Ableitungen des Standard-EKG genau zu überprüfen:
- **Vorderwand – V_{1-4}**
- **Vorderwandspitze – V_{2-5}**
- **Vorderseitenwand – V_{2-4} sowie I und aVL**
- **Seitenwand – I und aVL**
- **Inferior – II, III und aVF**
- **Hinterwand – V_1 und V_2 (Spiegelbild!); zusätzliche Ableitungen V_{7-9}**

Spezielle EKG-Bilder

Lungenemphysem. Bei einem Emphysem der Lunge ist der Widerstand gegenüber den Ableitungselektroden erhöht, und es zeigt sich in allen Ableitungen eine Niederspannung. Die Amplituden der EKG-

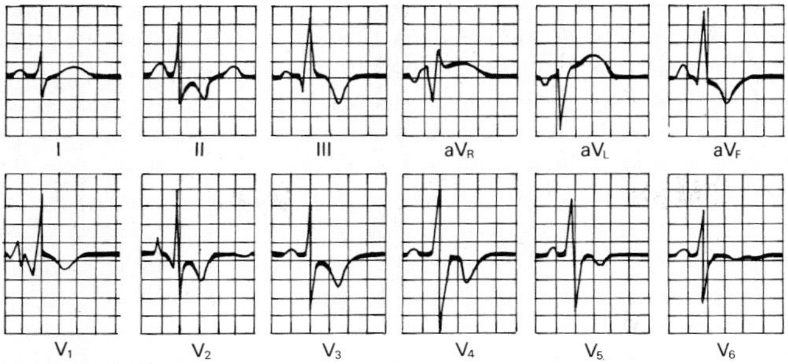

Abb. 44. Cor pulmonale. Bei chronischer Überlastung des rechten Herzens finden sich die EKG-Kriterien der Hypertrophie von rechtem Vorhof (Knotung und verlängerte P-Welle in V_1) und rechtem Ventrikel (großes R in V_1 und QRS >0,1 s)

Kurve sind in allen Ableitungen sehr klein. Die QRS-Komplexe in den Brustwandableitungen sind nicht größer als 0,6 mV.

Cor pulmonale. Bei der klinisch ausgeprägten Überlastung des rechten Herzens finden sich im EKG die Zeichen der rechtsatrialen und rechtsventrikulären Überlastung bzw. Hypertrophie (Abb.44). Die P-Welle ist in V_1 zweiphasig mit einer betonten Anfangsschwingung. Sie dauert länger als 0,1 s und ist >0,25 mV hoch. Ein *P-dextroatriale* findet sich auch in den Ableitungen II, III und aVF. – Die Hypertrophie der rechten Kammer zeigt sich in einer hohen R-Zacke in V_1. Die nachfolgenden R-Zacken ab V_2 werden immer kleiner. Der QRS-Komplex in V_1 ist breiter und kann bis zu 0,11 s dauern (s.u.).

Kammerhypertrophie.
Linksventrikuläre Hypertrophie. Die QRS-Komplexe sind in den Brustwandableitungen deutlich vergrößert. In V_1 findet sich eine große S-Zacke, in V_5 entsprechend eine große R-Zacke. Addiert man deren Amplituden, ergibt sich ein Wert >3,5 mV (35 mm). In I ist die R-Zacke größer 1,6 mV. Bei Linkshypertrophie senkt sich die ST-Strecke in V_{4-6} ab, und die T-Welle ist am Ende dieser Bewegung negativ dargestellt.

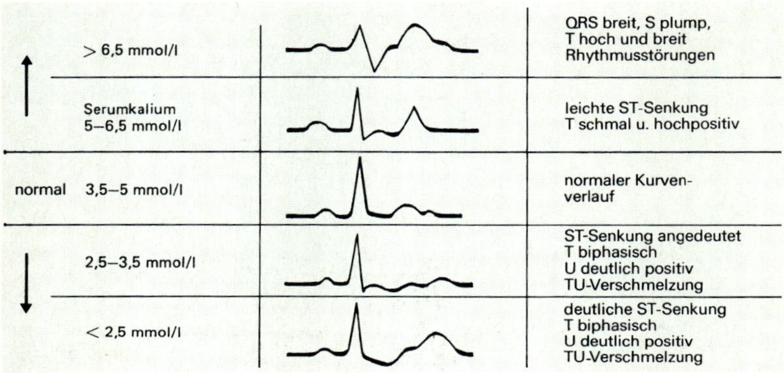

Abb. 45. Die Störungen des Kaliumspiegels im EKG sind hier zusammengestellt

Rechtsventrikuläre Hypertrophie. In V_1 zeigt sich eine große R-Zacke mit >0,7 mV, und die R-Zacken der folgenden Brustwandableitungen werden immer kleiner. Der Kammerkomplex dauert >0,1 s. Oft findet sich in $V_{5/6}$ ein RS-Komplex, d.h. hier sind die Amplituden von R- und S-Zacke gleich groß.

Merke:
- **Linkshypertrophie – R-Zacke in I >1,6 mV; Summe S in V_1 und R in V_5 >3,5 mV; ST-Senkung mit negativem T**
- **Rechtshypertrophie – R-Zacke in V_1 >0,7 mV und RS-Komplex linkspräkordial**

Kalium. Bei *Anstieg* des Serumkaliumspiegels ≥ 5 mmol/l wird die T-Welle spitzwinklig positiv (zeltförmig). Die ST-Strecke kann leicht gesenkt sein. Mit weiterem Anstieg des Kaliums wird der Kammerkomplex breit und plump, und es treten Rhythmusstörungen auf. – Bei *Abfall* des Serumkaliums ≤ 3,5 mmol/l kommt es zur ST-Senkung, und eine U-Welle tritt auf. Die Veränderungen sind in Abb.45 zusammengestellt.

2 Technik des EKG

Im Rettungsdienst werden derzeit die EKG-Kurven überwiegend über die Paddles des Defibrillators und das 3polige Kabel abgeleitet. Dies grenzt die Diagnostik weitgehend auf Rhythmusstörungen ein, und Infarkte – sowohl deren Lokalisation als auch das Stadium – entziehen sich dem diagnostischen Zugriff. Die Ableitung eines Standard-EKG ist heute routinemäßig möglich, und die EKG-Diagnostik wird durch rechnergestützte Interpretation erleichtert. Doch auch und gerade diese Möglichkeiten erfordern ein Basiswissen in der EKG-Analytik bei allen Einsatzkräften. In diesem Kapitel werden die verschiedenen Ableitungstechniken und Zusatzkurven dargestellt. Das benutzte Gerätesystem steht beispielhaft für die Systeme anderer Hersteller (S. 88–92). Alle Kurven, die in diesem Kapitel dargestellt sind, wurden an einem einzigen Patienten abgeleitet – beim Autor Raftopoulo selbst.

EKG-Ableitung über Paddles

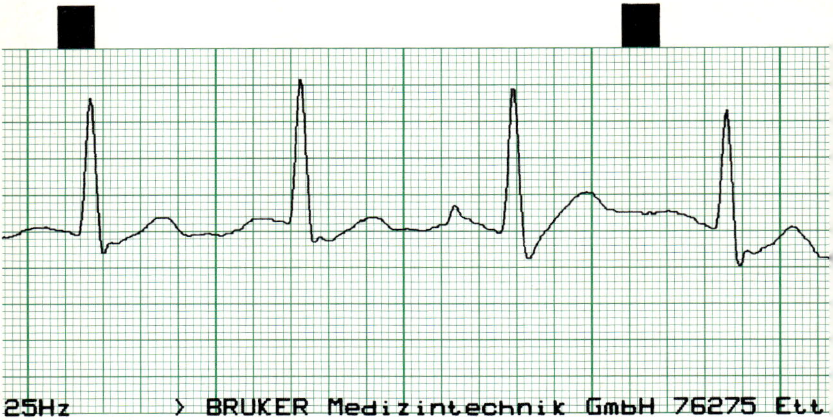

Abb. 1. Bipolare EKG-Ableitung über die Defi-Elektroden

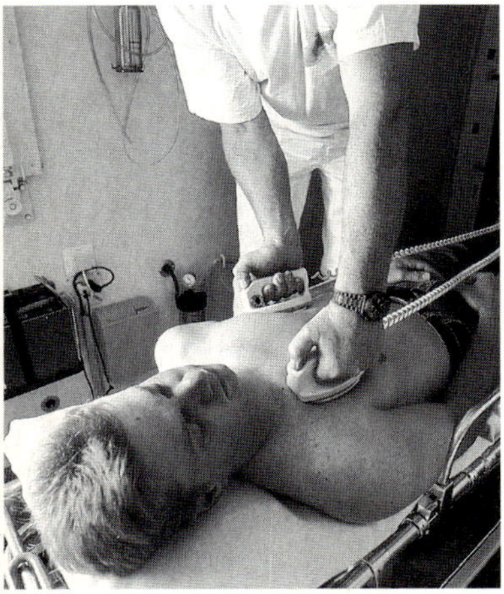

Abb. 2. Paddles in Position zur Defibrillation

Prinzipiell eignen sich alle im Rettungsdienst eingesetzten Gerätekombinationen aus EKG-Teil, Monitor und Defibrillator zur bipolaren EKG-Ableitung über die Paddles. Unter Zeitdruck läßt sich dadurch im Einsatz eine schnelle Differenzierung zwischen Kammerflimmern, Asystolie und elektromechanischer Entkopplung vornehmen.

Merke: Die Position der Paddles entscheidet über den abgeleiteten Vektor und bestimmt damit die Amplitude des EKG. Außer einer Analyse des vorliegenden Rhythmus läßt die Ableitung über die Paddles jedoch im allgemeinen keine weitere Deutung der EKG-Kurven zu.

➚ **Beachte:** Die Paddles müssen gleichmäßig fest angedrückt werden, es ist Elektroden-Gel zu verwenden und auf völlig bewegungslose Spiralkabel zu achten. Cave: Artefakte!.

Diagnose:
Regelmäßiger Sinusrhythmus, Frequenz 107/min

Kommentar: Das hier dargestellte EKG wurde von der Körperoberfläche über Paddles in der Position wie zur Defibrillation abgeleitet. Die Kurve ist technisch einwandfrei.

Zeigt sich im Einsatz bei der Ableitung über die Paddles das Bild einer Nullinie, dann läßt sich unter Umständen durch Versetzen der Elektrodenposition das Bild eines feinen Kammerflimmern demaskieren.

EKG-Ableitung über Paddles

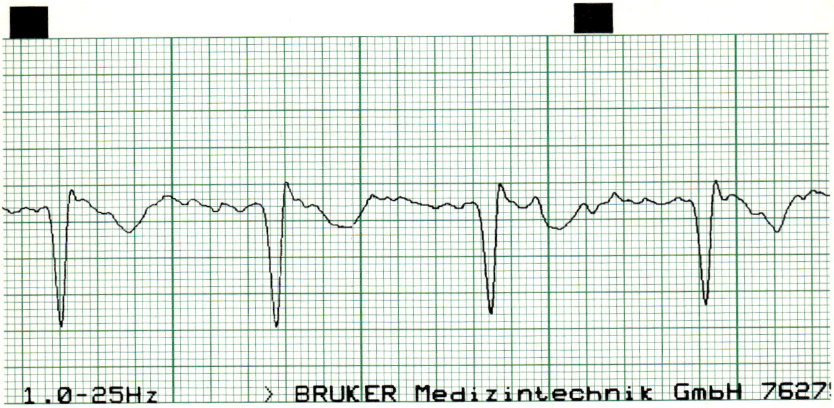

Abb. 3. Paddles gegenüber der Abb. 1 gegeneinander vertauscht

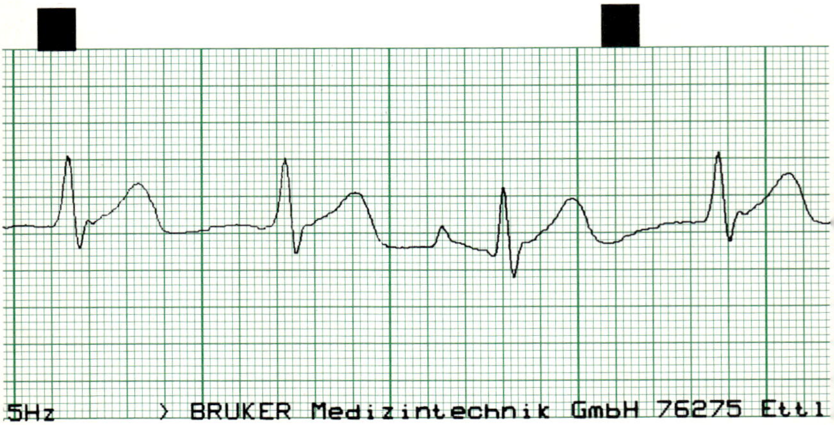

Abb. 4. Paddles in Position V1 und V4 nach Wilson

Die EKG-Kurven in den Abb. 1, 3 und 4 stammen von dem gleichen Patienten und gestatten dadurch die Verdeutlichung, wie die Amplitude der Ausschläge im abgeleiteten EKG von der Position der Defi-Elektroden abhängt.

Beachte: In (Abb 3) ist die Nullinie unruhig und von Artefakten überlagert, da kein Elektroden-Gel eingesetzt wurde. Beim Vertauschen der Elektrodenposition entsteht in Abb. 3 das Spiegelbild der Abb. 1.

Diagnose:
Regelmäßiger Sinusrhythmus

Beachte: Bei Verwendung von Elektroden-Gel läßt sich eine technisch einwandfreie Kurve ableiten. Die Ableitung von V1 nach V4 ergibt gegenüber den Ableitungspunkten in (Abb. 1) und (Abb. 3) ein entsprechend anderes Kurvenbild.

Diagnose:
Regelmäßiger Sinusrhythmus

Gegenüber den Ableitungstechniken mit 3 poligen, 4 poligen oder 10 poligen Patientenkabeln und unterschiedlichen Elektroden, ist die Ableitung über die Paddles die zwar schnellere Methode, dafür ist sie aber leider nur für den ersten, orientierenden Überblick geeignet, es sei denn, es werden Defi-Elektroden zum Aufkleben auf der Thoraxwand verwendet.

EKG-Ableitung über 3-poliges Patientenkabel

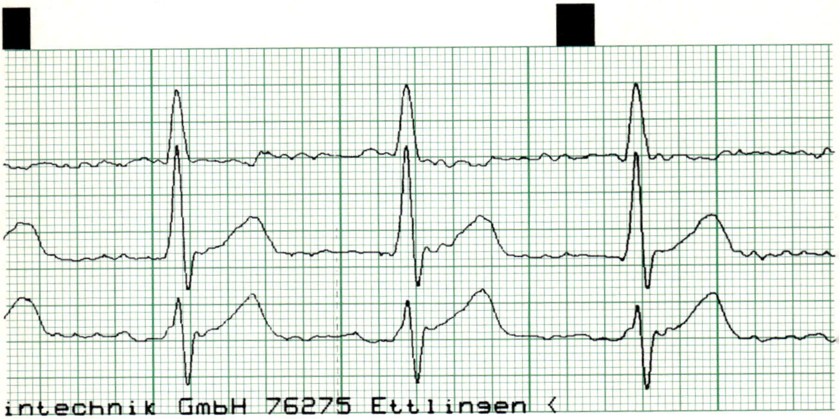

Abb. 5. EKG-Ableitung D, A, I mit 3-Pol-Kabel nach Nehb

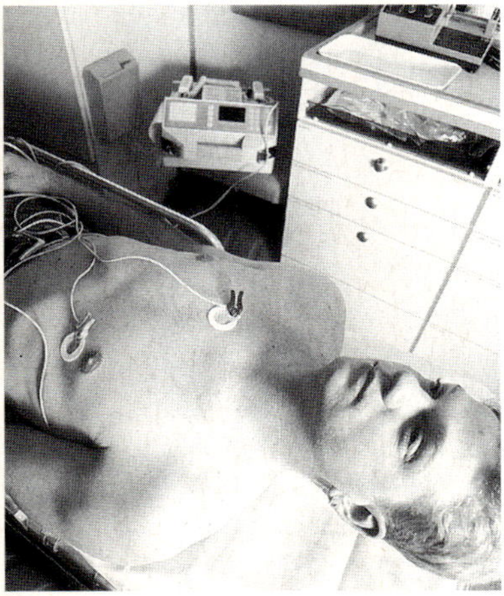

Abb. 6. Elektrodenposition bei 3 poligem Patientenkabel nach Nehb

Die EKG-Ableitung mit den 3 poligen oder 4 poligen Patientenkabeln wird im Rettungsdienst üblicherweise zum Monitoring auf dem Transport eingesetzt. Als Elektroden werden dazu Einmal-Klebeelektroden verwendet. Die Wahl der Ableitungspunkte und der verwendeten Patientenkabel bestimmt die Qualität der diagnostischen Möglichkeiten.

➚ **Beachte:** Bei unsachgemäßer Lagerung trocknet die Beschichtung mit dem Gel leicht aus. Dagegen hilft dann ein wenig Gel aus der Tube. Bei schweißnasser Haut heißt es, gut abzutrocknen und im Einzelfall eine Bandage mit Heftpflaster anzulegen.

Merke: Ableitung I der AbleitungNehb dorsal = D
Ableitung II der Ableitung Nehb anterior = A
Ableitung III der Ableitung Nehb inferior = J

➚ **Beachte:** Beim 3 poligen Kabel kommt *Rot* an den rechten Sternalrand am Ansatz der zweiten Rippe, *Gelb* gegenüber der Projektion von der Herzspitze auf den Rücken. *Schwarz* wird über der Herzspitze vorne aufgeklebt. Diese Position entspricht den Ableitungen nach Nehb.

Bei 4-Polkabel kommt *Rot* an den rechten Arm, *Gelb* an den linken, *Grün* an das linke Bein und *Schwarz* an das rechte.

Merke: Bei den Ableitungen nach Einthoven siehe S. 6, 8 und Goldberger liegt das Herz als Dipol im großen Herzdreieck nach Einthoven, bei den Ableitungen D, A, J im kleinen Dreieck nach Nehb.

Diagnose:
Regelmäßiger Sinusrhythmus, 100/min

Kommentar: Leider gestatten das 3- und das 4-Polkabel keine Ableitung des kompletten EKG-Standardprogramms mit allen 12 Ableitungen. Daher sollten Rettungsfahrzeuge möglichst immer dann mit Defibrillator und 10 poligen Patientenkabeln ausgerüstet sein, wenn ein Arzt zum Team gehört, um in jedem Notfalleinsatz die Möglichkeit zum Ausschöpfen der kompletten EKG-Diagnostik zur Verfügung zu haben.

EKG-Ableitung über 4 poligem Patientenkabel

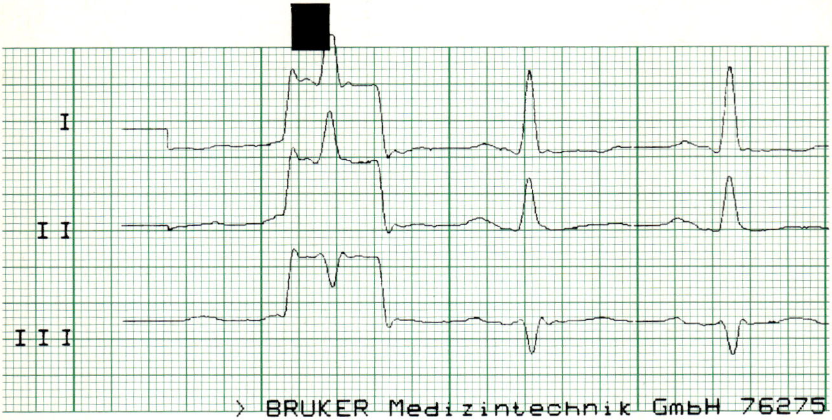

Abb. 7. EKG-Ableitung I, II, III nach Einthoven mit 4 poligem Patientenkabel

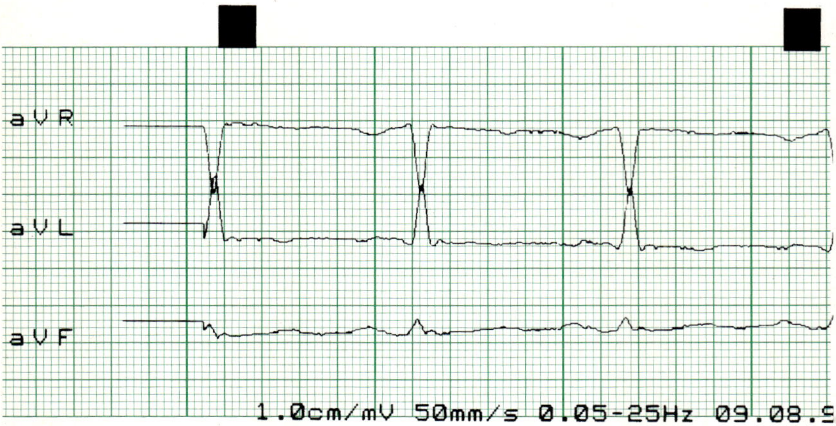

Abb. 8. Goldberger Ableitungen aVR, aVL, aVF mit 4 poligem Patientenkabel

Wird im Rettungsfahrzeug nur das 4 polige Patientenkabel mitgeführt, lassen sich auf jeden Fall die Extremitätenableitungen nach Einthoven und nach Goldberger ableiten. Parallel dazu gestattet das Kabel ein lückenloses Monitoring während des gesamten Einsatzes durchzuführen.

Beachte: Alle EKG-Kurven von der Abb. 1 bis zur Abb. 37 stammen von dem gleichen Patienten und lassen daher einen direkten Vergleich der verschiedenen Ableitungstechniken zu.

Diagnose:
Regelmäßige Sinustachykardie, 108/min. Linkstyp.

Merke: Zur Dokumentation eines abgeleiteten EKG-Streifens gehört neben den Patientendaten, der Uhrzeit und das Datum immer auch die Angabe der Eichung, der Papiergeschwindigkeit und der registrierten Ableitungen. Bei modernen Geräten werden diese Daten automatisch ausgedruckt bzw. gespeichert.

Kommentar: Mit dem EKG-Lineal und einem Stechzirkel lassen sich die EKG-Kurven von Abb. 1 bis Abb. 37 zu Übungszwecken leicht vermessen(s.S. 16), da die Wiedergabe einem Verhältnis von 1 : 1 entspricht. Bestimmen Sie also alle relevanten Zeiten in den Kurven!

EKG-Ableitung über 10-Polkabel

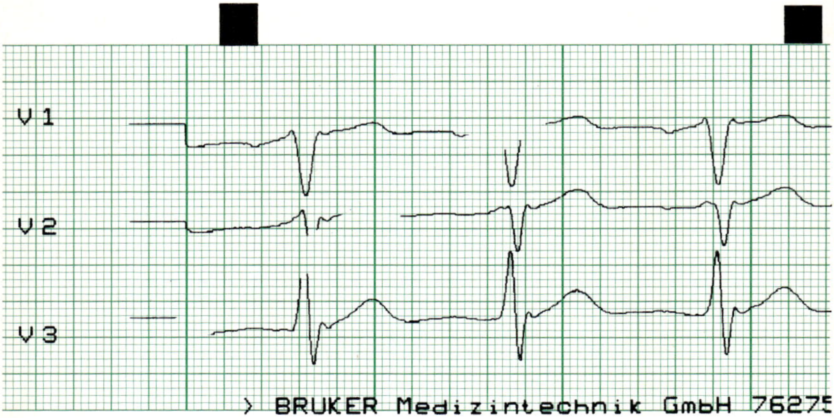

Abb. 9. EKG-Ableitung V1, V2, V3 nach Wilson über 10-Polkabel

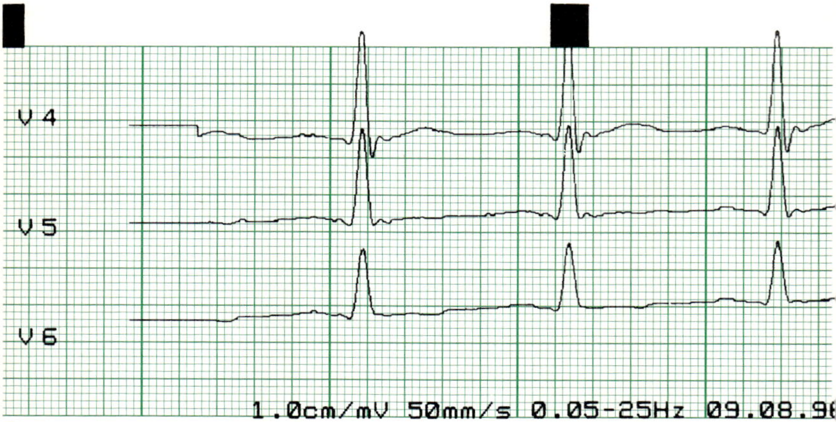

Abb. 10. EKG-Ableitung V4, V5, V6 nach Wilson über 10-Polkabel

Ein 10 poliges Patientenkabel gestattet neben den Ableitungen nach Einthoven und Goldberger, auch das Registrieren der Brustwandableitungen nach Wilson. Im Rettungsdienst wird dieses Kabel weitgehend in denen mit einem Arzt besetzten Einsatzfahrzeugen vorgehalten.

Beachte: Die Ableitungen V1–V3 und V4–V6 sind mit dem Defigard 2002® simultan registriert. Der leicht aufwärts gerichtete Kurvenverlauf in V5 – V6 ist atemabhängig bedingt. Die notwendigen Angaben zum EKG sind vom Gerät bereits eingedruckt.

Diagnose:
Sinustachykardie 105/min

Merke: Hierher gehören die Klebeelektroden zur Brustwandableitung: (s.S. 9)
V1 im 4. ICR am rechten Sternalrand
V2 im 4. ICR am linken Sternalrand
V3 auf der 5. Rippe zwischen V2 und V4
V4 im 5. ICR auf der linken Medioclavicularlinie
V5 zwischen V4 und V6 in der vorderen, linken Axillarlinie
V6 in der linken mittleren Axillarlinie auf der Höhe von V4

Kommentar: Die Brustwandelektroden nach Wilson gelten als positive Elektrode. Jede muß genau an ihrem definierten Punkt aufgebracht werden, um ein reproduzierbares Kurvenbild abzugeben. Ein Vertauschen ist unbedingt zu vermeiden.

EKG-Ableitung über 10-Polkabel

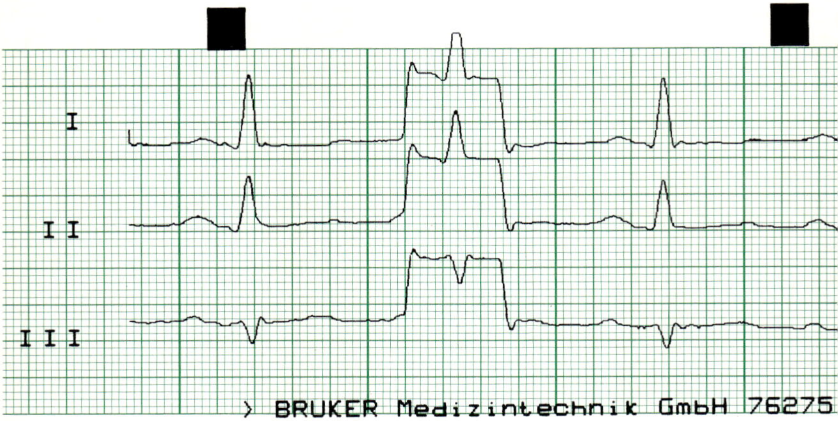

Abb. 11. EKG-Ableitung I, II, III nach Einthoven über 10-Polkabel

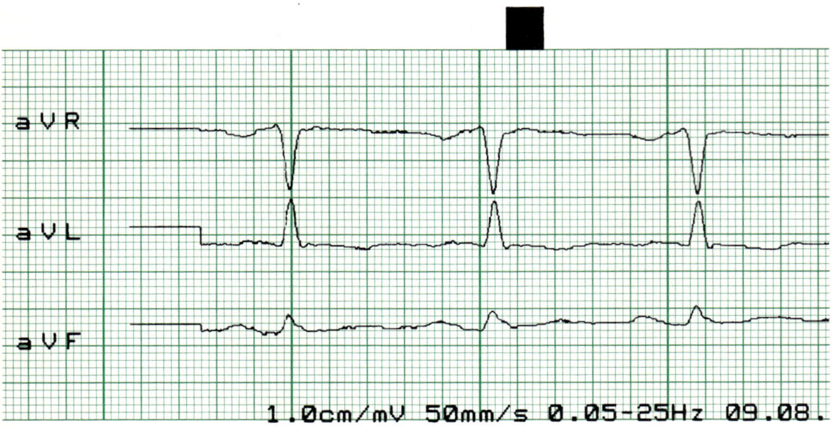

Abb. 12. EKG-Ableitung aVR, aVL, aVF nach Goldberger über 10-Polkabel

Nach dem Anlegen aller 10 Klebelektroden und dem Konnektieren der Clips des 10 poligen Patientenkabels mit den Klebedots registriert der Defigard 2002® automatisch und simultan die unipolaren und bipolaren Extremitätenableitungen nach Einthoven und Goldberger sowie die Brustwandableitungen nach Wilson.

Beachte: Die Abb. 11 und 12 sind praktisch identisch mit den Abb. 5 und 7, da der Patient, die Ableitungspunkte und die Einstellung des Gerätes die gleichen waren.

Diagnose:
Regelmäßige Sinustachykardie, 108/min. Linkstyp. PQ=0,14 s QRS=0,10 s, QT=0,30 s.

Merke: Die elektrische Herzachse ist der mittlere QRS-Vektor. Bei einem positiven QRS-Komplex in Ableitung I weist der Herzvektor nach links (s.S. 15).
Liegt der mittlere QRS-Vektor bei + 30°, dann findet sich in Ableitung III ein isoelektrischer Kammerkomplex.

Kommentar: Üben Sie mit Stechzirkel und EKG-Lineal, um die angegeben Zeiten nachzumessen! Zeichnen Sie sich noch einmal den Cabrera-Kreis und bestimmen daran die Lage der elektrischen Herzachse.

EKG-Ableitung über 10-Polkabel

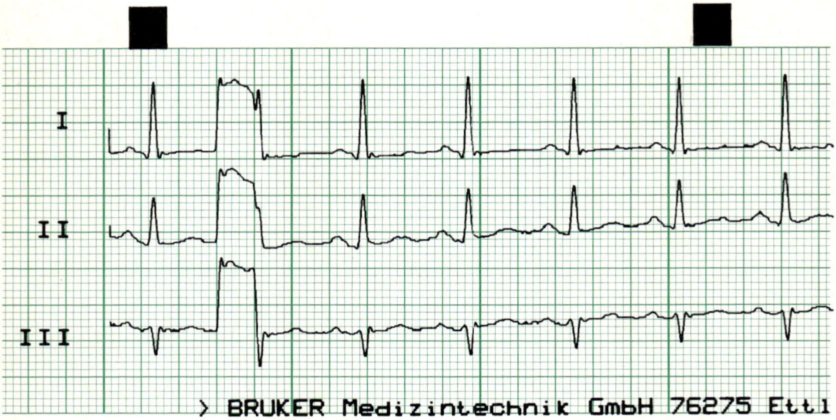

Abb. 13. EKG-Ableitung I, II, III, 25 mm/s nach Einthoven über 10-Polkabel

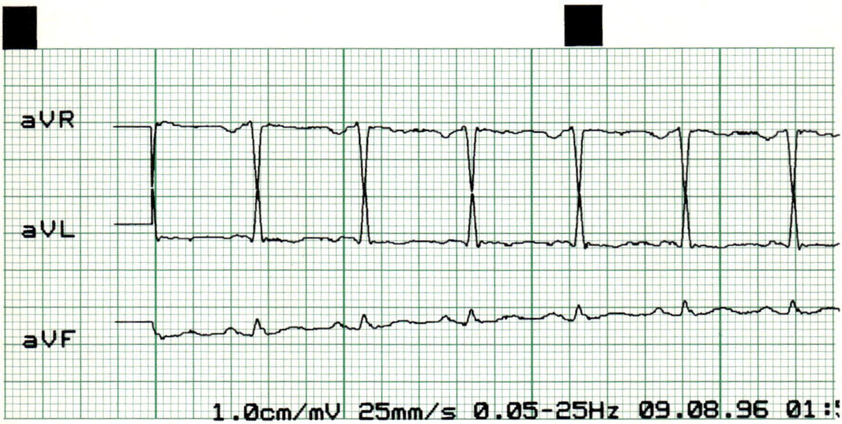

Abb. 14. EKG-Ableitung aVR, aVL, aVF, 25 mm/s nach Goldberger über 10-Polkabel

Die Ableitung aller 12 Kurven des EKG-Standardprogramms war und ist unter präklinischen Bedingungen im Einsatz beim Rettungsdienst noch nicht Routine. Im Einzelfall, besonders bei akuten Myokardinfarkten, werden aber dadurch nicht selten entscheidende Möglichkeiten verschenkt, die keinesfalls immer durch das dichte Netz von Rettungswachen und dadurch bedingte, kurze Einsatzzeiten wettgemacht werden.

Merke: Auch bei einer Papiergeschwindigkeit von 25 mm/s kann das morphologische Bild der EKG-Kurve gedeutet werden.

Technik: Simultan abgeleitetes 12-Kanal-EKG (dargestellt sind 3 Extremitäten und 3 Goldberger-Ableitungen) des gleichen Patienten, wie in Abb. 5 + 7 und 11 +12, allerdings mit einer Papiergeschwindigkeit von 25 mm/s. Alle anderen Bedingungen sind identisch.

Frage: Welche Informationen sind bei dieser Geschwindigkeit im EKG weniger gut zu erlangen, als bei 50 mm/s? (Siehe Kommentar)

Beachte: Die T-Welle verläuft abgeflacht wobei sich die ST-Strecke isoelektrisch verhält.

Kommentar: Auch bei einem Papiervorschub von 25 mm/s sind der Herzrhythmus und die Frequenz mit Stechzirkel und EKG-Lineal einwandfrei zu bestimmen. Dabei stößt nur das Ausmessen der PQ-, QRS- und QT-Dauer auf Schwierigkeiten.

Gut erkennbar sind der Lagetyp und die unspezifischen Repolarisationsstörungen.

EKG-Ableitung über 10-Polkabel

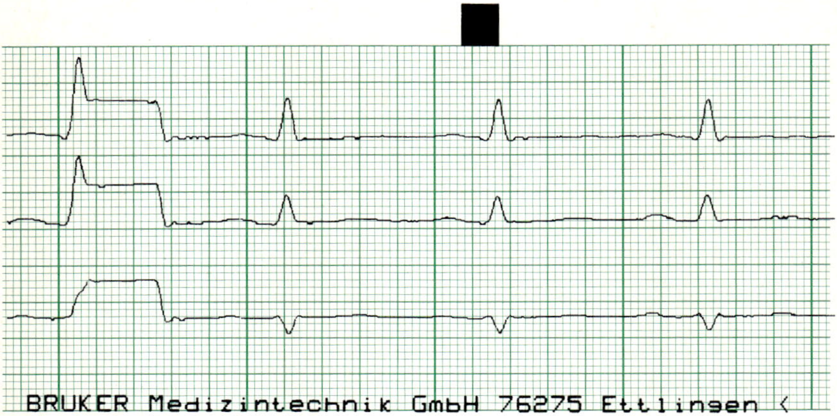

Abb. 15. EKG-Ableitung I, II, III, 50 mm/sec, nach Einthoven über 10-Polkabel 0,5 cm/1,0 mV

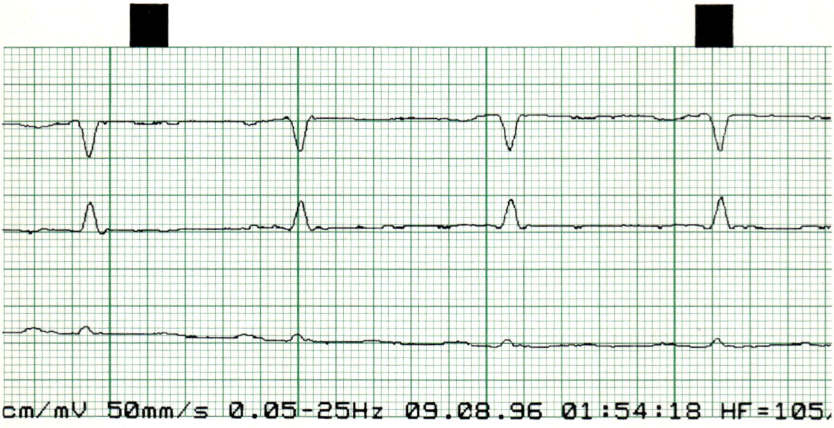

Abb. 16. EKG-Ableitung aVR, aVL, aVF, 50 mm/sec, nach Goldberger über 10-Polkabel, 0,5 cm/1,0 mV

Wenn auch dieses EKG vom gleichen Patienten stammt, dann kann wohl etwas nicht ganz stimmen. Im Vergleich mit den Abb. 5, 7, 11, 12, 13 und 14 sind die QRS-Komplexe hier auffällig klein.

Frage: was kann sich klinisch hinter derartig kleinen Kammerkomplexen alles verbergen?
In diesem Falle wurde die Verstärkung auf 0,5 mV verändert.

Diagnose:
Regelmäßige Sinustachykardie mit Frequenz von 104/min.

➚ **Beachte:** Auch verschmutzte Elektroden können die Ableitung der Depolarisation im Herzen von der Körperoberfläche beeinflussen.

Merke: Wenn die Summe der QRS-Zacken in den Ableitungen I+II+III nicht größer ist als 1,5 mV und wenn die Amplituden der einzelnen QRS-Komplexe 0,5 mV nicht übersteigt, liegt eine periphere Niedervoltage vor.

Kommentar: Veränderungen, die der Depolarisation einen hohen Widerstand gegenüberstellen, ergeben bei der EKG-Ableitung von der Körperoberfläche kleine Amplituden. Diese finden sich z. B bei Lungenemphysem, Adipositas aber auch bei Myxödem durch Schilddrüsenunterfunktion.

EKG-Ableitung mit Elektrodengürtel Tabuz®

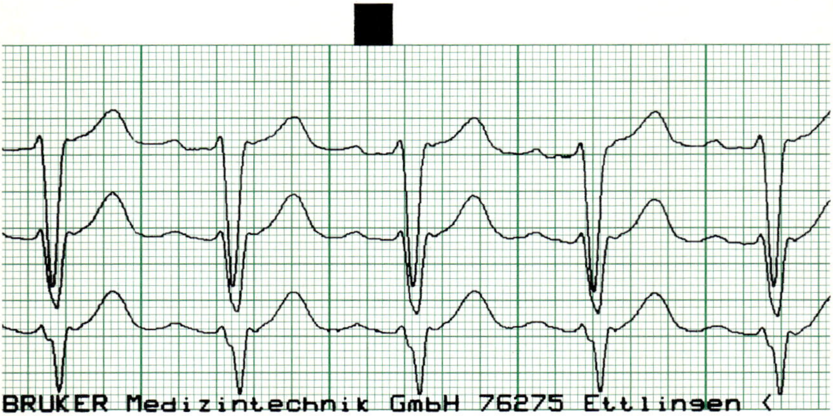

Abb. 17. Ableitung I, II, III, 1,0 cm/1,0 mV, 50mm/s über Elektrodengürtel

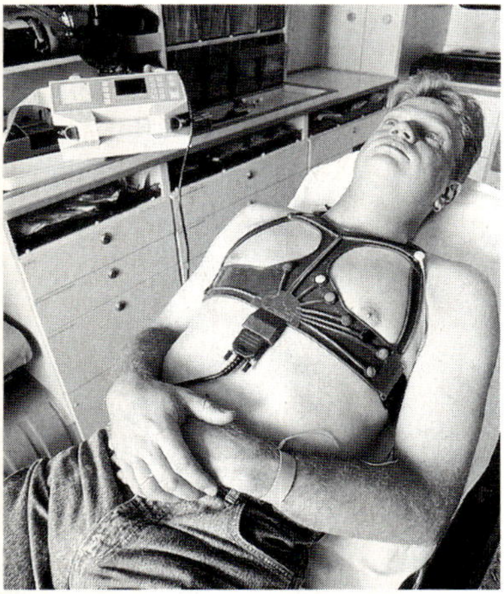

Abb. 18. Anlegen des Elektrodengürtels zum Ableiten der 12 Kurven des Standard-EKG

Im Rettungsdienst geschieht das Ableiten des 12-Kanal-EKG oftmals unter Zeitdruck und anderen widrigen Umständen. Zehn Klebeelektroden mit sicherem Kontakt aufzubringen, das Patientenkabel zu entwirren und die Clips zu konnektieren, ist ebenfalls ein zeitaufwendiges Verfahren. Dazu lösen sich die Klebedots leicht bei schweißnasser Haut, bei Bewegungen oder beim Transport des Patienten und damit ist das lückenlose EKG-Monitoring unterbrochen. Nicht zuletzt ist das Aufbringen von 10 Einmalelektroden für jedes abgeleitete EKG ein durchaus relevanter Kostenfaktor und auch ein Müllproblem.

Hier kann ein dehnbarer Brustgurt mit eingearbeiteten Elektroden und dehnbar eingearbeiteten Kabeln Abhilfe schaffen. Dieses ideale EKG-Zubehörteil ist leicht anzulegen, paßt sich gut den unterschiedlichen anatomischen Verhältnissen an und garantiert dadurch immer eine exakte Lage der Elektroden an den definierten Positionen von V1 – V6. Im Einsatz einmal richtig angelegt, sind die komplette EKG-Diagnostik und das lückenlose Monitoring bis zur Übergabe des Patienten weitgehend problemlos durchführbar.

Die Vorteile dieses EKG-Gürtels liegen in der sicheren Wahl der Ableitungspunkte, in der Zeit- und in der Kostenersparnis. Die Konstruktion ist so gewählt, daß auch bei angelegtem Gürtel bequem defibrilliert werden kann und daß die Herzdruckmassage nicht behindert wird. Der Gürtel paßt sich bei Mann und Frau durch seine Dehnbarkeit ideal an. Es gibt kein Kabelgewirr mehr, Reinigung und Sterilisation sind kein Problem.

Die Elektroden für die unipolaren und bipolaren Extremitäten-Ableitungen sind mit Ausnahme der linken Armelektrode im Gürtel eingearbeitet und leiten von der Brustwand ab. Dadurch ergeben sich in diesen Ableitungen deutlich *höhere Amplituden* als bei weit peripher angelegten Elektroden für die Arme und die Beine.

Für Risikopatienten, die in zunehmendem Maße an Zentralen mit Tele-EKG-Überwachung angeschlossen sind, ist der 10 polige EKG-Gürtel ebenfalls ein ideales Hilfsmittel.

EKG-Ableitung über 10-Polkabel

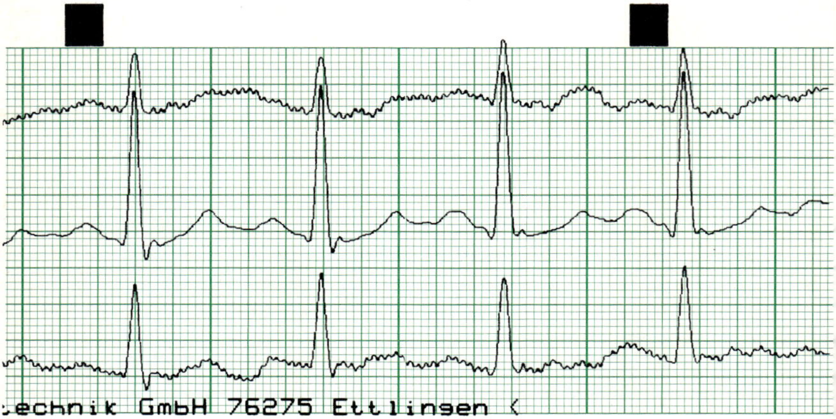

Abb. 19. EKG-Ableitung I, II, III nach Einthoven mit Elektrodengürtel

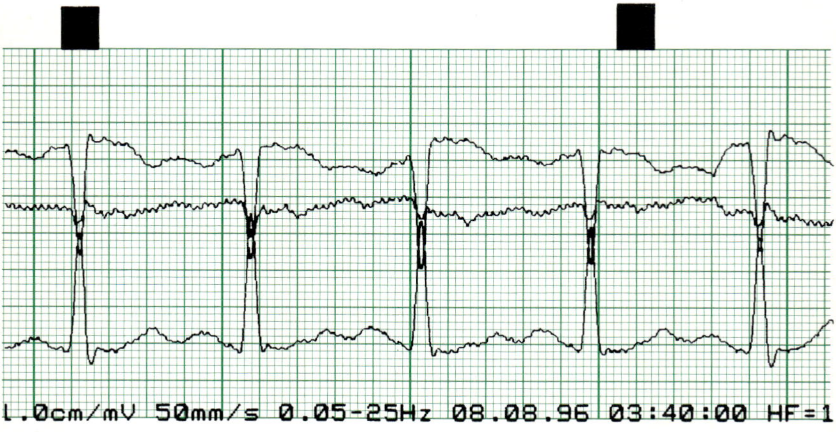

Abb. 20. EKG-Ableitung aVR, aVL, aVF, nach Wilson mit Elektrodengürtel

Die Ableitung der Extremitätenableitungen in den Abb. 19 und 20 erfolgte mit dem 10 poligen Patientengürtel. Vergleichen Sie hierzu die Abb. 11 und 12, die über Klebeelektroden und einem 10 poligen Patientenkabel abgeleitet wurden!

Frage: Welche Informationen vermitteln diese sechs Kurven und welchen Unterschied erkennen Sie gegenüber der konventionellen Ableitung in den Abb. 11 und 12? (siehe Kommentar).

➚ **Beachte:** Höchster QRS-Ausschlag in II und aVR tief negativ, somit verläuft der QRS-Hauptvektor nach links unten. Folglich liegt jetzt ein Indifferenztyp vor.

Merke: Lose Elektroden führen zu einer unruhigen Nullinie mit Auf- und Abwandern der Kurven. Zusätzlich kommt es bei Muskelbewegungen zu unregelmäßigen, zittrigen Überlagerungen.

EKG: Regelmäßiger Sinusrhythmus, Frequenz 100/min, Indifferenztyp, PQ=0,14 s, QRS=0,10 s, QT=0,30 s.

Kommentar: Verfeinern Sie Ihren Umgang mit Stechzirkel und EKG-Lineal, indem Sie alle relevanten Zeiten nachmessen. Dann zeichnen Sie sich den Cabrera-Kreis auf und ermitteln den Winkel zwischen der Horizontalen und dem QRS-Hauptvektor.

EKG-Ableitung über 10-Polkabel

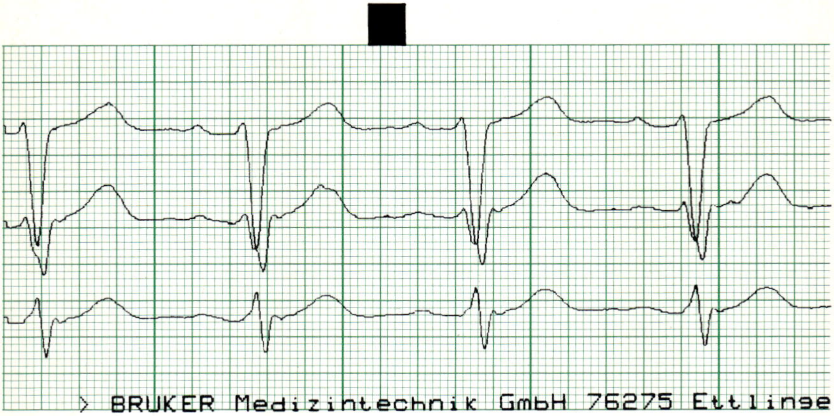

Abb. 21. EKG-Ableitung V1-V3 nach Wilson mit Elektrodengürtel

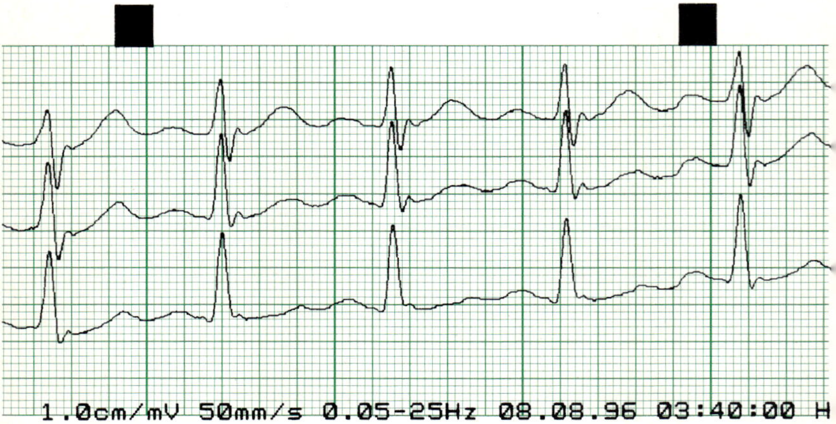

Abb. 22. EKG-Ableitung V4-V5 nach Wilson mit Elektrodengürtel

Die Wilson-Brustwandableitungen auch dieser beiden Abbildungen wurden mit einem EKG-Gürtel und dem Defigard 2002® simultan vom gleichen Patienten und bei gleichen technischen Einstellungen des Gerätes aufgezeichnet, wie die Kurven in den Abb. 9 und 10.

Frage: Gibt es Unterschiede in den Kurvenverläufen der Abb. 9 und 10 mit denen der Abb. 21 und 22? (siehe Kommentar).

Beachte: QRS ist normalerweise in V1 überwiegend negativ, in V6 dagegen überwiegend positiv. Der RS-Umschlag vollzieht sich etwa bei V3.

Merke: V1 und V2 leiten rechtspräkordial ab, V3 und V4 liegen für gewöhnlich über dem Septum, während V5 und V6 linkspräkordial ableiten.

EKG: Regelmäßiger Sinusrhythmus, Frequenz 100/min, flache T-Wellen in V5 und V6.

Kommentar: Bedeutsame Unterschiede ergeben sich in den Brustwandableitungen nicht. Vorausgesetzt, der EKG-Gürtel wird auch exakt angelegt, dann ergeben sich neben den beschriebenen Vorteilen keine diagnostischen Nachteile bei der differenzierten Beurteilung der Wilson-Ableitungen.

EKG-Ableitung intrakardial über 10-Pol-Spezialkabel

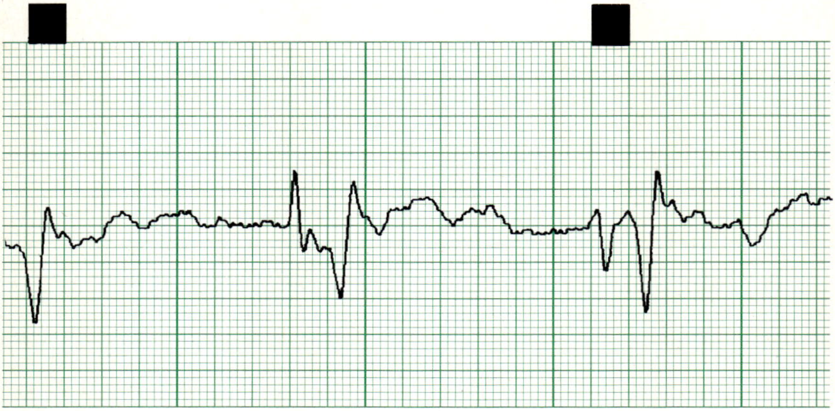

Abb. 23. Intrakardiale EKG-Ableitung II nach Einthoven mit Alphacard-System®. Hohe P-Welle!

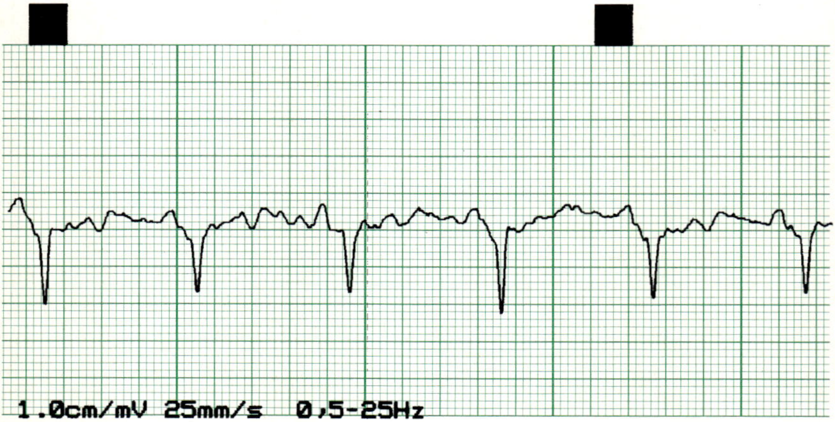

Abb. 24. Transvenöse EKG-Ableitung II nach Einthoven Normale P-Welle!

Die Ableitung des EKG aus dem Herzen heraus gehört sicher nicht zu den Routineaufgaben im Notfall, ebensowenig, wie das Legen von zentralvenösen Zugängen außerhalb der Klinik. Trotzdem muß die Punktionstechnik sicher beherrscht werden, um im Einzelfall bei bestehender Indikation auch eine sichere Positionierung der Katheterspitze zu garantieren. Dem sind allerdings ohne Röntgenkontrolle präklinisch enge Grenzen gesetzt.

Hier bietet sich, – nur bei Vorliegen eines Sinusrhythmus –, die intrakardiale EKG-Ableitung über den Venenkatheter an. Dieser fungiert dabei mit seinem elektrisch leitenden Flüssigkeitsinhalt wie eine isolierte Sonde wobei seine Spitze die Depolarisation aus dem Herzen heraus zur Körperoberfläche ableiten läßt. Das EKG-Gerät muß dazu nur in eine sterile und gesicherte Verbindung mit dem Katheterinhalt gebracht werden, um zu garantieren, daß keinerlei Potentiale vom Defibrillator-System nach intrakardial fließen können.

Dazu dienen handelsübliche Spezialkabel und Adaptersysteme, wie z.B. das Alphacard. Damit gelingt auch ohne Röntgenkontrolle eine sichere Positionierung der Venenkatheterspitze an die richtige Stelle ca. 2 cm vor der Einmündung der oberen Hohlvene in den rechten Vorhof. Die Methode gestattet aber auch, die Positionierung bei erstmaligem Mißerfolg unter sterilen Bedingungen mehrfach bis zum Erfolg zu wiederholen. Die richtige Lage kann dann mittels EKG dokumentiert werden; die EKG-Streifen dienen hierbei als Beweis.

Durch dieses elegante Verfahren ergibt sich für den Notarzt im Einzelfall eine nicht zu unterschätzende Sicherheit beim Legen von zentralvenösen Zugängen, immer vorausgesetzt der Patient hat einen Sinusrhythmus. Die beweisenden präklinischen EKG-Streifen werden bei sicherer Fixation des Katheters auch unter forensischen Gesichtspunkten nach der Übergabe von der Klinik anerkennbar gelten.

Dem Notfallpatienten können somit im Einzelfall die Prozeduren zur röntgenologischen Kontrolle der Katheterspitzenlage erspart bleiben. Insgesamt hilft das Verfahren daüberhinaus, auch Kosten durch Röntgenkontrollen und weitere Kathetersets zu ersparen, wenn bei draußen falsch erfolgter Positionierung in der Klinik weitere Kathetersets erforderlich werden.

EKG-Ableitung intrakardial über 10-Pol-Spezialkabel

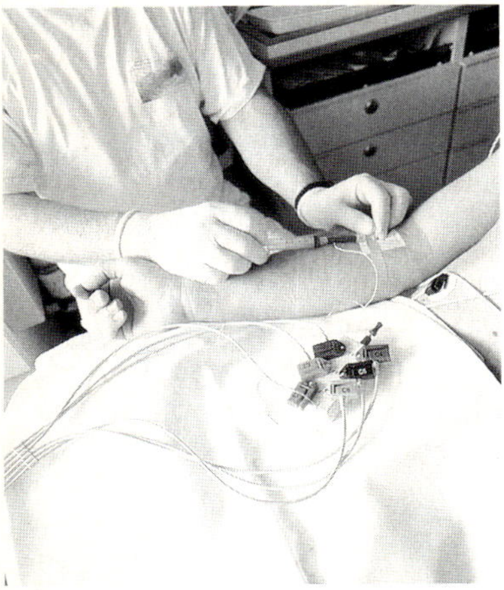

Abb. 25. Alphacard-System®. Adapter für Venenkatheter zur intrakardialen EKG-Ableitung

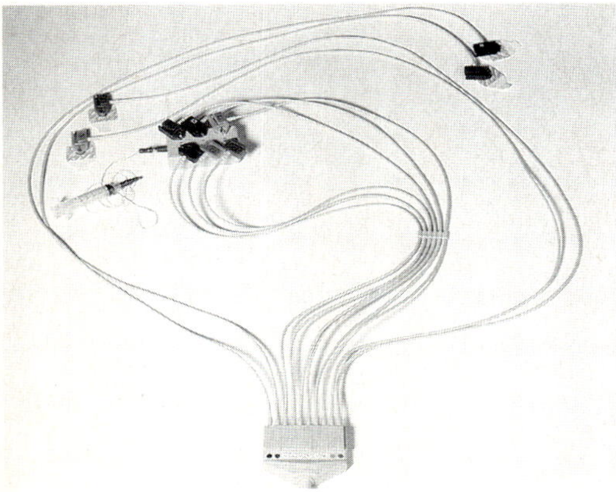

Abb. 26. 10-Pol-Spezialkabel zur intrakardialen EKG-Ableitung über Adapter und Alphacard®

Das Alphacard® als Beispiel besteht aus einem steril verpacktem Ableitungsdraht, der auf der einen Seite mit einem Adapter für das EKG-Kabel und auf der anderen Seite mit einem Adapter für den Luer-Lock Anschluß am Venenkatheter verbunden ist. Eine aufgesetzte 2 ml Spitze gestattet das Aspirieren von Blut oder die Instillation von Kochsalzlösung. Dadurch wird der elektrische Kontakt zwischen leitender Flüssigkeit im Katheter und dem EKG-Gerät hergestellt.

Beim Defigard 2002® werden zur intrakardialen Ableitung des EKG die Elektroden für die Extremitäten in üblicher Weise aufgeklebt. Die sechs Kabel für die Ableitungen nach Wilson werden an einem Zusatzgerät zusammengeschlossen, an dem das Kabel des Alphacard® konnektiert wird.

Der zentrale Venenkatheter wird nun nach der üblichen Technik vorgeschoben, bis aufgrund der Länge eine intrakardiale Lage anzunehmen ist. Jetzt wird das System angeschlossen und das EKG intrakardial abgeleitet. Liegt bei Sinusrhythmus die Katheterspitze im rechten Vorhof, dann stellt sich eine überhöhte P-Welle dar. Wird der Katheter daraufhin etwa 2 cm zurückgezogen, dann erscheint wieder eine normale P-Welle.

Beachte: Wiederholte Manipulationen zur Positionierung der Katheterspitze in dem rechten Vorhof sind bei sterilen Voraussetzungen mit der intrakardialen EKG-Ableitung elegant durchzuführen.

Merke: Das Verfahren ist nur bei Vorliegen eines Sinusrhythmus möglich.

EKG-Ableitung mit Artefakten

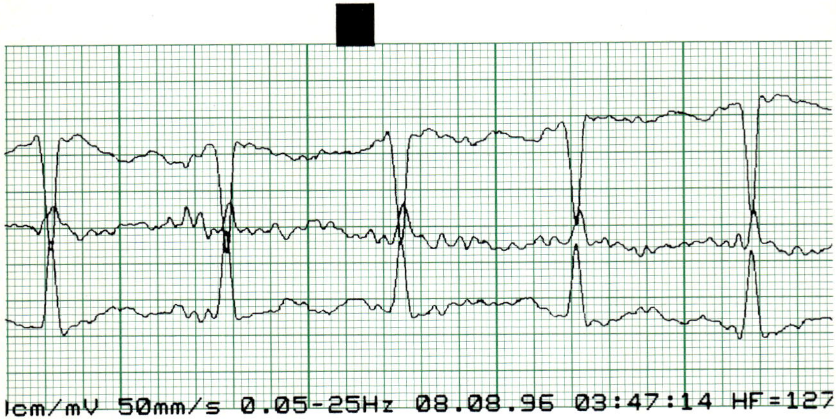

Abb. 27. EKG-Ableitung aVR, aVL, aVF nach Wilson Überlagerung durch Muskelzittern

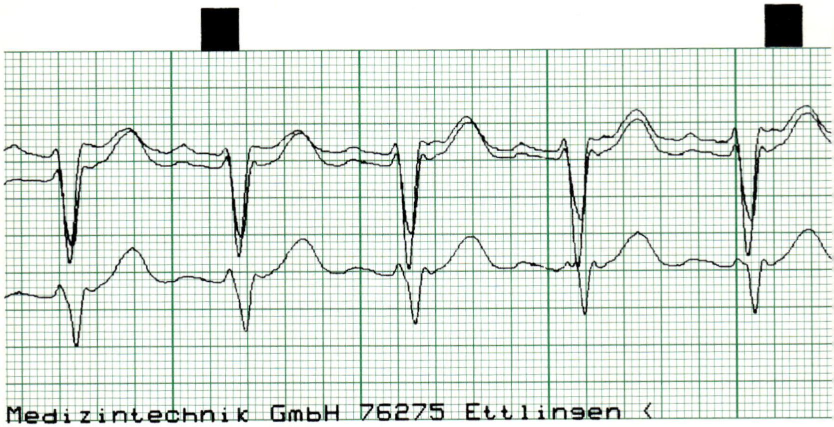

Abb. 28. EKG-Ableitung V1-V3 nach Wilson. Lockere Elektroden bei V2 und V3

Eine völlig störungsfrei registrierte EKG-Kurve ist nicht nur zur exakten diagnostischen Deutung Grundvoraussetzung. Die gleiche Forderung gilt auch, wenn aufgrund der EKG-Diagnostik therapeutische Konsequenzen gezogen werden.

Die häufigsten artefiziellen EKG-Veränderungen sind:

Wechselstrom:
bei mangelhafter Erdung
bei mangelhafter Elektrodenhaftung
bei wackelnden Steckern
bei störenden Geräten in der Umgebung
bei Neonleuchten
bei ungünstiger Führung des Patientenkabels

Muskuläre Einflüsse:
bei falscher Lagerung des Patienten
bei ungenügender Muskelentspannung
bei Frieren des Patienten
bei ängstlichen Patienten
bei Morbus Parkinson
bei Hyperthyreose

Schwankungen der Nullinie:
regelmäßiges, phasenweises Wandern aus der Nullinie
sprunghafte Wanderung

Frage: Welche Artefakte sind in den Abb. 27 und 28 zu erkennen und welche Ursachen könnten dafür verantwortlich sein? (siehe Kommentar).

Kommentar: In den Goldberger-Ableitungen liegt eine phasenweise Schwankung der Nullinie vor, wobei insbesondere die Ableitung aVL durch Muskelaktivitäten überlagert ist. Bei den Wilson-Ableitungen V1 – V3 wandern die V2 und die V3 nach oben wodurch leicht eine ST-Streckenhebung vorgetäuscht werden kann.

EKG-Ableitung mit Artefakten

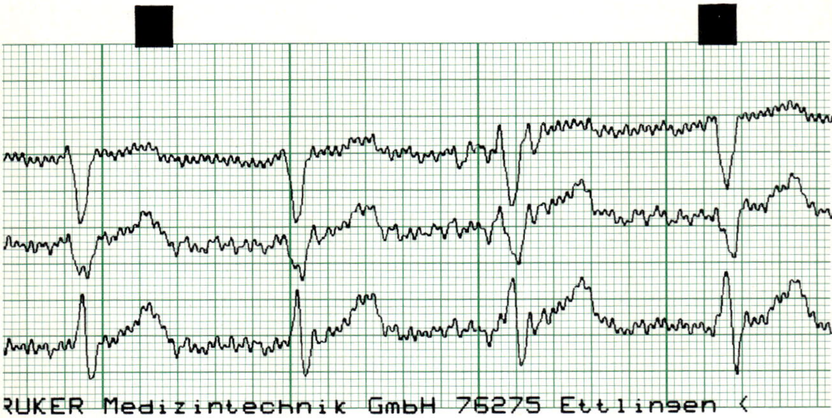

Abb. 29. EKG-Ableitung V1-V3 mit Wechselstrom-Überlagerung

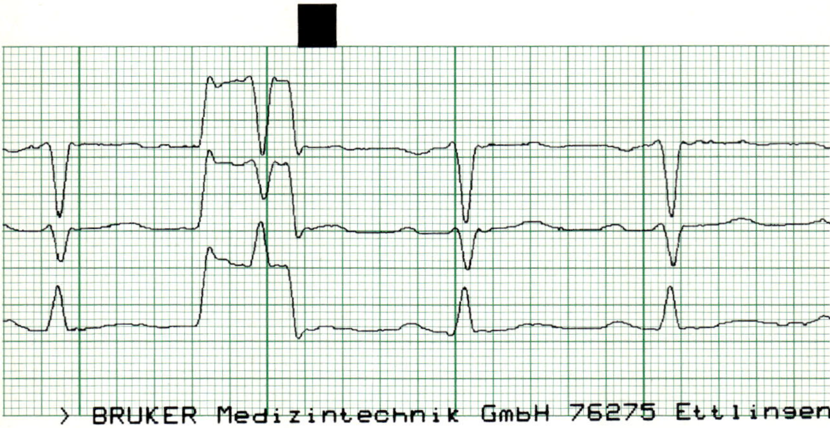

Abb. 30. EKG-Ableitung I, II, III, *rote* gegen *gelbe* Elektrode vertauscht!

Immer noch handelt es sich bei den dargestellten EKG-Kurven um den gleichen Patienten, wie bei den vorangegangenen Abbildungen. Beim Registrieren der Wilsonableitungen V1 – V3 hat der Patient mit angelegtem EKG-Gürtel den Staubsauger bewegt!

Frage: Wie deuten Sie die Auffälligkeiten dieser Kurven? (siehe unten).

Merke: regelmäßig je eine kleine Zacke pro Millimeterkästchen spricht bei einer Papiergeschwindigkeit für Wechselstrom-Artefakte.

Merke: unregelmäßige, kleine Zacken sprechen für Muskelaktivität des Patienten.

Merke: lose Elektroden und Atemexkursionen ergeben ein phasenhaftes Wandern der Kurve aus der Nullinie.

Diagnose:
Wechselstrom- und myotone Artefakte bei nicht sicherem Kontakt der Elektroden. Regelmäßige (Sinus- ?)Tachykardie, 105/min.

Frage: Welcher Lagetyp liegt vor in der Abbildung 30? (siehe EKG).

➚ **Beachte:** Negative P-Wellen müssen nach ihrem Auftreten in den einzelnen Ableitungen gedeutet werden. Negatives P in III bei Linkslage hat keinen Krankheitswert.

Merke: Bei Situs inversus oder bei falsch gepolten Elektroden finden sich negative P-Wellen in I, (II) und aVL.

EKG: Regelmäßige Sinustachykardie, 109/min., negative P-Wellen in I und aVL, QRS-Hauptvektor in I und II negativ. überdrehter Rechtstyp.

Diagnose: Vertauschte Armelektroden oder Dextrokardie

Kommentar: Bevor Sie eine Dextrokardie erwägen, vergewissern Sie sich immer, ob nicht die Elektroden vertauscht sein können!

EKG-Ableitung und SaO_2-Pulskurve

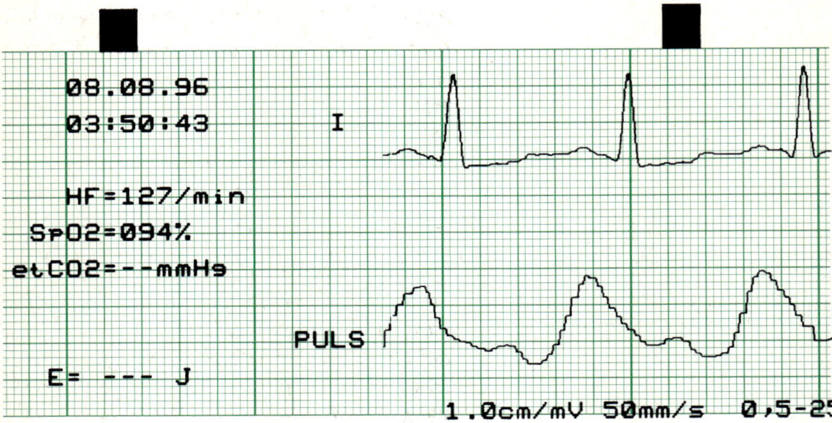

Abb. 31. Ableitung II + SaO_2-Pulskurve

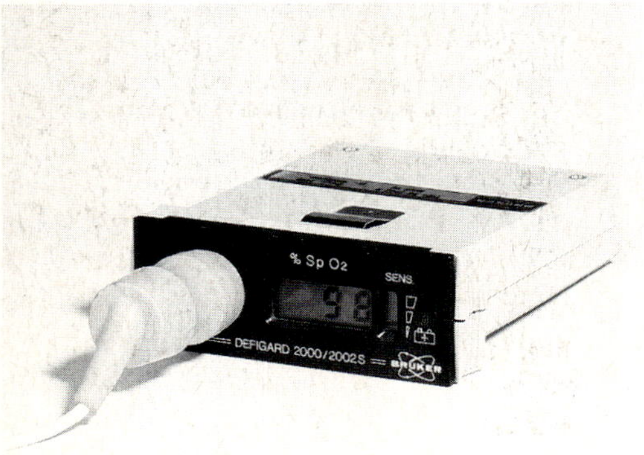

Abb. 32. SaO_2-Modul Defigard 2002S®

Nach der Einführung von leicht tragbaren und netzunabhängigen EKG-Monitor-Defibrillator-Systemen für den Rettungsdienst wurden diese Geräte kontinuierlich weiterentwickelt und auf die präklinischen Besonderheiten immer besser abgestimmt. Heute gestatten diese Geräte neben der frühzeitigen EKG-Diagnostik und dem lükkenlosen Monitoring, auch das problemlose Defibrillieren und Kardiovertieren. Wenngleich die Technik heute eine breite Palette elektrophysiologischer Diagnostik und Therapie auch außerhalb der Kliniken gestattet, hinken spezielle EKG-Kenntnisse bei den Rettungsteams noch oftmals hinterher.

Seit einigen Jahren wurden jetzt auch für das präklinische Monitoring ideal einsetzbare Verfahren entwickelt, wie z.B. die transkutane Messung der Sauerstoffsättigung im arteriellen Blut. Die Pulsoxymetrie beruht auf der Messung der unterschiedlichen spektralen Eigenschaften von oxygeniertem und reduziertem Hämoglobin. Leuchtdioden senden Strahlung im roten und infraroten Bereich durch das Gewebe, die nach der Wechselwirkung mit dem Blut über Photodioden gemessen werden, da das sauerstoffgesättigte Blut weniger rotes Licht absorbiert, als das sauerstoffarme.

Für den Einsatz stehen verschiedene Meßfühler für die Fingerkuppe, das Ohrläppchen und für Kleinkinder zur Verfügung. Die Geräte sind einfach zu bedienen, wenig störanfällig und hinreichend meßgenau. Neben einer plethysmografischen Kurve des arteriellen Pulses werden der SaO_2-Wert in % und die Pulsfrequenz angezeigt. Durch dieses Verfahren werden im Einzelfall Diagnostik, Therapie und Monitoring von Vitalwerten von Notfallpatienten verbessert.

Das Defigard-System 2002®, mit dem diese Kurven registriert wurden, wird für die SaO_2-Messung durch ein einsteckbares Modul DG 2002S® ergänzt. Alle damit registrierten Daten können gespeichert und sichtbar gemacht werden.

Frage: Um welche Kurven handelt es sich in der Abb. 33 und welche Informationen läßt der Ausdruck zu?

Kommentar: Erkennbar ist die Abl. II mit einer Herzfrquenz von 127/min bei regelmäßigem Sinusrhythmus. Der ermittelte SaO_2-Wert beträgt 93 %. Die simultan dazu aufgezeichnete Pulskurve zeigt deutlich eine Zäsur, die auf den Aortenklappenschluß hinweist.

EKG-Ableitung und SaO_2-Pulskurve

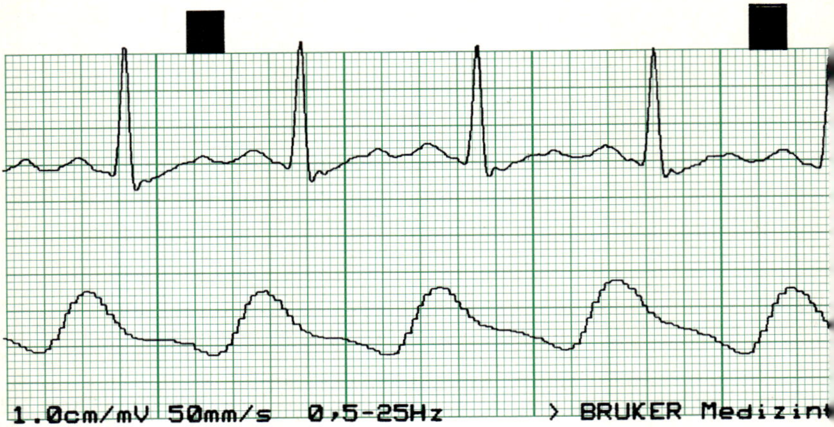

Abb. 33. Ableitung II + SaO_2-Pulskurve

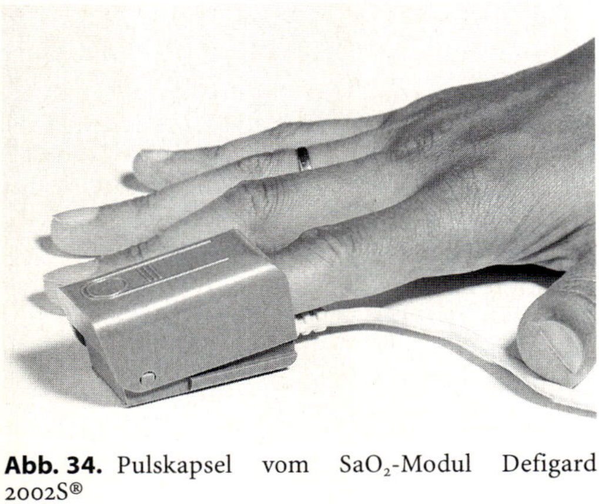

Abb. 34. Pulskapsel vom SaO_2-Modul Defigard 2002S®

Heute sind die Geräte zur plethysmografischen Aufzeichnung der peripheren kapillaren Pulse und zur Messung des SaO_2 nahezu auf allen Arzt-besetzten Rettungsfahrzeugen vorhanden. Im Gegensatz zu dem 12-Kanal EKG wird im Einsatz von diesem Verfahren auch weitgehend Gebrauch gemacht. Die Messung der Sauerstoffsättigungskurve kann bei Notfallpatienten als eine Routinemaßnahme gelten.

Hier einige Tips, die bei der Anwendung der Methode bedacht werden sollten:

Beachte: Die Messung kann durch einfallendes Licht aus der Umgebung verfälscht werden. Daher sollte die Meßkapsel abgedeckt werden

Nagellack verfälscht ebenfalls leicht das Ergebnis. Daher ist dieser vorher zu entfernen, wenn möglich

Bei gleichzeitiger Blutdruckmessung an derselben Extremität verändert sich die Blutzirkulation. Dies beeinflußt die Meßgenauigkeit.

Wird die Kapsel zu stark befestigt, kommt es zur Blasenbildung. Dies ergibt falsche Werte.

Bei extremer Zentralisation reicht die Mikrozirkulation nicht aus für eine exakte Messung

Merke: Die SaO_2-Messung mit Aufzeichnung der peripheren kapillaren Pulskurve eignet sich nicht als Monitoring zur Erfolgskontrolle der Herzdruckmassage

Diagnose:
Regelmäßige Sinustachykardie, 128/min, normale Pulskurve, SpO_2=93 % (nach 2 Zigaretten!)

Kommentar: Die gleichzeitige Aufzeichnung einer EKG-Ableitung und der Pulswellenkurve ermöglicht Rückschlüsse auf die hämodynamische Wirksamkeit von Kammerkomplexen.

EKG-Ableitung und CO_2-Kurve

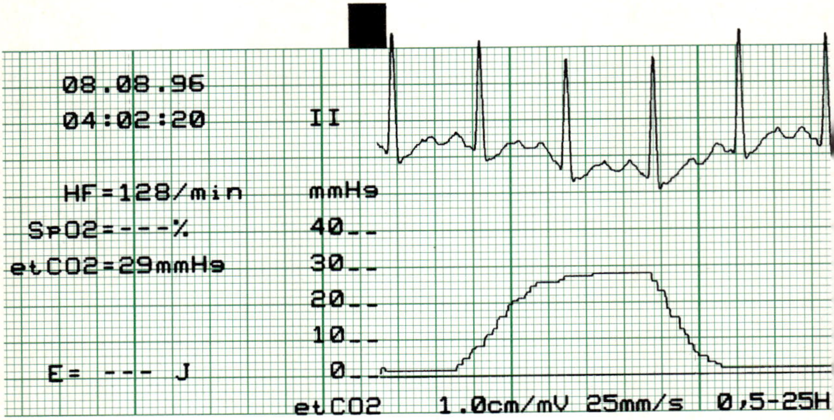

Abb. 35. Ableitung II + CO_2-Kurve

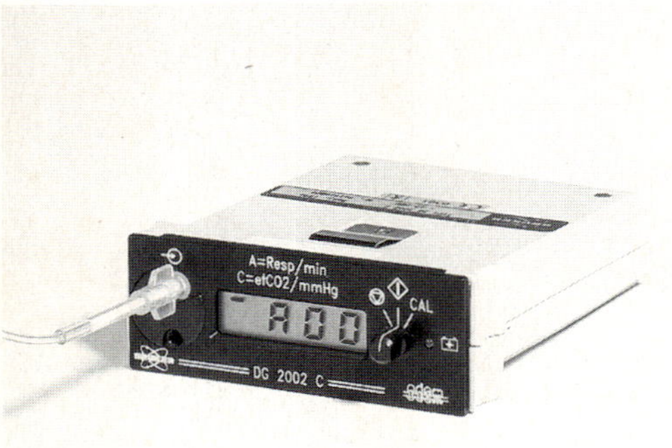

Abb. 36. CO_2-Modul Defigard 2002C®

Neben dem SaO_2-Modul DG 2002S® ist das Defigard-System mit einem weiteren Einsteckmodul aufrüstbar, mit dem der Kohlendioxydgehalt gemessen werden kann. Das Modul DG 2002C® mißt kontinuierlich und nichtinvasiv den endexspiratorischen CO_2-Spitzenwert und liefert eine Kapnografie-Verlaufskurve.

Das Meßverfahren beruht auf der Infrarotspektroskopie und der Tatsache, daß die verschiedenen Atemgase Infrarotstrahlen gasspezifisch absorbieren. Je höher der CO_2-Partialdruck, desto niedriger ist der Infrarot-Anteil. Die angezeigten Meßwerte werden nach den BTPS-Standard korrigiert (Einbeziehung der Umgebungstemperatur und des atmosphärischen Drucks als lungenbezogener Partialdruck in mmHg).

Merke: Als **Atemaktion** wertet das Modul ein Ansteigen und Abfallender CO_2-Konzentration von mindestens 1 % CO_2 in max. 0,4.
Als **Apnoe** wertet das Modul das Fehlen einer Atemaktion über einen Zeitraum von 30 s.
Als **Atemfrequenz** wir die Anzahl von Atemaktionen pro Minute angezeigt.

➚ **Beachte:** Der endexspiratorische CO_2-Meßwert $etCO_2$ liegt meist unter dem durch Blutgasanalyse ermittelten CO_2-Partialdruck = $paCO_2$.

Diagnose:
EKG-Ableitung II, regelmäßige Sinustachykardie, 130/min, atemabhängige Schwankung der Nullinie.
Simultan dazu ist die Kapnometrie-Verlaufskurve aufgezeichnet. Der $etCO_2$ beträgt 28 mmHg.
Papiergeschwindigkeit 25 mm/ s. 1,0cm/mV.

Kommentar: Während der kardiopulmonalen Reanimation liefert die Kapnometrie bei exakter technischer Durchführung mit dem $etCO_2$-Wert die präklinisch einzig einsetzbare, sinnvolle Erfolgskontrolle der durchgeführten Beatmung und Druckmassage.

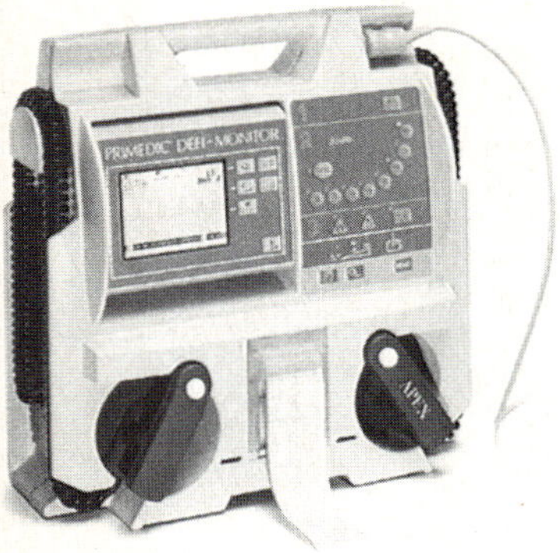

Abb. 37. Primedic® Defi-Monitor DM (Fa. Metrax)

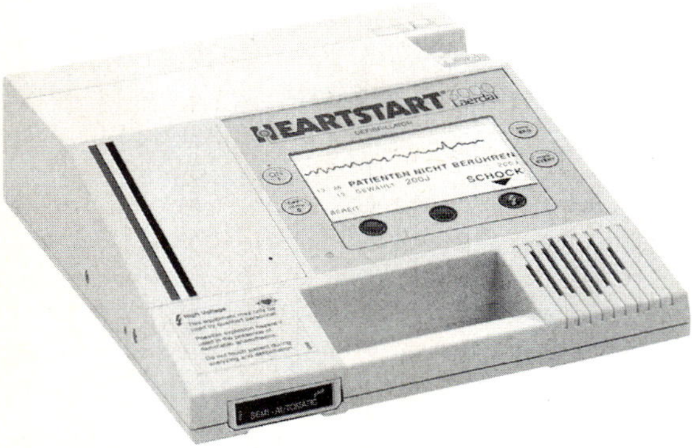

Abb. 38. Heartstart® 3000 Halbautomatischer Defibrillator (Fa. Laerdal)

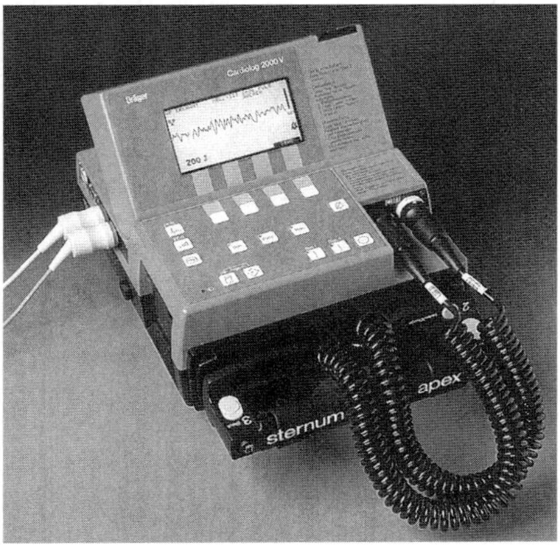

Abb. 39. Cardiolog 2000® Defibrillator (Fa. Dräger)

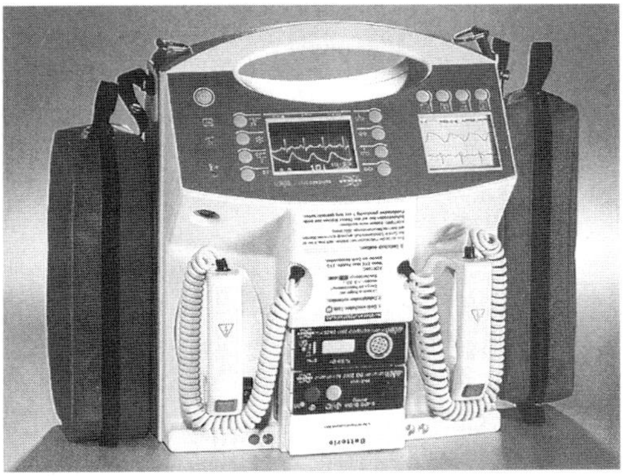

Abb. 40. Defigard 2002® Defibrillator mit Monitor und Recorder (Fa. Bruker)

Palette aller Module zum Defigard-System®

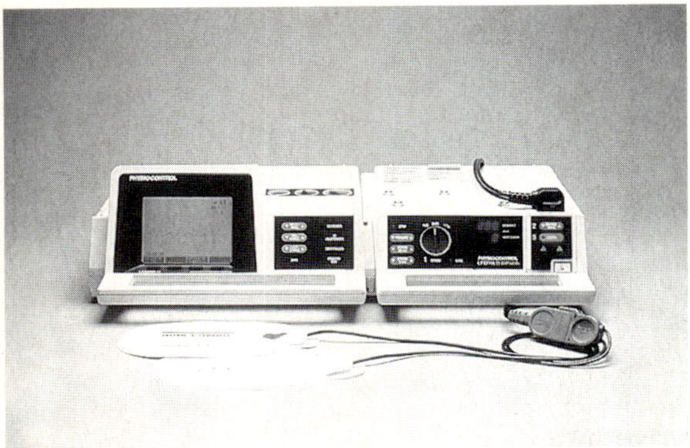

Abb. 41. Lifepack 11® (Fa. Physio Control)

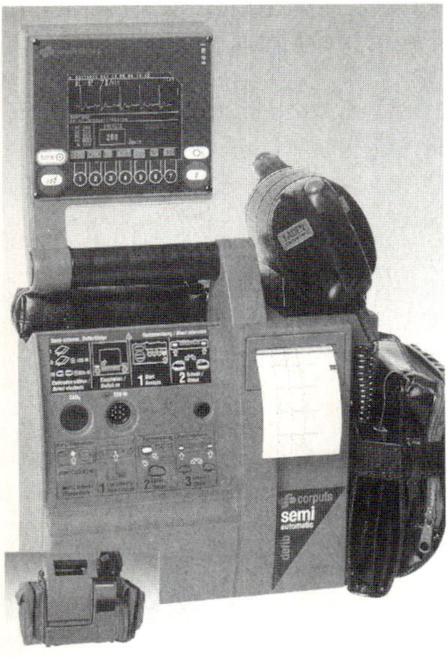

Abb. 42. Corpuls 08/16 S® (Fa. Stemple)

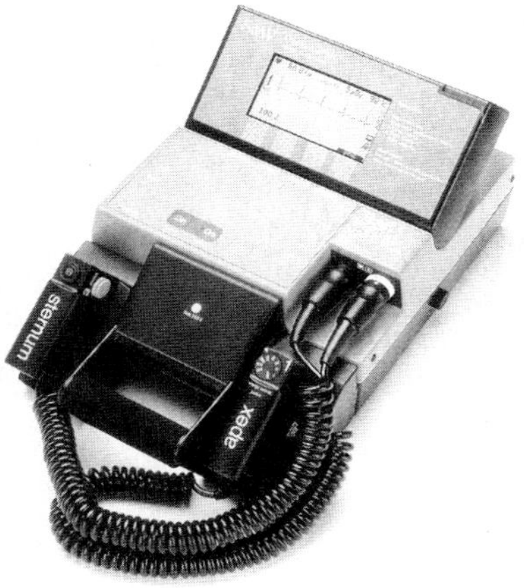

Abb. 43. Cardio-Aid® MC+ (Fa. S&W Vickers Medical)

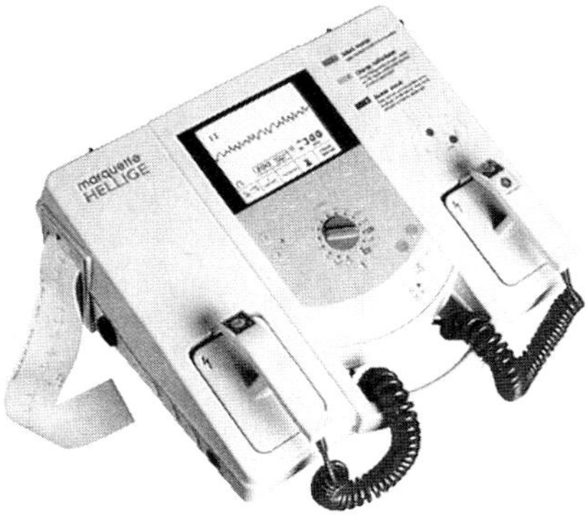

Abb. 44. CardioServ® (Fa. marquette Hellige)

Palette aller Module zum Defigard-System®

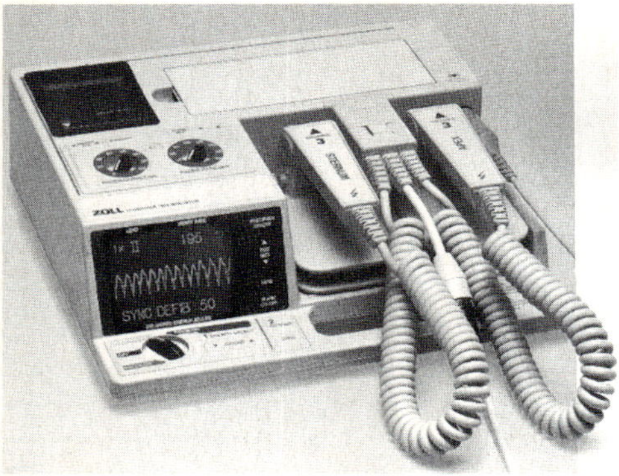

Abb. 45. ZOLL PD 1400/PD 2000® (Fa. Siemens)

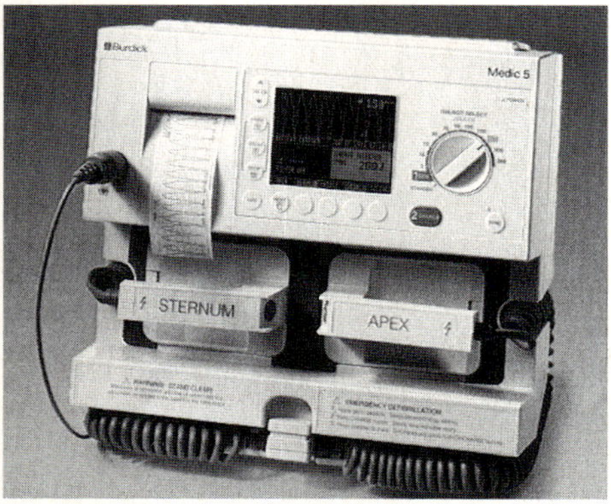

Abb. 46. Medic 5® (Fa. Burdick)

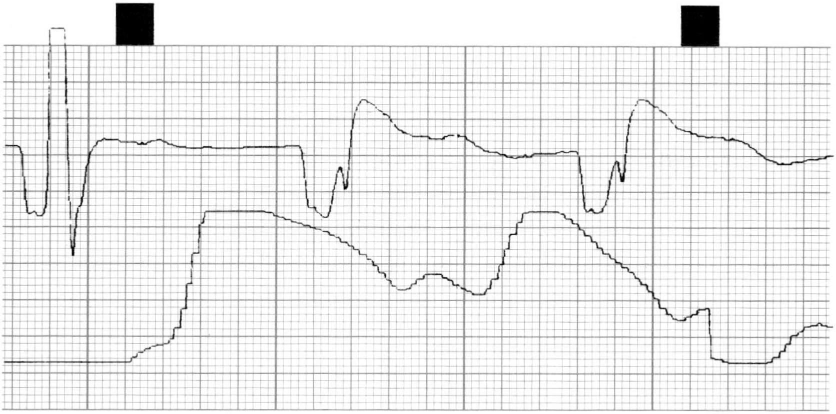

Abb. 47. Ableitung V2, externer Schrittmacher SaO_2-Pulskurve

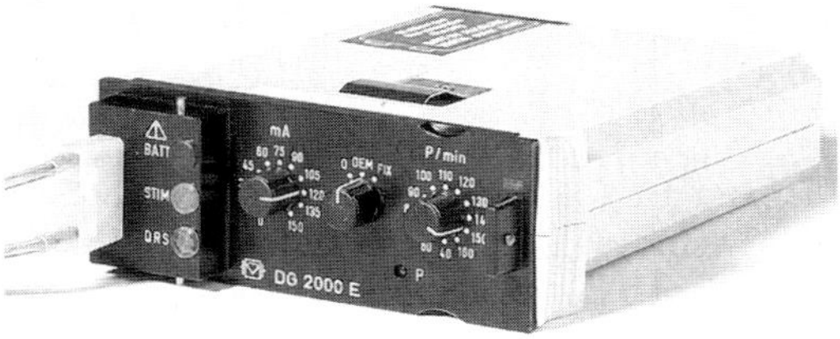

Abb. 48. Externes SM-Modul Defigard 2000E®

Schrittmacher-Geräte im Rettungsdienst

Neben der Defibrillation und der Kardioversion gehört heute auch die elektrische Stimulation des Herzens durch geeignete Schrittmacher zum notärztlichen Repertoire. Spezielle Pacer für den präklinischen Einsatz gehören folglich zum erforderlichen Equipment der Arzt-besetzten Rettungsfahrzeuge und stehen tatsächlich auch weitgehend zur Verfügung. Somit muß auch der Rettungssanitäter oder -assistent im Umgang mit diesen Geräten vertraut sein und sollte typische Schrittmacher-EKG-Kurven erkennen können. Nicht selten wird man im Einsatz bei Schrittmacherträgern gefordert und dann gilt es, auch diese Situationen zu beherrschen.
Neben den implantierten Schrittmachern unterscheidet man die passageren Pacer, von denen drei Gruppen im Rettungsdienst eingesetzt werden:
Transvenöse Pacer
Transösophageale Pacer
Transthorakale Pacer

Frage: Wie interpretieren Sie die beiden Kurven in der Abbildung 38 und welche Informationen können Sie daraus ableiten? (siehe Diagnose).

Kurven: Die obere Kurve beginnt aus der Nullinie heraus mit dem Spike eines transthorakalen Schrittmachers, der mit einer regelmäßigen Frequenz von 82/min arbeitet und nach dessen Impuls regelmäßig ein Capture (QRS-Komplex) erfolgt.
Die untere Kurve zeigt die simultan zum Schrittmacher-EKG registrierte SaO_2-Pulskurve.

Diagnose:
Einwandfrei stimulierender, nicht invasiver, transthorakaler Schrittmacher.

➚ **Beachte:** Bereits der erste Spike nach dem Einschalten des Pacers wird von einem Kammerkomplex beantwortet, wie die Pulskurve und die T-Welle beweisen.

Merke: Für transthorakale Pacer ist der nach unten gerichtete, negative Spike mit einer längeren Impulsdauer (ca. 40 ms), als bei den transvenösen Schrittmachern, typisch.

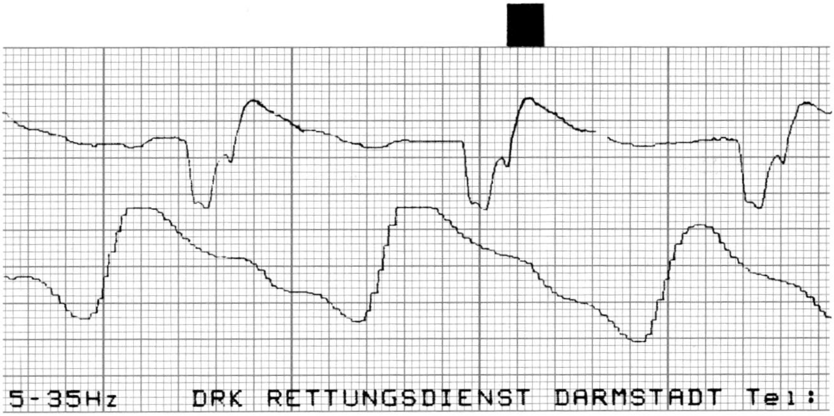

Abb. 49. Ableitung V1, externer Schrittmacher SaO_2-Pulskurve

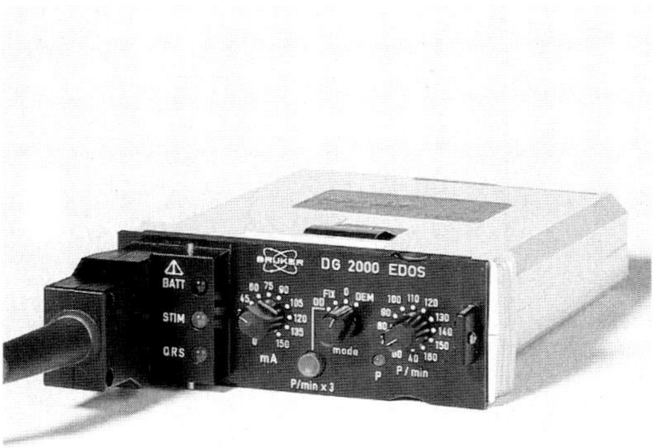

Abb. 50. Externes SM-Modul Defigard 2000 EDOS®

Schrittmacher-Geräte im Rettungsdienst

Passagere Schrittmacher können bei bedrohlichen Bradykardien die Lücke schließen zwischen ineffektiver Pharmakotherapie und dem Implantieren eines endgültigen Pacers. Geräte ohne EKG-Kennung arbeiten dazu im Fix-Modus, während die Demand-Funktion einen EKG-Teil erfordert.
Das Defigard-System 2002® wird daher durch insgesamt 3 verschiedene Pacer Einschübe sinnvoll ergänzt:
DG-Modul 2000 I® = transvenöser Pacer ohne EKG
DG-Modul 2000 E® = transkutaner Pacer ohne EKG
DG-Modul EDOS® = transkutaner Pacer mit EKG
Die einsteckbaren Module ohne eigene EKG-Kennung arbeiten getrennt vom Defibrillator nur im Fix-Modus. Im Defigard 2002 erhalten sie die EKG-Signale von dort und können dann auch in der Demand-Funktion stimulieren.

Merke: Durch Overdriving gelingt es auch, schnelle Rhythmusstörungen zu beherrschen. Dabei läßt sich die schnelle Erregung durch eine höhere Stimulationsfrequenz unterbrechen, wenn diese wieder heruntergefahren wird.

➚ **Beachte:** Die Klebeelektroden werden zum transkutanen Pacing am besten in der anterior-posterioren Weise bei V4 und gegenüber am Rücken aufgebracht

Kurven: Obere Kurve EKG-Ableitung V1 bei einer Verstärkung von 0,3cm/mV zur besseren Verdeutlichung der Rechteck-Spikes. Frequenz regelmäßig 82/min.
Untere Kurve typische Pulswelle mit Inzisur.

Diagnose:
Einwandfrei stimulierender transkutaner Schrittmacher.

Normale Pulswellenkurve des Pulsoxymetrie-Moduls. Sauerstoff-Untersättigung von nur 86 %.

Kommentar: Die simultane Aufzeichnung der Pulskurve im Rahmen einer Reanimation bei bradyasystolischer Ausgangslage beweist die erfolgreiche Schrittmachertherapie und die zu diesem Zeitpunkt noch bestehende O_2-Untersättigung.

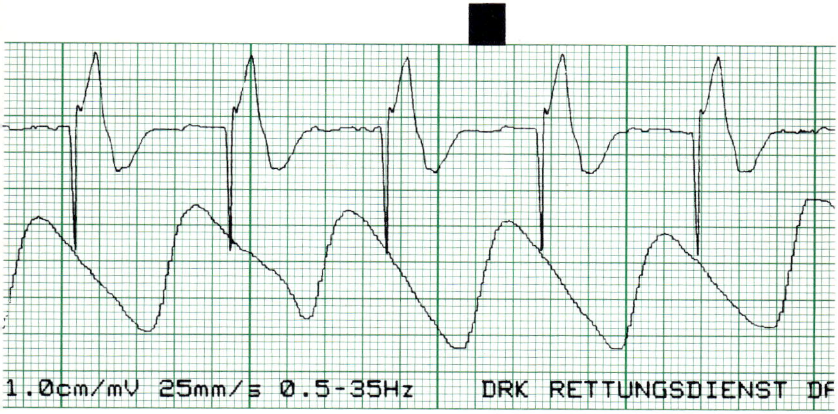

Abb. 51. Ableitung I mit transvenöser Schrittmacher SaO_2-Pulskurve

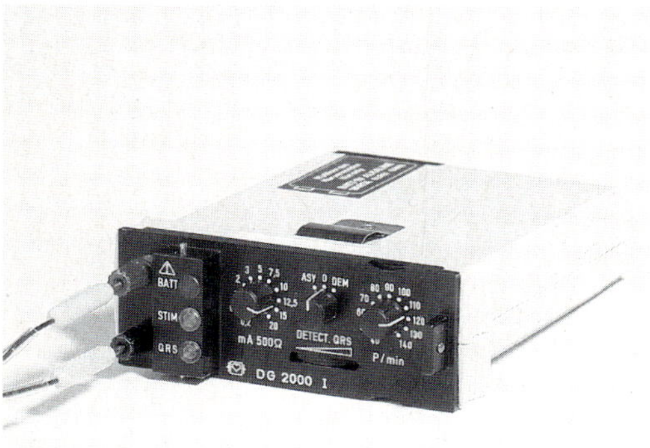

Abb. 52. Internes SM-Modul Defigard 2000 I®

Schrittmacher-Geräte im Rettungsdienst

Für den Transport von Notfallpatienten mit passagerem, transvenösem Schrittmacher sind eigene Pacer auf den Rettungsfahrzeugen durchaus indiziert. Dies ist schon allein aus rettungstaktischen Gründen sinnvoll. Vor der Einführung von nichtinvasiven Schrittmachern für den präklinischen Einsatz war das transvenöse Pacing auch ohne Röntgenkontrolle nicht selten die letzte, verzweifelte Möglichkeit, eine Asystolie oder sonstige, lebensbedrohliche Komplikationen zu beherrschen.

Mit dem internen SM-Modul DG 2000 I® wird in dem Defigard 2002®System auch diese spezielle Indikation abgedeckt.

Frage: Woran erkennen Sie in diesen Kurven die transvenöse Schrittmacherstimulation? (siehe Kommentar).

Beachte: Beim internen Pacing dauert der Schrittmacherimpuls nur ca. 1,5 ms. und ist rechteckig geformt. Die Impulsanstiegs- und Abfallzeit beträgt jeweils nur ca. 50 Mikrosekunden.

Merke: Schrittmacher gehören nach der MedGV zu den Geräten der Gruppen 1.3 und 1.4. Geräte dieser Gruppen unterliegen strengen Vorgaben in Bezug auf Ausbildung, Erfahrung und Kenntnisse der Anwender, der Sicherheit und der Verfahrensweise.

Beachte: Beim Versuch einer Schrittmacherstimulation muß immer in Reanimationsbereitschaft und mit einem Defibrillator vorgegangen werden.

Diagnose:
Einwandfrei stimulierender, transvenöser Schrittmacher. Frequenz 72/min. Papiervorschub hier 25 mm/s! SaO_2=99 %.

Kommentar: Der schmale und tief negativ gerichtete Schrittmacherimpuls steht für die kurze Dauer bei transvenösen Pacern. Jeder Spike wird von einem QRS-Komplex beantwortet. Die simultanregistrierte Pulswellenkurve des Oxymetrie-Module liefert den zusätzlichen Beweis für den einwandfrei stimulierenden Pacer.

3 Infarkte

Beim akuten Myokardinfarkt, der schwersten Form der Koronarinsuffizienz, kommt es zur kompletten Unterbrechung der Koronardurchblutung. Die Vorschädigung des Koronargefäßes, die Pumpfunktion des linken Ventrikels und der Einfluß auf die Erregungsbildung und -leitung bestimmen den Ablauf des akuten Infarktereignisses. Ein Drittel aller Herzinfarkte läuft vom Patienten unbemerkt ab (stumme Infarkte).

Wird Myokardgewebe von der Sauerstoffversorgung abgeschnitten, nimmt es nicht mehr an der Kontraktion der linken Herzkammer teil. Kann das dem Infarkt benachbarte Myokard diesen Verlust nicht kompensieren, tritt oftmals akut eine Herzinsuffizienz mit entsprechenden Stauungssymptomen bis zum kardiogenen Schock auf. Dieser Prozeß kann sich auch langsam einstellen. Ein Blutdruckabfall ist immer ein bedrohliches Zeichen.

In diesem Kapitel werden die Lokalisation der Infarkte durch typische Veränderungen in bestimmten Ableitungen und die *frühen* EKG-Zeichen eines Infarkts dargestellt. In den Kurven, Dokumente akuter Notfalleinsätze, manifestieren sich auch die Komplikationen durch schnelle und langsame Rhythmusstörungen, durch Blockbildungen und die Kombination all dieser Erscheinungen. In jedem Beispiel wird das Augenmerk durch **Beachte ↗** auf eine besondere Stelle der Kurve gelenkt, um aus der Vielfalt der Veränderungen Schritt für Schritt die Befunde, die zur Diagnose führen, herauszuarbeiten.

1 (HS, m, 44)

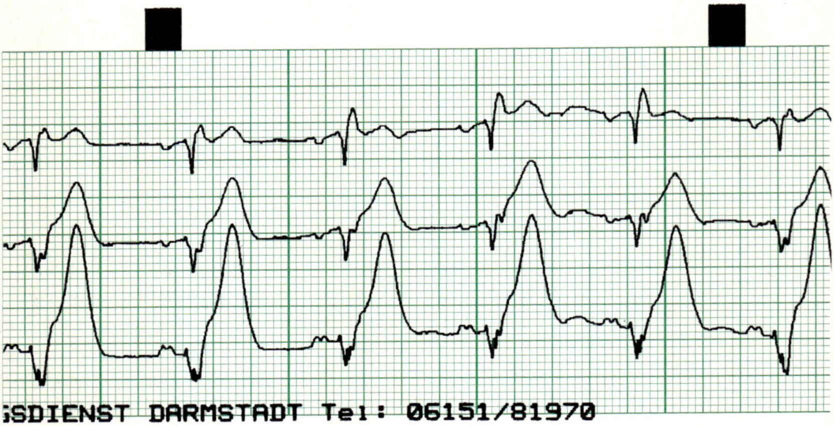

Frage: Der Patient beklagt plötzlich multiple Beschwerden, wirkt aber psychisch völlig verwirrt. Er atmet hektisch und tief. Der Notarzt diagnostiziert ein klassisches Hyperventilationssyndrom. Die Rettungsassistenten leiten routinemäßig das EKG ab.

Technik: Brustwandableitungen nach Wilson V1-V6, die über Klebeelektroden und 10poliges Patientenkabel registriert werden; Papiervorschub 25 mm/s, 1cm/mV (die Extremitätenableitungen dieses Patienten sind in Kurve 2 dargestellt).

EKG: Sinusrhythmus mit Frequenz 76/min, rechts wird eine Extrasystole mit kompensatorischer Pause registriert, deutliche Reduktion von R in V1-V3 mit Hebung der ST-Strecke bis V6 und spitzzipfelig hohes T in V2-V6.

➚ **Beachte:** Diesem Kammerkomplex geht eine P-Welle voraus, die sich deutlich von den anderen P-Wellen unterscheidet; der vorzeitig einfallende QRS-Komplex ist identisch mit den Normalschlägen; nach einer kompensatorischen Pause folgt die nächste Erregung durch den Sinusknoten über das physiologische Erregungsleitungssystem.

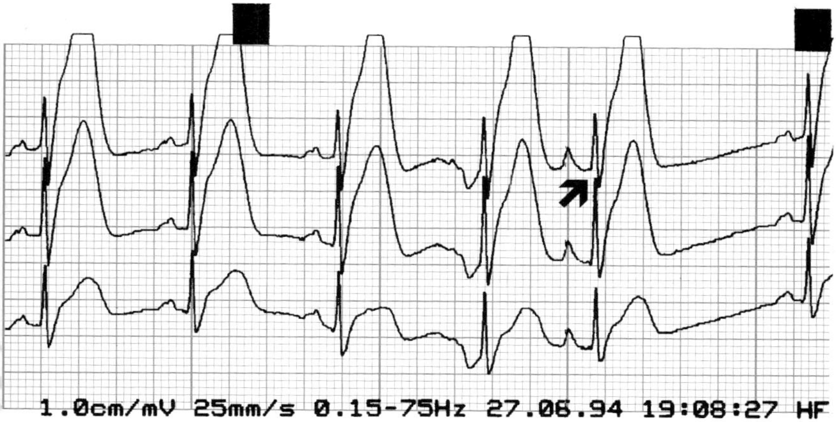

Merke: Die R-Reduktion, die monophasische ST-Streckenhebung und das hoch-spitze T weisen auf den akuten Myokardinfarkt hin; in V1 und V2 bilden sich pathologische Q-Zacken (s.S. 43) aus; die Veränderungen finden sich in allen Brustwandableitungen: es handelt sich um einen ausgedehnten Vorderwandinfarkt.

Diagnose:
Akuter Vorderwandinfarkt

Kommentar: In dieser Notfallsituation, die nicht auf einen Infarkt hinwies, hat den Notarzt nur die Routine einer kompletten EKG-Diagnostik vor den Folgen bewahrt, die das Übersehen eines akuten Vorderwandinfarkts nach sich gezogen hätten.

2 (HS, m, 44)

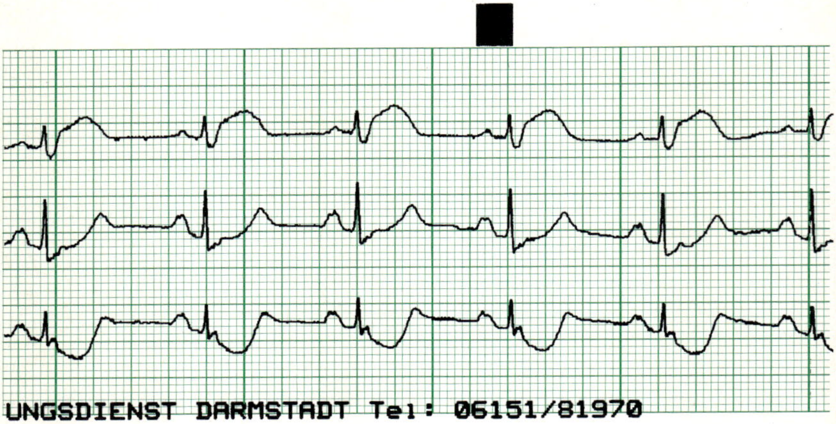

Frage: Welche EKG-Veränderungen weisen in diesen Kurven auf einen akuten Infarkt hin? Es handelt sich um den gleichen Patienten, wie im Beispiel 1, der klinisch zunächst keine thorakalen Beschwerden äußerte.

Technik: Ableitungen nach Einthoven (I-III) und Goldberger (aVR-aVF) über Klebeelektroden und 10poliges Patientenkabel, Papiervorschub 25 mm/s, 1cm/mV. Einwandfreie EKG-Ableitung ohne technische Störungen.

EKG: Regelmäßiger Sinusrhythmus, Frequenz um 71/min, alle P-Wellen und Kammerkomplexe sind identisch; breite S-Zacke in I mit nachfolgender ST-Hebung, auch in aVL hoher ST-Abgang mit aszendierender ST-Strecke, deutliche Senkung der ST-Strecke in II, III und aVF (vgl. hierzu das Bild der normalen EKG-Kurven S. 58), in aVL bildet sich eine Q-Zacke aus.

➚ **Beachte:** Die T-Welle ist monophasisch auf die angehobene ST-Strecke aufgesetzt und mit ihr verschmolzen.

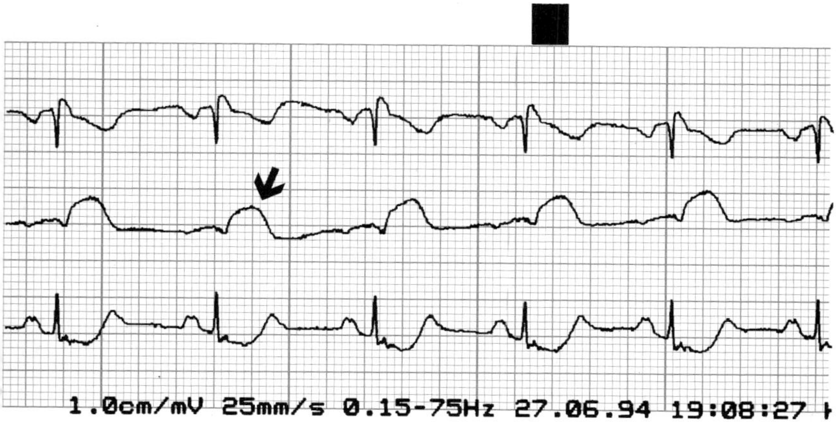

Merke: Unter Ischämiezeichen der frühen Infarktphase bezeichnet man Kammerendteilveränderungen, wie spitze und hohe T-Wellen sowie monophasische ST-Hebungen; diese Veränderungen treten meist in den ersten Minuten nach Infarktbeginn auf; das Infarkt-Q (s. S. 43) kann sich beim transmuralen sofort bis erst nach Stunden ausbilden. Die Veränderungen hin den Extremitätenableitungen sind typisch für einen Seitenwandinfarkt. Da auch die Ableitungen in V1-V6 (Kurve 1) bekannt sind, kennen wir das Ausmaß des Infarktes, das die gesamte Vorder- und die Seitenwand betrifft.

Diagnose:
Akuter Vorderseitenwandinfarkt

Kommentar: Thoraxschmerzen mit nichtkardialem Ursprung finden sich oft bei einer ausgeprägten Hyperventilation. Dabei ist eine differenzierte Anamnese schwer zu erheben. Erst nach durchbrochenem Hyperventilationssyndrom gab der Patient in diesem Fall auf gezieltes Befragen an, daß er einen akuten Brustschmerz habe, der über ein gleichzeitiges, bedrohliches Angstgefühl zur Atemnot führte.

3 (HH, m, 69)

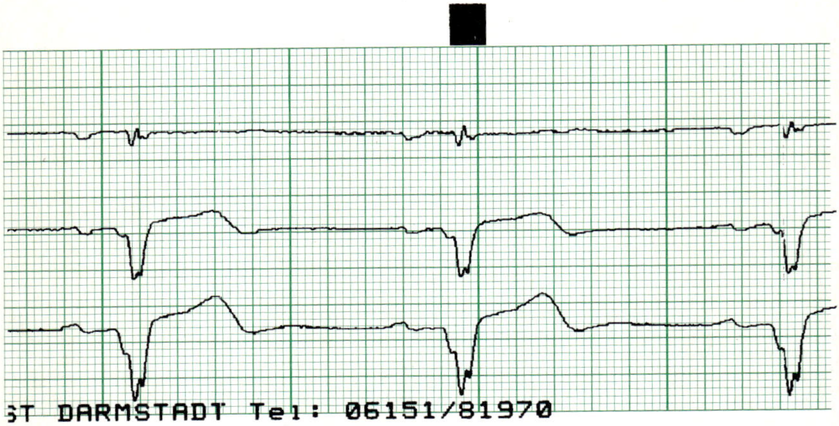

Frage: Dem älteren Patienten war auf der Straße plötzlich übel geworden. Wegen einer akuten Schwäche hatte er sich auf eine Bank gelegt; Passanten alarmierten den Rettungsdienst. Welche EKG-Veränderungen könnten das RTW-Team veranlaßt haben, einen Notarzt nachzufordern obwohl der Patient keine charakteristischen Schmerzen beklagte?

Technik: Simultane Ableitungen der Brustwand V1-V3 und V4-V6; Papiervorschub 50 mm/s, 1 cm/mV; technisch einwandfrei abgeleitete EKG-Kurven.

EKG: PP = RR, regelmäßiger Sinusrhythmus, Frequenz 69/min, R-Zackenverlust über der gesamten Vorderwand; deutliche QS-Komplexe mit angehobener ST-Strecke von V2-V6 und plumpem S in V6.

➚ **Beachte:** Auch in V6 findet sich keine R-Zacke mehr; vergleiche das normale EKG-Bild auf S. 60.

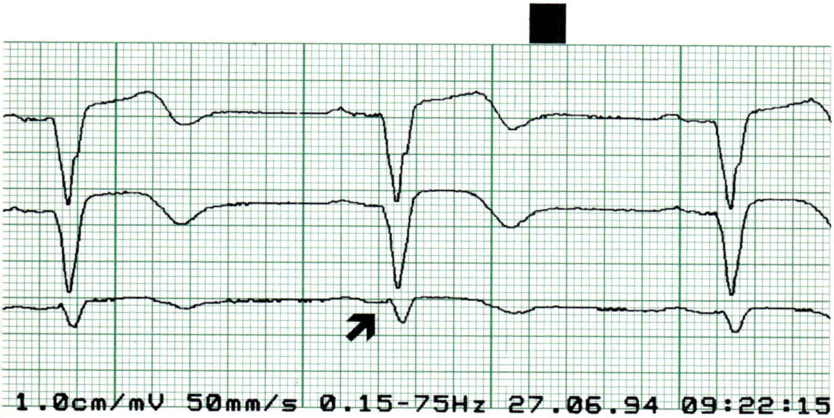

Merke: Wenn ein Infarktereignis bekannt ist und längere Zeit (Wochen bis Monate) zurückliegt, sprechen persistierende ST-Hebungen, tiefe Q-Zacken oder QS-Komplexe in mehreren Ableitungen in den infarkttypischen Ableitungen für ein Ventrikelaneurysma (d.h. eine Ausbuchtung des vernarbten Kammermyokards, das nicht mehr an der Pumpfunktion teilnimmt).

Diagnose:
Verdacht auf akuten, großen Vorderwandinfarkt; Differentialdiagnose: Herzwandaneurysma bei älterem Infarktereignis.

Kommentar: Hinter dem im Rettungsdienst oft verwandten Begriff „hilflose Person" kann sich – wie dieser Fall zeigt – bei älteren Menschen ein klinisch stummer Herzinfarkt verbergen. Die Rettungssanitäter erkannten die charakteristischen EKG-Veränderungen, die auf einen Herzinfarkt hinwiesen.

4 (HH, m, 69)

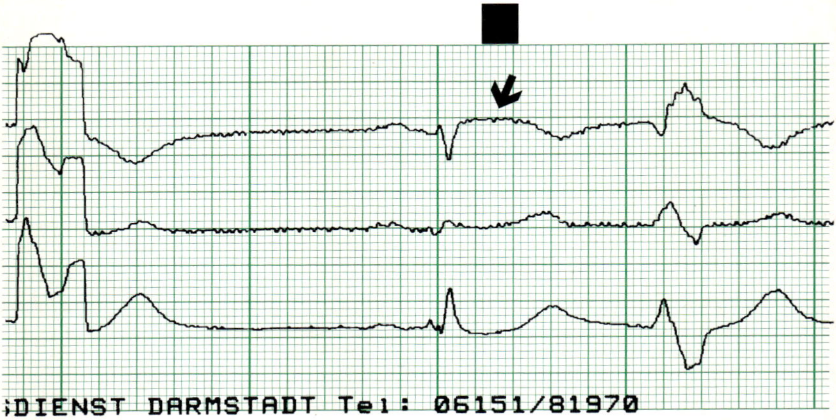

Frage: Welche Rhythmusstörung liegt vor? Aus welcher EKG-Veränderungen ergibt sich der Verdacht auf einen möglichen Herzinfarkt? Es handelt sich um den gleichen Patienten wie im Beispiel der Kurve 3.

Technik: Simultan registrierte Einhovenableitungen I, II und III (links) und Goldbergerableitungen aVR, aVL und aVF (rechts); Papiergeschwindigkeit 50 mm/s und Eichung 1 cm/mV (auf Eichzacke achten).

EKG: Frequenz 72/min; es werden zwei breite Kammerkomplexe ohne vorangehende P-Wellen registriert (Kammerextrasystolen mit Bild des Schenkelblocks; s. Seite 30), ST-Hebung um 0,1 mV in Ableitung I (erster Komplex nach der Eichzacke) und aVL (2. und 3. Komplex) mit negativen T-Wellen.

Beachte: Die leicht ST-Streckenhebung in I und aVL führen zum Verdacht auf einen Seitenwandinfarkt; die tatsächliche Infarktlokalisation und das Ausmaß wird aus den Brustwandableitungen (s. Kurve 3) deutlich.

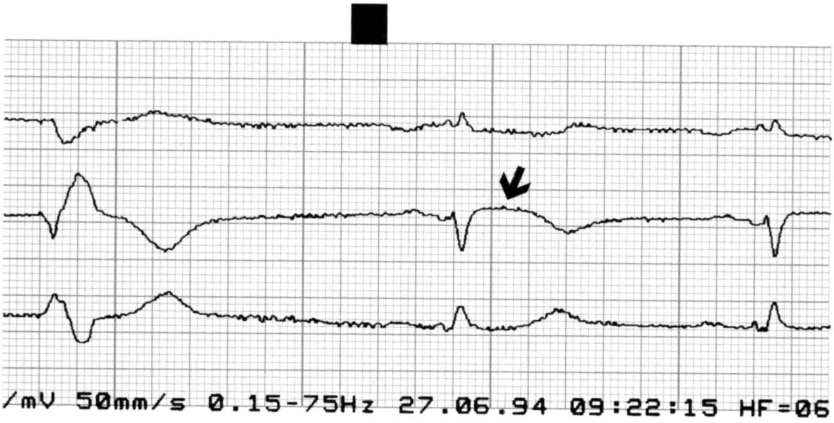

Merke: Die Extrasystole ventrikulären Ursprungs (VES) ist durch den breiten Kammerkomplex gekennzeichnet; an sie schließt sich eine kompensatorische Pause an. Extrasystolen – bes. bei Verdacht auf Infarkt – erfordern ein lückenloses Monitoring, um bedrohliche Rhythmusstörungen frühzeitig zu erkennen.

Diagnose:
Monotope VES bei Verdacht auf Infarkt

Kommentar: Werden notfallmäßig nur die Extremitätenableitungen über ein 4poliges Kabel abgeleitet, kann ein ausgedehnter Vorderwandinfarkt übersehen werden. Im Rettungsdienst müssen alle EKG-Geräte mit den notwendigen Ableitungskabel ausgerüstet sein. Die Dokumentation des kompletten Standard-EKG in jeder Notfallsituation gilt heute als unverzichtbare Forderung.

5 (PM, m, 58)

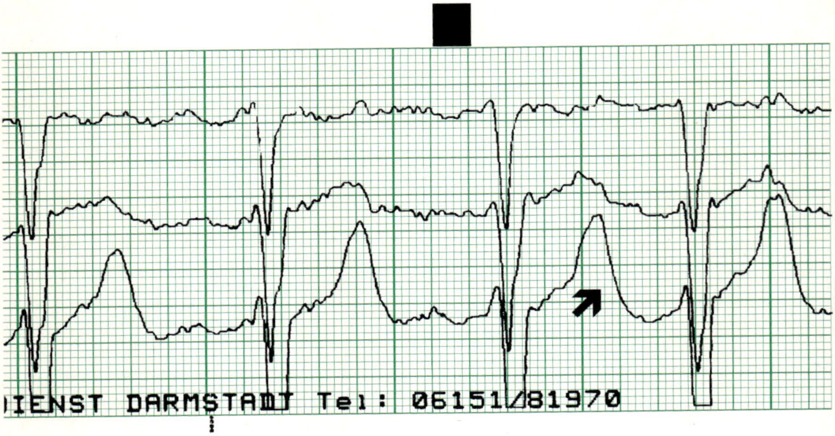

Frage: Unmittelbar nach dem Abendessen erlitt der Patient einen heftigen, anhaltenden Brustschmerz, der in den Oberbauch ausstrahlte. Der daraufhin telefonisch konsultierte Hausarzt rief sofort den Notarzt zur Hilfe, da er die koronaren Risikofaktoren seines Patienten kannte. Wie konnte das Rettungsteam am Einsatzort in diesem EKG die Zeichen eines akuten Myokardinfarktes erkennen?

Technik: Aufgrund von mangelhaftem Kontakt der Klebeelektroden auf der Haut artefaktüberlagerte EKG-Kurven; Brustwandableitungen V1-V6, Papiervorschub 50 mm/s, Verstärkung 2 cm/mV.

EKG: Eindeutige P-Wellen sind wegen der Störungen nicht zu identifizieren, unregelmäßige Folge von identischen, verbreiterten QRS-Komplexen, Verdacht auf supraventrikuläre Extrasystolen, kleine Q-Zacken in V5 und V6 und Reduktion der R-Zacken in den rechtspräkordialen Ableitungen V1-V3, angehobene ST-Strecke von V2 bis V6, hochpositive T-Welle von V3-V5; Hinweise auf akuten Vorderwandinfarkt.

➚ **Beachte:** Das hohe, spitz-positive T in V2 wird in diesem frühen Stadium eines Vorderwandinfarktes auch als *Erstickungs-T* bezeichnet.

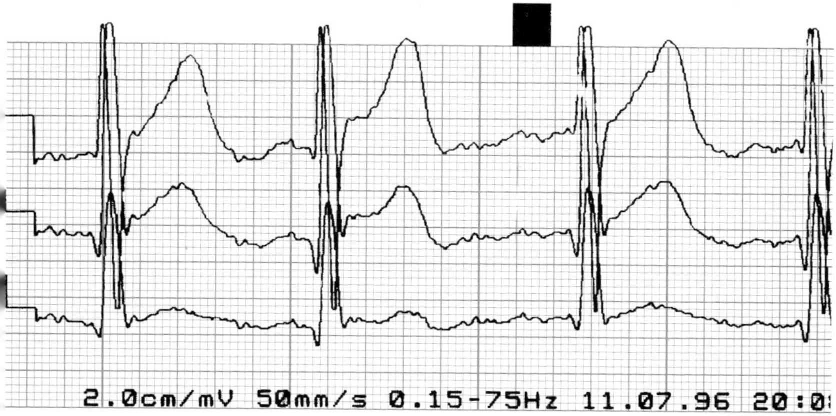

Merke: Sind in einem abgeleiteten EKG die Amplituden verdächtiger Veränderungen sehr klein, so empfiehlt es sich, die Verstärkung des EKG-Gerätes zu erhöhen.

Diagnose:
Akuter Vorderwandinfarkt

Kommentar: Das „Erstickungs-T“ und die Hebungen der ST-Strecken weisen in den Brustwandableitungen auf den Infarkt der Vorderwand hin. Die Verstärkung des EKG auf 2 mV/cm verdeutlichte das EKG-Bild (s. hierzu Kurve 6).

6 (PM, m, 58)

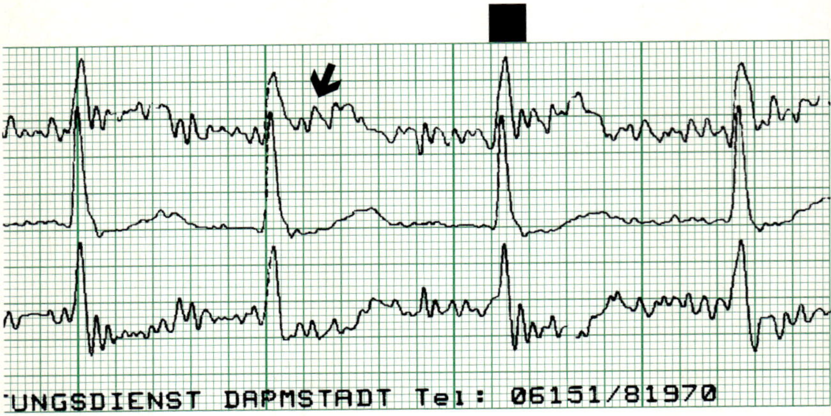

Frage: Bei dem gleichen Patienten aus dem Beispiel der Kurve 5 wird zunächst das Standard-EKG mit normaler Verstärkung abgeleitet. Der klinisch bestehende Infarktverdacht läßt sich dabei in den Extremitätenableitungen nicht eindeutig erkennen; darauf wird das EKG mit doppelter Verstärkung registriert.

Technik: Verstärkung 2 cm/mV, Papiervorschub 50 mm/s. Links Einthoven- (I-III) und rechts Goldbergerableitungen (aVR-aVF) mit 10poligem Patientenkabel und Klebeelektroden; stark mit Artefakten überlagerte EKG-Kurve.

EKG: Auffällig hohe Amplituden der Kurven (Eichung!); P-Wellen sind nicht erkennbar, unregelmäßige Folge von identischen, schmalen Kammerkomplexen; in den Ableitungen I und aVL scheinen die ST-Strecken bereits über der Nullinie von den Kammerkomplexen abzugehen.

➚ **Beachte:** Trotz der starken Überlagerung ist eine Hebung der ST-Strecke in I und aVL zu vermuten; diese Ableitungen weisen auf eine Infarzierung der Seitenwand hin – immer muß das Infarktausmaß, d.h. der Sitz des Koronarverschlußes, durch Registierung der Brustwandableitungen ermittelt werden.

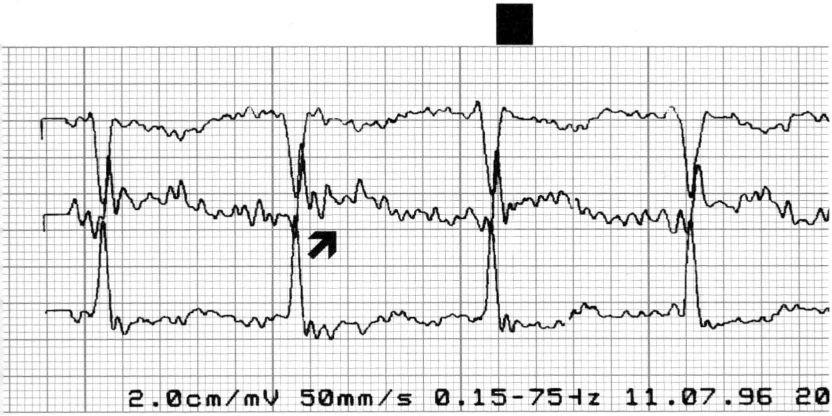

Merke: Locker fixierte oder überalterte Elektroden, deren Gel bereits ausgetrocknet ist, sind die häufigste Ursache für derartige Artefaktbildungen im EKG.

Diagnose:
Kein sicherer EKG-Befund zu erheben, da die Kurve durch Störungen überlagert ist. Die technischen Störungen müssen beseitigt werden, um den Verdacht auf einen Infarkt zu sichern oder auszuschließen.

Kommentar: Die verdächtige Hebung der ST-Strecke in den Ableitungen I und aVL sowie die angedeutete ST-Senkung in aVF waren bei der Verstärkung von 1 mV/cm nicht zu erkennen; die Wahl einer höheren Verstärkung empfiehlt sich in derartigen Fällen, wobei immer auf technisch einwandfreie EKG-Ableitungen geachtet werden muß.

7 (AS, w, 72)

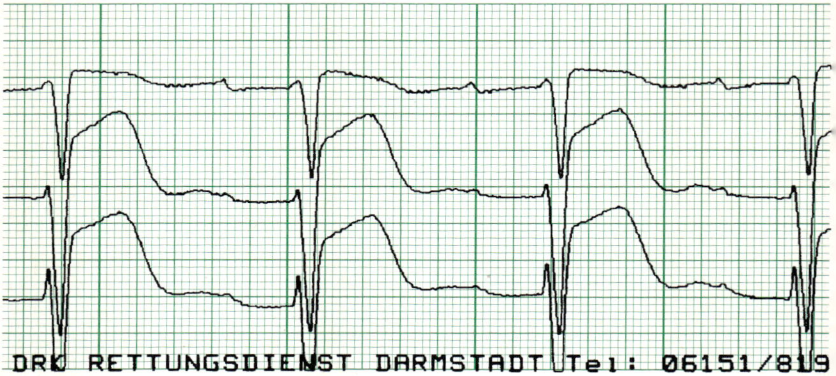

Frage: Wegen anhaltender Brustschmerzen, die sich auch auf Nitrospray nicht besserten, hatte die Pflegerin der alten Dame die Rettungsleitstelle informiert. Das RTW-Team hatte bereits mit einem 4poligen Patientenkabel die Extremitätenableitungen registriert und hier ST-Hebungen erkannt. Welche Zeichen eines akuten Infarkts liegen in den Ableitungen, die der Notarzt veranlaßt hatte, vor?

Technik: Brustwandableitungen nach Wilson V1-V6, 10poliges Patientenkabel und Klebeelektroden, Verstärkung 1 cm/mV, Papiervorschub 50 mm/s.

EKG: PP = RR, Sinusrhythmus, PQ-Zeit mit 0,2 s zum AV-Block I° verlängert, Reduktion der R-Zacke von V1 bis V5, in den gleichen Ableitungen deutliche Hebung der ST-Strecken mit Senkung in V6; klassische Zeichen eines anteroseptalen bzw. Vorderwandinfarkts (s. S. 46).

Beachte: Die Ableitung V5 ist deutlich von Wechselstromeinfluß überlagert.

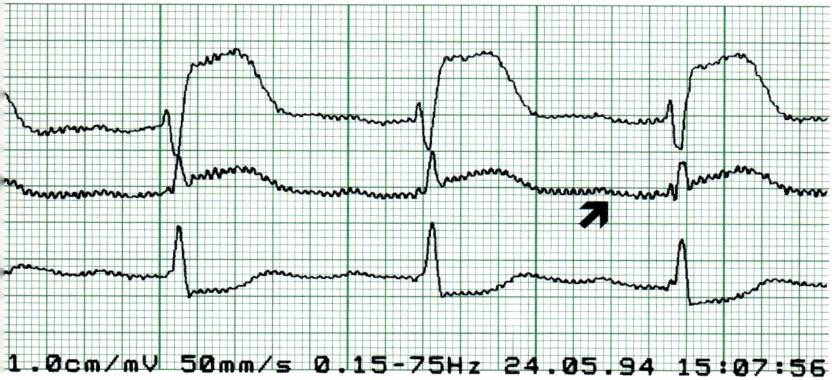

Merke: Die Brustwandelektroden (s. S. 9) liegen hauptsächlich *vor* der Kammervorderwand; daher eignen sie sich bes. zur Diagnose des *Vorderwandinfarkts.*

Diagnose:
Akuter Vorderwandinfarkt, AV-Block I°

Kommentar: Leider sind im Rettungsdienst nicht generell alle Fahrzeuge mit EKG-Geräten auch mit 10poligen Ableitungskabeln oder EKG-Ableitungsgürteln (vgl. S n) ausgerüstet. Nicht nur dem Notarzt sondern besonders auch dem Rettungsassistenten sollte dieses Zubehör zur Verfügung stehen, um die komplette EKG-Diagnostik am Einsatzort sicherzustellen.

8 (MV, m, 66)

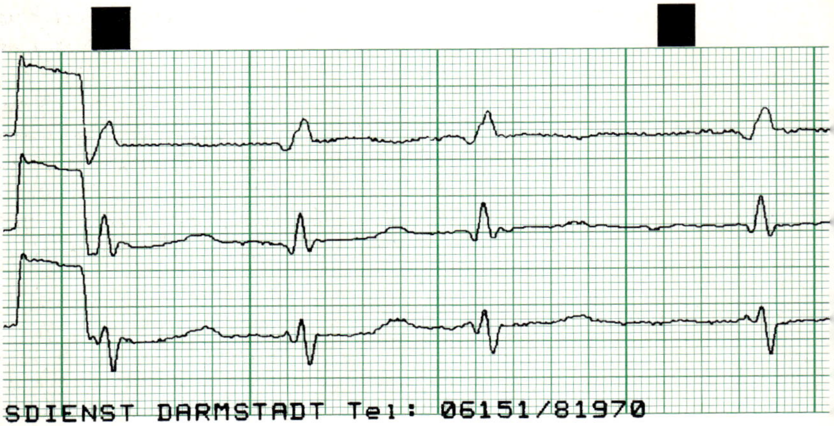

Frage: Der Patient hatte vor 4 Jahren einen ersten Herzinfarkt erlitten. Unter Belastung beklagte er zunehmende Angina pektoris-Anfälle. Obwohl an diesem Tag die eingesetzten Kurzzeitnitrate seit über fünf Stunden wirkungslos blieben, rief er erst spät unter Telefon 112 um Hilfe. Welchen Befund bietet das vorliegende EKG?

Technik: Standard-EKG mit allen Brustwand- und Extremitätenableitungen: links I-III, rechts V1-V3 dargestellt; Klebeelektroden und 10poliges Patientenkabel; 1 cm/mV, 50 mm/s.

EKG: Unregelmäßige Folge von identischen QRS-Komplexen, keine P-Wellen zu erkennen: Vorhofflimmern mit absoluter Arrhythmie (s. S. 24), Frequenz zwischen 84–104/min, breites, kleines Q in I und auch in II und III im gesplitterten Kammerkomplex sichtbar, QS-Komplex in V1-V3, in V3 kleine Q-Zacke im Kammerkomplex versteckt, deutliche ST-Hebung in V2 und V3.

↗ **Beachte:** P-Wellen sind in diesem Streifen nicht ausnahmslos zu erkennen. Bei den markierten Veränderungen der Nullinie handelt es sich vmtl. um Artefakte.

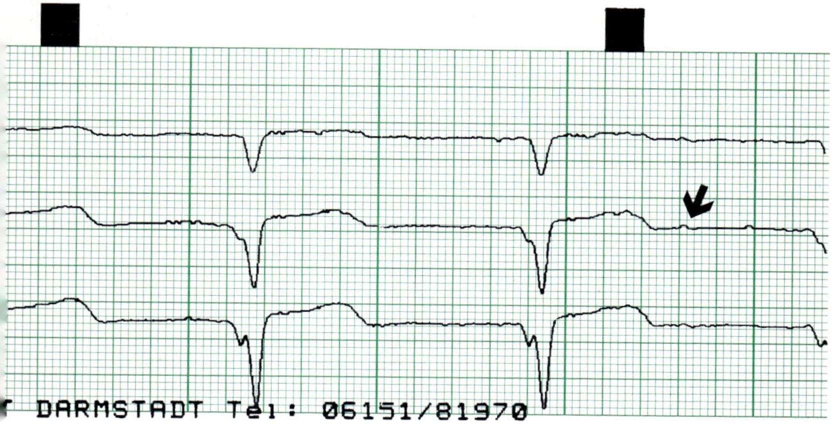

Merke: Die beschriebenen Q-Zacken in I-III und die kleinen Q-Zakken im Kammerkomplex von V2 und V3 sind Zeichen der Narbe des bekannten alten Herzinfarkts; die ST-Hebung in V2 und V3 ist das EKG-Merkmal eines frischen Infarkts; mit der Betonung auf V2 und V3 weisen sie auf die Infarzierung des Septums und der Vorderwand hin (anteroseptaler Infarkt).

Diagnose:
Akuter Vorderwandinfarkt, alte Infarktnarbe, absolute Arrhythmie bei Vorhofflimmern

Kommentar: Bei anamnestisch angegebenem, älteren Infarkt weist die Symptomatik eindeutig auf einen frischen Rezidivinfarkt. Das EKG läßt aufgrund der Q-Zacken einen älteren Vorderwandinfarkt annehmen, wobei die Hebungen der ST-Strecken für ein frisches Rezidiv im Vorderwandbereich sprechen; der Verdacht auf einen hohen Verschluß des Ramus interventrikularis der linken Koronararterie wurde angiographisch bestätigt.

9 (HH, m, 42)

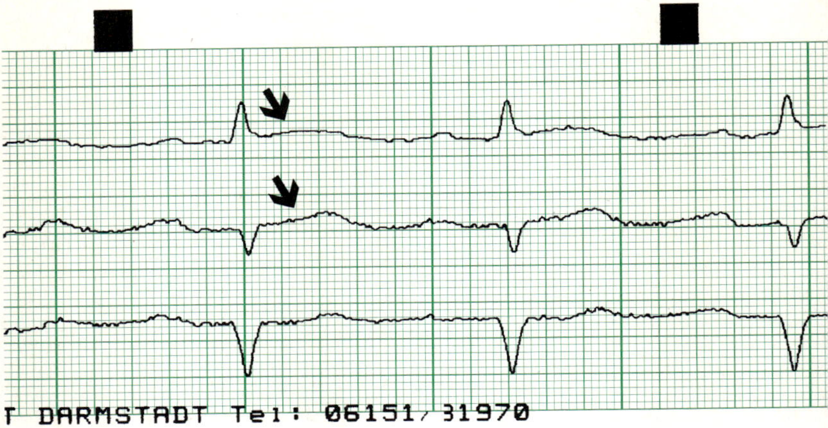

Frage: Der Patient war nach plötzlichem, stärkstem Brustschmerz auf der Straße zusammengebrochen. Der Notarzt stellte kurz darauf ein Kammerflimmern fest. Unmittelbar nach der erfolgreichen Reanimation wurde dieses EKG registriert (vgl. dazu Kurve 10). Welcher Befund liegt vor?

Technik: Einwandfrei aufgezeichnete Extremitätenableitungen (links) I–III, (rechts) aVR–aVF, 10poliges Patientenkabel, Klebeelektroden; 1 cm/mV, 50 mm/s.

EKG: PP=RR, regelmäßige Folge von identischen Kammerkomplexen mit einer Frequenz von 82/min, PQ-Zeit 0,21 s (AV-Block I°), überdrehter Linkstyp (negativer Kammerkomplex in aVF), Verdacht auf ST-Streckenhebung in I und aVL.

➚ **Beachte:** Die ST-Hebungen betragen weniger als 1 mm (<0,1 mV) und können leicht übersehen werden.

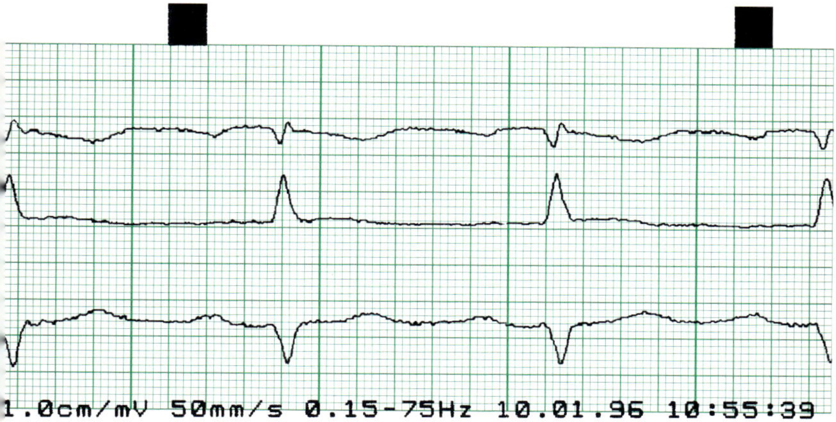

Merke: Beim Infarkt der Vorderwand ist meist der R. interventrikularis mit seinen Seitenästen der linken Koronararterie verschlossen.

Diagnose:
Verdacht auf frischen Infarkt (Seitenwand?), AV-Block I°

Kommentar: Bei einem frischen Infarktgeschehen mit der dramatischen Komplikation des frühzeitigen Kammerflimmerns muß zur Sicherung der Diagnose immer das komplette EKG-Programm mit allen Zusatzableitungen geschrieben werden, um alle Möglichkeiten der Notfalltherapie ausgeschöpfen zu können.

10 (HH, m, 42)

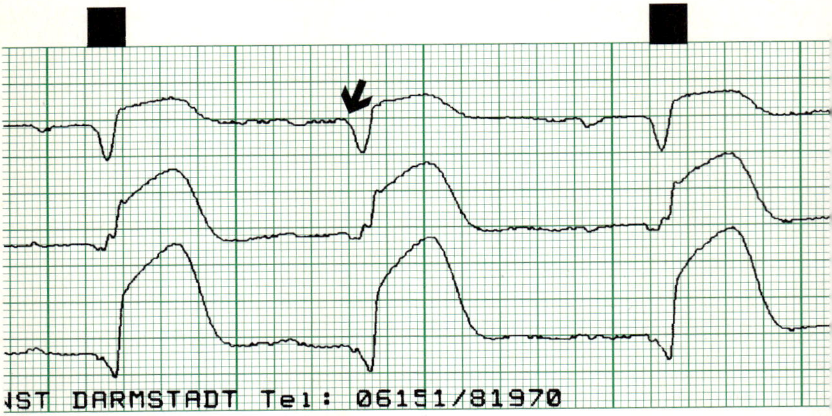

Frage: Unmittelbar nach der primär erfolgreichen, kardialen Reanimation analysiert das RTW-Team mit dem Notarzt diesen EKG-Streifen, der das Standard-EKG mit den Kurven 9 vervollständigt. Welcher Befund wird erhoben?

Technik: Brustwandableitungen (links V1-V3, rechts V4-V6), Klebeelektroden und 10poliges Kabel, 1 cm/mV, 50 mm/s.

EKG: Sinusrhythmus, PQ= 0,22 s (Messung in V2), QS-Komplex in V1 und kleines Q in V2 und V3, prominente ST-Hebung in V1 bis V5, S-Zacke bis V6: Bild des akuten, ausgedehnten Vorderwandinfarkts.

➚ **Beachte:** Völliger Verlust der R-Zacken in den Ableitungen V1-V3.

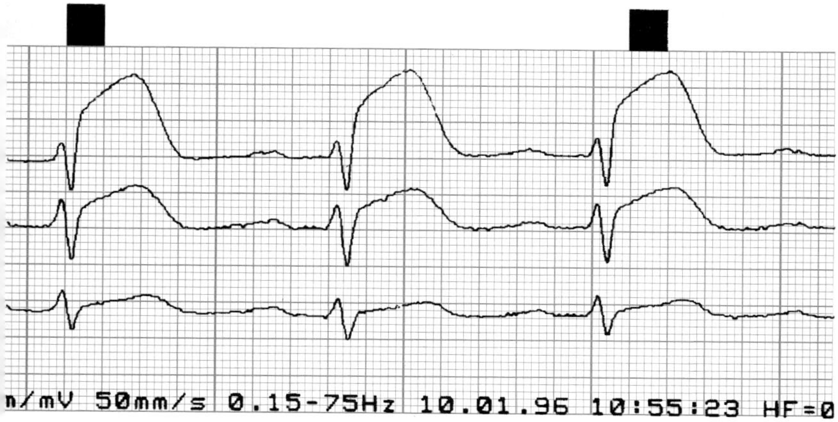

Merke: Bei einem großen Vorderwandinfarkt sind Myokardsegmente des linken Ventrikels und des Septums betroffen. In dieser Situation kann die frühzeitige Reperfusion, d.h. der Einsatz der frühen, ggf. präklinischen Thrombolyse, für den Erhalt der Pumpfunktion des Herzens lebensrettend sein.

Diagnose:
Frischer Vorderwandinfarkt, AV-Block I°

Kommentar: Dieser akute anteroseptale Vorderwandinfarkt konnte nur in den Wilson-Ableitungen eindeutig diagnostiziert werden. Einschließlich der Reanimation bestand der Verschluß im Bereich der linken Koronararterie nur über 35 Minuten bis der Notarzt die systemische Thrombolyse einleitete.

11 (WB, m, 74)

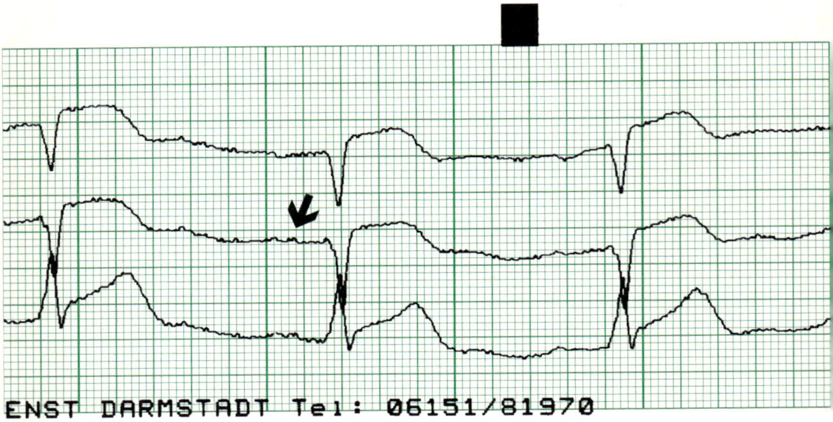

Frage: Der Patient klagt seit zwei Stunden über anhaltende Brustschmerzen, die auf Nitratgabe nicht ansprechen. Die Rettungssanitäter haben dieses EKG bei dem Patienten im RTW abgeleitet und wollen dem Notarzt, der sich auf der Anfahrt zu ihnen befindet, per BOS-Funk die Besonderheiten der EKG-Kurve übermitteln. Welche Informationen können Sie geben?

Technik: Brustwandableitungen über 10poliges Kabel mit geringen Störungen der Nullinie durch ungenügenden Elektrodenkontakt; 1 cm/mV, 50 mm/s.

EKG: Sinusrhythmus, Frequenz 79/min, PQ-Zeit normal, QS-Komplex in V1 und V2 mit deutlicher ST-Hebung, die auch noch in V3 sichtbar ist; in V5 und V6 sind die ST-Strecken um mehr als 0,2 mV gesenkt; Zeichen des umschriebenen Vorderwandinfarkts.

Beachte: Trotz der Störungsüberlagerung durch unzureichend plazierte oder defekte Elektroden kann die P-Welle vor den Kammerkomplexen erkannt werden; da sie regelmäßig auftritt, bestimmt die Vorhoferregung aus dem Sinusknoten den Rhythmus.

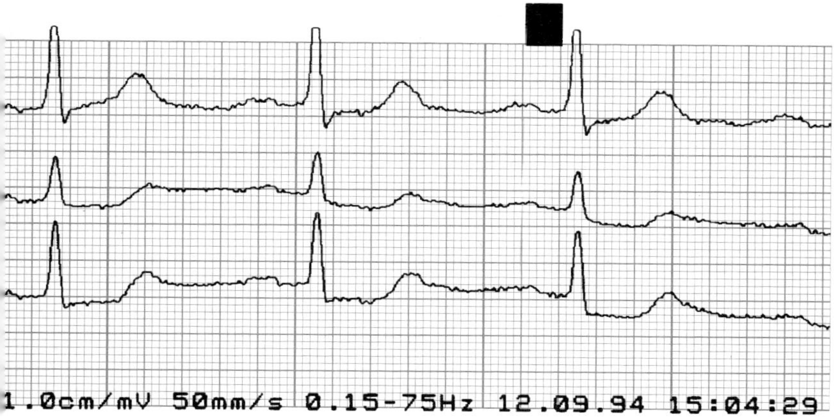

Merke: Infarkttypische EKG-Veränderungen in (V1), V2, V3 und (V4) sprechen für einen anterseptalen Infarkt mit Verschluß septaler Äste des R. interventrikularis der linken Koronararterie.

Diagnose:
Akuter Vorderwandinfarkt

Kommentar: Sie könnten über Funk die Information weiterleiten, daß Sie bei dem klinisch eindeutigen Infarktverdacht im EKG den R-Verlust und die ST-Hebungen in den rechts präkordialen Ableitungen erkannt haben und daß bei dem Patienten ein normofrequenter Sinusrhythmus vorliegt.

12 (TH, w, 56)

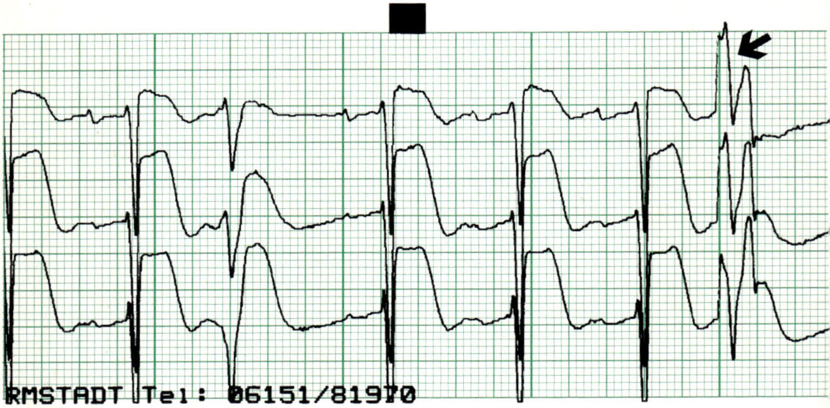

Frage: Dem Rettungssanitäter war bei diesem Patienten mit heftigsten Thoraxschmerzen ein unregelmäßiger Puls aufgefallen. Im Vergleich mit der Auskultation stellte er auch ein Pulsdefizit fest. Welche Erklärung ergibt sich aus dem EKG?

Technik: Wilsonableitungen V1-V3 (über beide Seiten fortlaufend), Klebeelektroden und 10poliges Patientenkabel; 1 cm/mV, Papiervorschub 25 mm/s.

EKG: Frequenz 82/min; nach jedem dritten Kammerkomplex tritt eine Extrasystole auf (da den Extraschlägen keine regelmäßig identifizierbaren P-Wellen vorausgehen und sie breiter als die Normalschläge sind, entstehen sie im Kammermyokard): *3:1-ventrikuläre Extrasystolie* mit kompensatorischer Pause; die ventrikulären Extrasystolen (VES) sind formal gleich, d.h. sie stammen aus dem gleichen Herd (auf der linken Seite wird die VES durch die Eichzacke verformt): *monotope VES LOWN II* (s. S. 36); die VES entwickeln sich aus der T-Welle des Normalschlags und fallen frühzeitig ein; von V1-3 R-Verlust und hohe ST-Hebungen: *akuter Vorderwandinfarkt.*

➚ **Beachte:** Hier fällt eine automatische Eichzacke (1 cm/mV) mit einer ventrikulären, früh einfallenden Extrasystole zusammen.

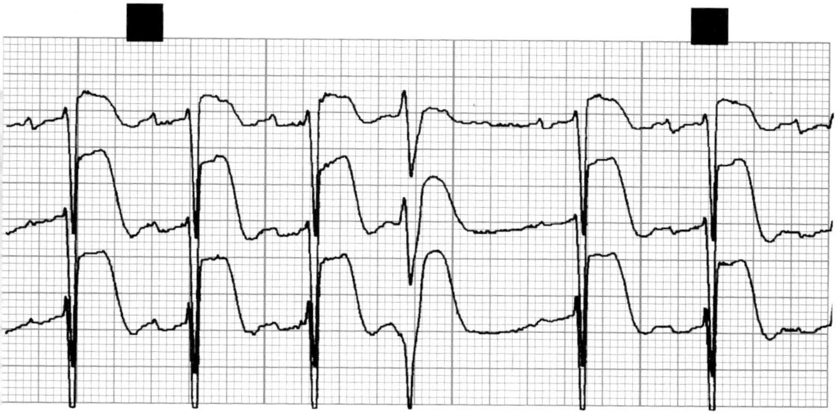

Merke: Als Pulsdefizit bezeichnet man die Differenz zwischen der zentral auskultieren Herzfrequenz und dem peripher ausgezählten Puls; durch die Extrasystolen wird keine normale kontraktile Leistung erzeugt.

Diagnose:
Akuter Vorderwandinfarkt, monotope ventrikuläre Extrasystolen LOWN II mit fixer 3:1-Koppelung.

Kommentar: Die gehäuft aufgetretenen ventrikulären Extrasystolen werden aufgrund der nicht ausreichenden Füllung des Ventrikel peripher nicht mehr als Pulswelle tastbar. Die frühzeitig einfallenden VES können jederzeit durch ein R-auf-T-Phänomen (s. S. 39) ein Kammerflimmern auslösen. Der Patient muß über den Monitor fortlaufend beobachtet werden.

13 (DA, m, 52)

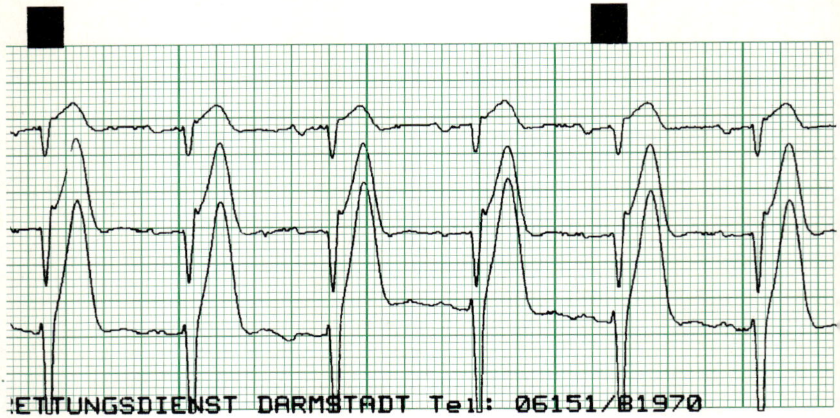

Frage: Seit genau 5 Minuten beklagt der Patient stärkste Brustschmerzen; diese waren am Steuer seines Wagens aufgetreten. Er wollte gerade seine Frau und die neugeborene Tochter von der Frauenklinik abholen. Zwei Ärzte im Praktikum erkannten die Situation und alarmierten den Notarzt.

Technik: Brustwandableitungen V1-V3 und V4-V6 in simultaner Registrierung, Verstärkung 1 cm/mV, Papiervorschub 25 mm/s.

EKG: Die PP-Abstände und RR-Intervalle entsprechen sich, Sinusrhythmus, Frequenz 80–84/min, QS-Komplexe in V1 und V2, R-Verlust bis V4, monophasische ST-Hebung in V1-V6, Bild des akuten Vorderwandinfarkts.

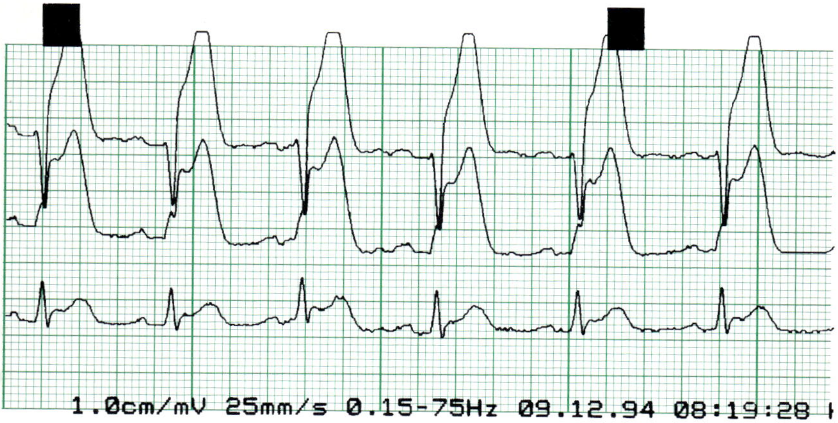

Merke: Besonders bei frischen Herzinfarkten ist die frühzeitigen Reperfusion des verschlossenen Infarktgefäßes durch Thrombolyse oder Dilatation (PTCA) innerhalb der ersten Minuten für die Rettung von Herzmuskelgewebe entscheidend.

Diagnose:
Akuter Vorderwandinfarkt

Kommentar: In diesem Fall sicherten die EKG-Kenntnisse und das umsichtige Handeln der beiden AIP's in der Frauenklinik sowie das schnelle Zusammenspiel von Notarztwagen und Herzkatheterlabor für den Patienten das beste Ergebnis. Das koronarangiographische Bild dokumentiert eindrucksvoll den Verschluß des Infarktgefäßes.

- 0745 Uhr Infarktbeginn
- 0841 Uhr präklinische Thrombolyse
- 0904 Uhr Gefäß angiographisch offen!

14 (IV, w, 78)

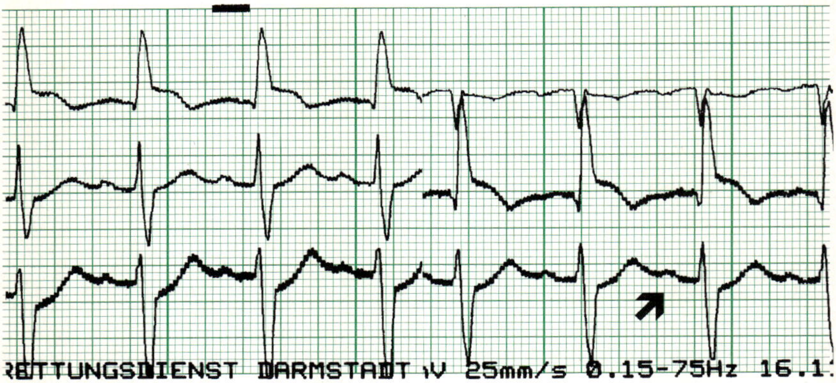

Frage: Aus dem Schlaf heraus erwacht die Patientin mit einem heftigen Brustschmerz; auf dem Weg zur Toilette wird der älteren Dame übel, und sie kollabiert. Lautes Klopfen veranlaßt die Nachbarin, den Rettungsdienst und die Feuerwehr zu alarmieren. Unter der Einsatzindikation „hilflose Person" rücken das RTW-Team mit Notarzt aus. Welcher Befund ergibt sich aus dem EKG?

Technik: Komplettes EKG-Standardprogramm mit den peripheren und Brustwandableitungen (Einthoven I-III und Goldberger aVR-aVF links und Wilson V1-V6 rechts); Klebeelektroden, 10poliges Patientenkabel, 1 cm/mV, 25 mm/s.

EKG: Regelmäßiger Sinusrhythmus, Frequenz 90/min, überdrehter Linkstyp (s. S. 14), kleine Q-Zacke in I und aVL, Verlust der R-Zacke von V1-V4, monophasische ST-Streckenhebung in den Ableitungen I, aVL und V1-V6, negative T-Wellen in I und aVL: ausgedehnter Infarkt der Vorderwand (die Infarktzeichen erstrecken sich über alle Brustwandableitungen und markieren in den peripheren Ableitungen die Seitenwandbeteiligung).

➚ **Beachte:** Typische Überlagerung der EKG-Kurve mit Wechselstrom wegen mangelhaftem Kontaktes einer Klebeelektrode mit der Haut.

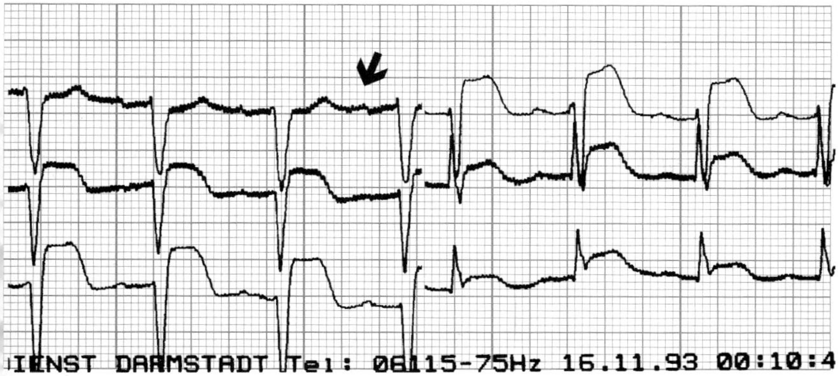

Merke: Der überdrehte Linkstyp geht bei akuten Vorderwandinfarkten häufig mit einem linksanterioren Hemiblock (LAH) als Zeichen für die gestörte Erregungsausbreitung einher.

Diagnose
Akuter, großer Vorderwandinfarkt

Kommentar: Der Notarzt erkannte in den typischen ST-Veränderungen der relevanten Ableitungen den akuten Herzinfarkt als Ursache für das akute Ereignis. Es wurde daraufhin sofort präklinisch lysiert.

15 (AM, m, 72)

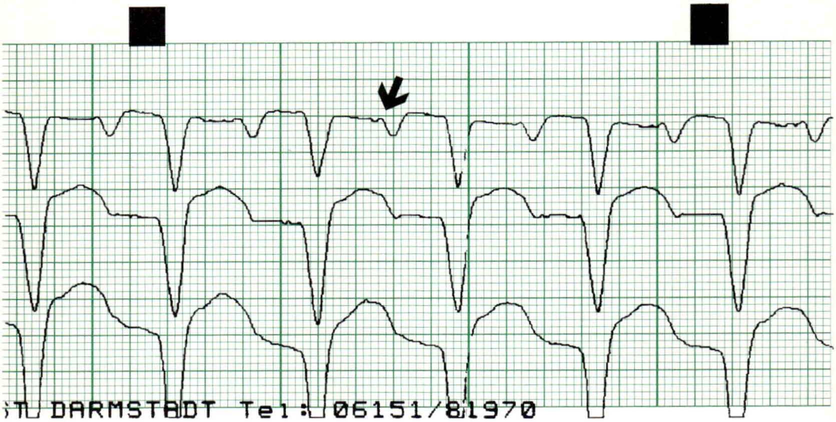

Frage: Was hat den Notarzt aufgrund dieses EKGs veranlaßt, die Indikationen für eine sofortige Thrombolyse zu erfragen? Der Patient war mit stärksten Brustschmerzen erwacht, empfand sofort das Gefühl von Todesangst und erlitt dabei einen massiven, kalten Schweißausbruch. Seine Ehefrau rief deswegen die Rettungsleitstelle über Notruf 112.

Technik: Einwandfrei registrierte Brustwandableitungen V1-3 links und V4-6 rechts Klebeelektroden und 10poliges Patientenkabel; 1 cm/mV, Geschwindigkeit 50 mm/s.

EKG: PQ 0,18 s, schnelle, regelmäßige Folge von identischen Kammerkomplexen, Frequenz 160/min (Sinustachykardie), QRS=0,1 s, in V1-V6 QS-Komplexe mit fehlenden R-Zacken und Hebung der ST-Strecken von V2-V6: frischer Vorderwandinfarkt.

➚ **Beachte:** Die P-Welle in V1 ist biphasisch und wird in den weiteren Ableitungen von der T-Welle überlagert; P-Wellen können am besten in V1/2 beurteilt werden.

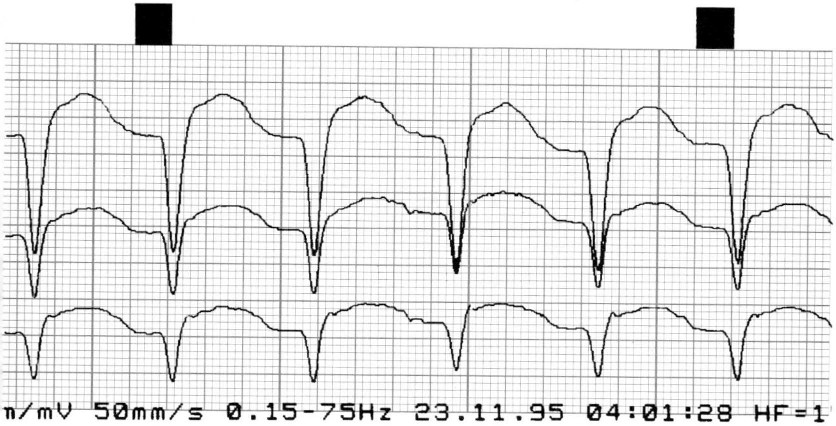

Merke: Die Q-Zacken dieses EKG-Bildes sind signifikant. Die Mitbeteiligung der Vorderwandspitzenregion beweisen die infarkttypischen Zeichen in V5 und V6.

Diagnose:
Akuter, ausgedehnter Vorderwandspitzeninfarkt, Sinustachykardie

Kommentar: Das hochakute klinische Bild ließ bereits bei Eintreffen des Teams an einen frischen Herzinfarkt denken. Der Schmerzbeginn hatte sich bis zum Eintreffen des Notarztes vor erst 25 Minuten ereignet. Zehn Minuten nach Eintreffen bewiesen die R-Reduktion und die ST-Hebungen die ausgedehnte Infarzierung im Bereich der Vorderwand.

16 (AS, m, 61)

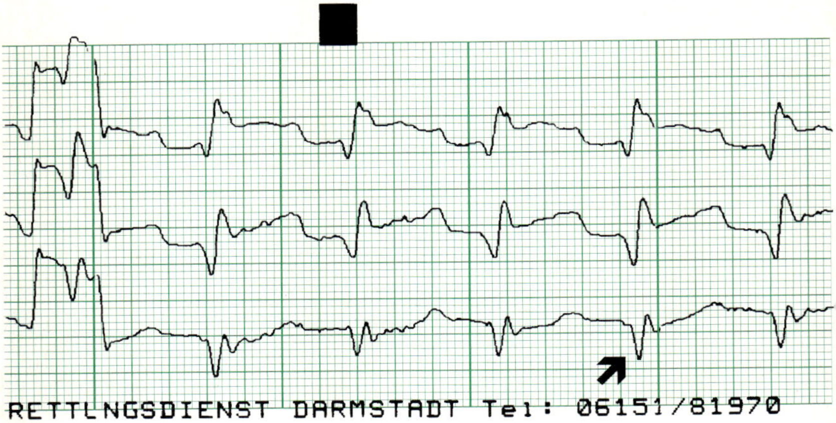

Frage: Der Patient klagt seit 2 Stunden über stärkste Brustschmerzen; vor 2 Monaten hatte er einen akuten Infarkt erlitten. Dennoch wartet er lange, bevor er den Notarzt ruft. Welcher Befund liegt vor? Unmittelbar nach Ableitung dieses EKGs trat Kammerflimmern auf.

Technik: Periphere Ableitungen I-III und aVR-avVF; da die Klebeelektroden nicht perfekt anliegen, ist die Nullinie in III und aVF unruhig; 10poliges Kabel; 1 cm/mV, 50 mm/s.

EKG: PP=RR; PQ-Zeit 0,14 s, QRS 0,09 s; Sinustachykardie, Frequenz 160/min, kleines Q in I und aVL, signifikantes Q in II, III und aVF, monophasische ST-Hebung in I, II und aVL: Bild des akuten Infarkts der Vorder- und Seitenwand einerseits und Narbe der Hinterwand andererseits.

Beachte: Das Pardée-Q in II, III und aVF weist auf einen zurückliegenden (alten) Hinterwandinfarkt hin.

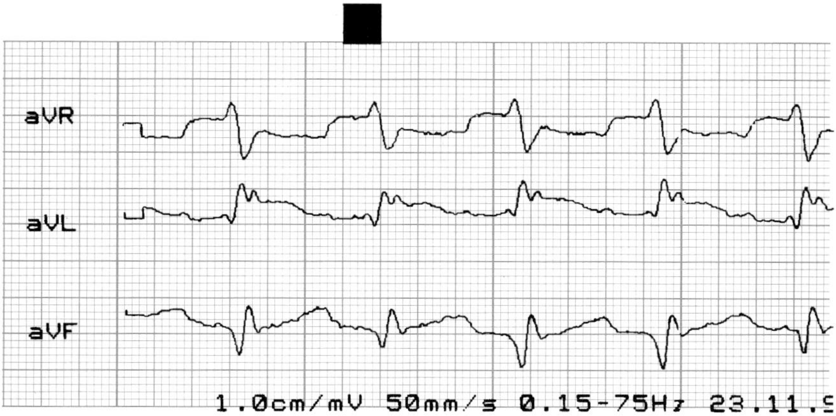

Merke: Akute Infarkte erfordern immer die Reanimationsbereitschaft – bes. dann, wenn es sich um einen Rezidivinfarkt handelt.

Diagnose:
Akuter anteroseptaler Vorderwandinfarkt, Hinterwandnarbe, Sinustachykardie

Kommentar: Die ST-Hebungen in I, II und aVL lassen den frischen Vorderwandinfarkt erkennen, wobei die supraventrikuläre Tachykardie mit Blutdruckabfall unter 60 mmHg durch den Infarkt ausgelöst wird. Der berichtete, zurückliegende Infarkt manifestiert sich im EKG durch die „Narbe" der Hinterwand in Form einer signifikanten Q-Zacke in den bezeichneten Ableitungen. – Nach primär erfolgreicher Reanimation mit sofortiger Thrombolyse, war der weitere klinische Verlauf in diesem Notfall normal.

17 (AS, m, 38)

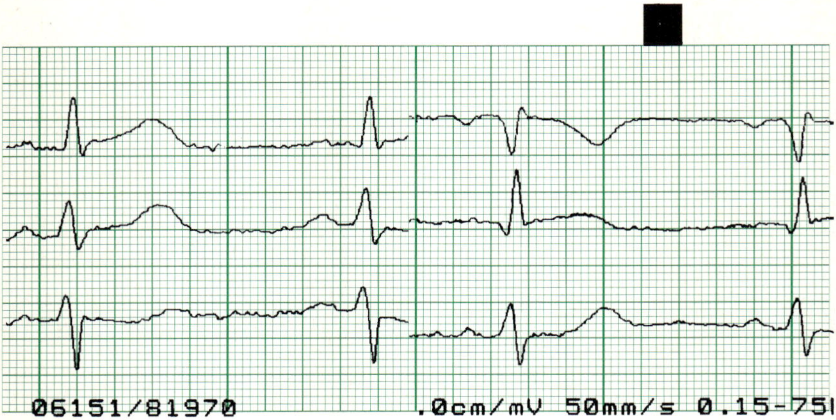

Frage: Aufgrund einer beruflichen Konfliktsituation ergibt sich bei dem 38 Jahre alten Patienten eine psychotische Reaktion mit Hyperventilation. Dabei klagt er über Engegefühl in der Brust. Aufgrund welcher EKG-Veränderungen fordert das RTW-Team den Notarzt an?

Technik: Simultan registrierte Ableitungen der Extremitäten (linke Seite: I–III und aVR–aVL) und der Brustwand (rechte Seite: V1-3 und V4-6) über Klebeelektroden und 10poliges Patientenkabel; 1 cm/mV, 50 mm/s. Von den Originalstreifen wird jeweils nur ein Ausschnitt mit 2 Herzzyklen abgebildet.

EKG: PP = RR, Frequenz 76/min. Linkstyp. Kleine Q-Zacke in aVL. Geringfügige ST-Hebung in I und aVL mit 0,1 mV, deutlicher in V1-V5 mit bis 0,3 mV. T-en-Dome in den präkordialen Ableitungen. ST-Senkung in III und aVF.

Beachte: Rechtspräkordial liegt eine R-Reduktion vor und kein vollständiger R-Verlust; der Pfeil weist auf den Kammerkomplex der Abbildung V2.

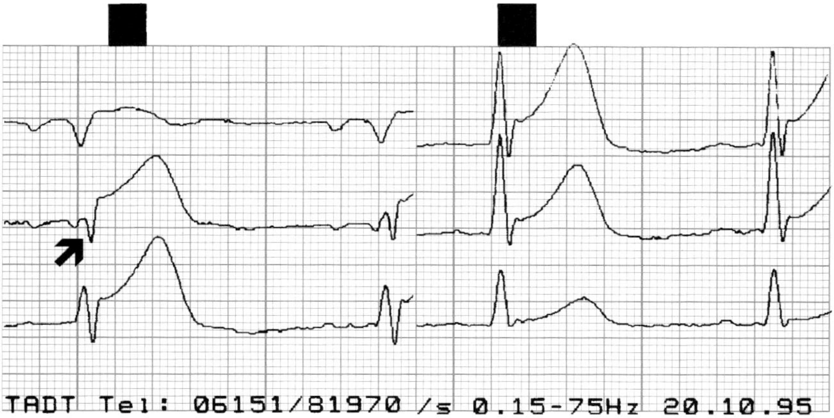

Merke: Der Anteroseptalinfarkt ist durch die aszendierende ST-Hebung mit spitzwinkligem T (T-en-Dome) in den Brustwandableitungen V1-V4 charakterisiert (s. S. 46).

Diagnose:
Sinusrhythmus, akuter Anteroseptalinfarkt

Kommentar: Nicht selten verbirgt sich hinter der akuten Hyperventilation ein Myokardinfarkt, wie in diesem Fall. Extremer Nikotinabusus, Übergewicht und Hyperlipämie bildeten das hohe Infarktrisiko. Die akuten Belastungsfaktoren könnten den Infarkt ausgelöst haben. Die Hyperventilation kann auch als Folge eines Verdrängungsversuchs des infarktbedingten Engegefühls gedeutet werden. Dies hat sich hier im klinischen Verlauf bestätigt.

18 (AS, m, 38)

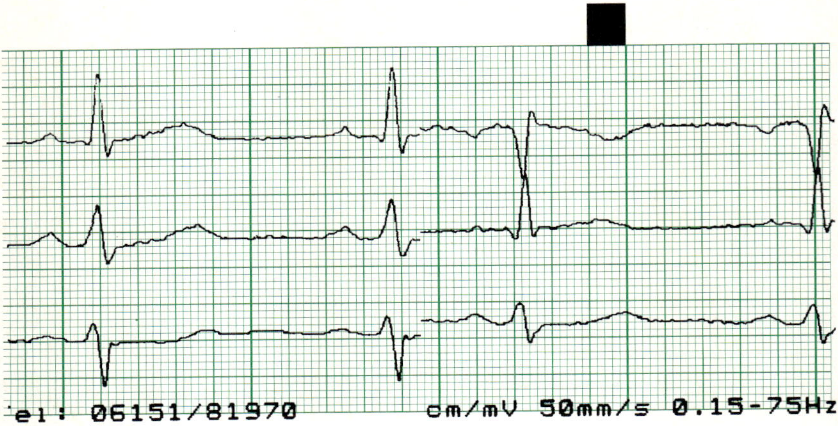

Frage: Welche EKG-Veränderungen lassen sich hier im Vergleich mit dem EKG Nr. 17 erkennen? Dieser Streifen wurde bei dem etwa eine Stunde alten Vorderwandinfarkt kurz vor der Übergabe in der Klinik registriert, nachdem der Notarzt 20 Minuten vorher präklinisch lysiert hatte.

Technik: Komplettes Standardprogramm mit allen 12 Ableitungen unter den gleichen technischen Bedingungen wie im Beispiel 17.

EKG: Sinusrhythmus, Frequenz 76/min. Linkstyp. Kleines Q in I und aVL sowie V1 und V2. Rückbildung der ST-Hebungen in I, aVL und V1-V4. Rückbildung der überhöhten T-Wellen präkordial.

Beachte: Der plumpe QS-Komplex mit versenktem r' im aufsteigenden Schenkel weist auf die Ausbildung einer Rechtsverspätung durch die abgelaufene Infarzierung hin; ein bleibender Rechtsschenkelblock kann die Folge sein.

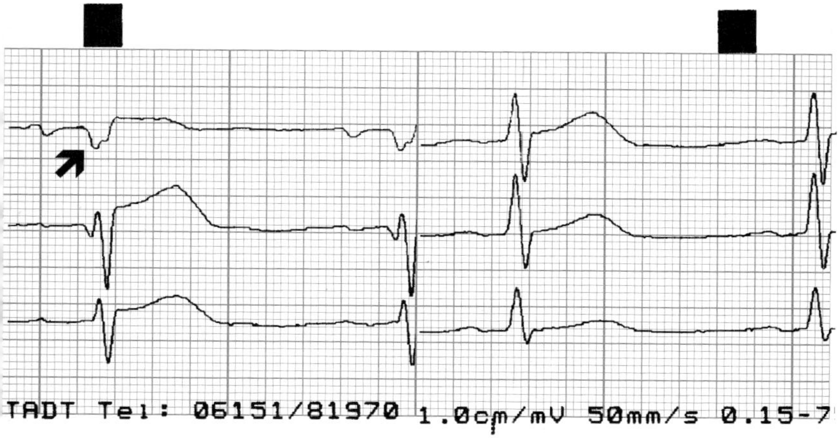

Merke: Nach abgelaufenem Vorderwandinfarkt können persistierende ST-Hebungen präkordial für die Ausbildung eines Herzwandaneurysmas sprechen.

Diagnose:
Akuter Anteroseptalinfarkt

Kommentar: Das EKG bietet keine verwertbaren Hinweise auf eine erfolgreiche Reperfusion der verschlossenen Koronararterie durch die Thrombolyse. Allerdings haben sich die hohen, spitzen Wellen zurückgebildet.

19 (NM, m, 56)

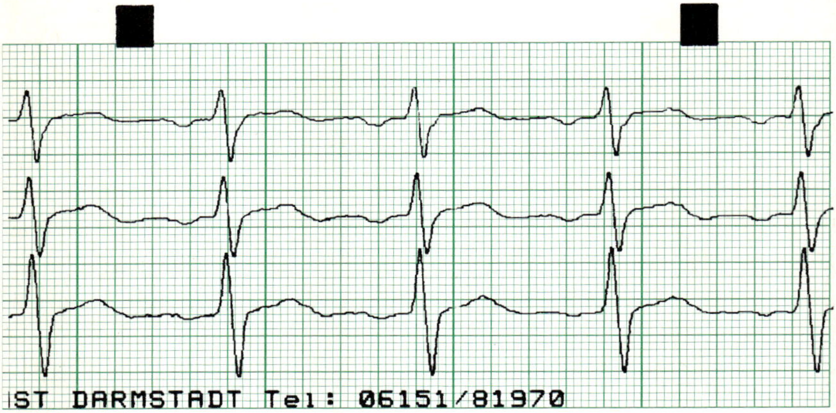

Frage: Welche Ableitungen wurden hier registriert? Liegen pathologische EKG-Veränderungen vor?

Technik: Ableitungen V1-V6 nach Wilson (links: V1-3 rechts: V4-6); 1 cm/mV, 50 mm/s; technisch einwandfreies EKG, Ableitung mit 10poligem Patientenkabel und Klebeelektroden.

EKG: Regelmäßige Sinustachykardie, Frequenz 118/min, PQ-Zeit 0,12 s, QRS 0,08 s, kleine, nicht signifikante Q-Zacke in V5 und V6. Geringe ST-Strecken-Senkung mit flach-negativen T-Wellen linkspräkordial. Auffallend ist der RS-Übergang in V1, der Zeichen einer Drehung der elektrischen Herzachse in der Horizontalebene ist.

➚ **Beachte:** In V4-6 ist die T-Welle negativ, und die ST-Strecken sind um einen halben Millimeter deszendierend gesenkt. Dies kann Hinweis auf eine Ischämie des Myokards sein.

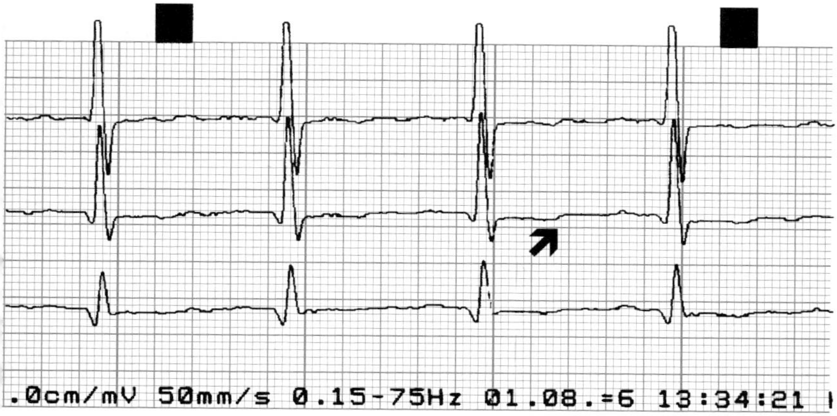

Merke: Die flachen ST-Streckensenkungen linkspräkordial und die flachnegativen T-Wellen sind generell sehr vieldeutig und werden fälschlicherweise häufig als Myokardschaden gedeutet. Beim posterolateralen Infarkt finden sich die direkten EKG-Zeichen in den Ableitungen II, III, aVF und V5 sowie V6!

Diagnose:
Ischämiereaktion links präkordial, kein Hinweis auf akuten Infarkt.

Kommentar: Außer der posterolateralen Narbe bietet das EKG die Zeichen einer linksventrikulären Repolarisationsstörung. Durch Ableitung des kompletten Standard EKG-Programm ist hier bereits im RTW der klinische Verdacht auf einen akuten Infarkt entkräftet worden. Klinisch wurde eine akute Pankreatitis nachgewiesen. Doch noch während der Aufnahmeuntersuchung erlitt dieser Patient bei weiterbestehendem Brustschmerz einen akuten Vorderwandinfarkt!

20 (MS, w, 64)

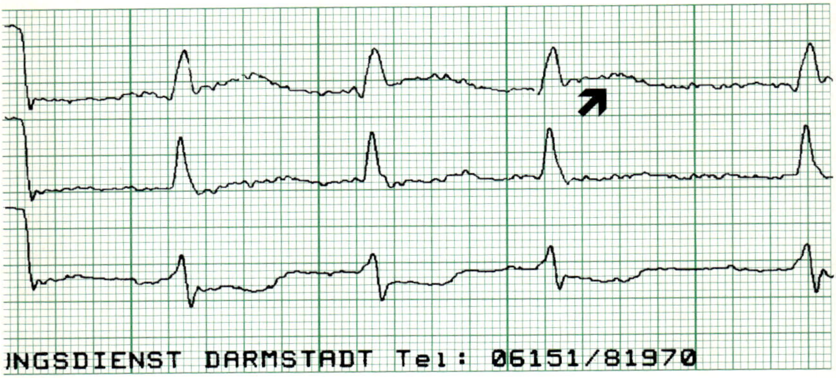

Frage: Welche EKG-Veränderungen haben das RTW-Team veranlaßt, den Notarzt nachzufordern, nachdem sie dieses EKG mit einem 4poligem Ableitungskabel registriert hatten? Die Patientin war auf der Straße kollabiert und gab keinerlei Schmerzen an. Passanten hatten die Rettungsleitstelle alarmiert.

Technik: Die Ableitungen I-III nach Einthoven (links) und aVR-aVL nach Goldberger (rechts) wurden über Klebeelektroden abgeleitet. 1 cm/mV, 50 cm/s (am linken Bildrand ist die Eichzacke gerade noch angeschnitten).

EKG: Keine P-Wellen erkennbar, unruhige Nullinie bei Vorhofflimmern, unregelmäßige Folge von identischen Kammerkomplexen mit einer Frequenz um 110/min. Kleines Q in I und aVL mit deutlicher ST-Streckenhebung, die bes. in aVL zu sehen ist, Senkung der ST-Strecken in III und aVF.

➚ **Beachte:** ST-Strecke in den Ableitungen I und aVL gehoben. Dies ist als Hinweis auf einen Seitenwandinfarkt zu werten (s. S. 47). Die ST-Senkungen in III und aVF weisen auf den akuten Sauerstoffmangel eines Myokardareals hin und sind als indirekte Infarktzeichen zu werten.

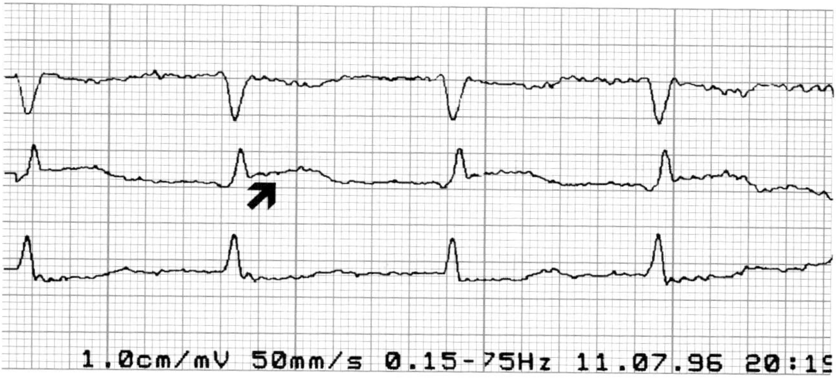

Merke: Akute Myokardinfarkte verlaufen zwar selten ohne den typischen Brustschmerz, können aber bes. bei älteren Menschen oder bei Diabetikern auch stumm auftreten. Die Symptome Kollaps, Schwindel, Übelkeit, Kaltschweißigkeit, Angst und Unruhe weisen bei gezielter Anamnese oft auf die richtige Diagnose hin. Im Zweifelsfall muß immer das komplette Standard-EKG abgeleitet werden. Ein Verdacht auf einen Herzinfarkt bleibt auch bei unsicheren EKG-Zeichen so lange aufrechterhalten, bis er klinisch sicher ausgeschlossen ist.

Diagnose:
Akuter Seitenwandinfarkt, Tachyarrhythmia absoluta bei Vorhofflimmern.

Kommentar: Das besonnene Vorgehen des gut ausgebildeten RTW-Teams war in diesem Fall die Voraussetzung dafür, daß der nachgeforderte Notarzt den akuten Myokardinfarkt feststellen und noch innerhalb der ersten Stunde nach Infarktbeginn eine Thrombolyse durchgeführt werden konnte.

21 (MS, w, 64)

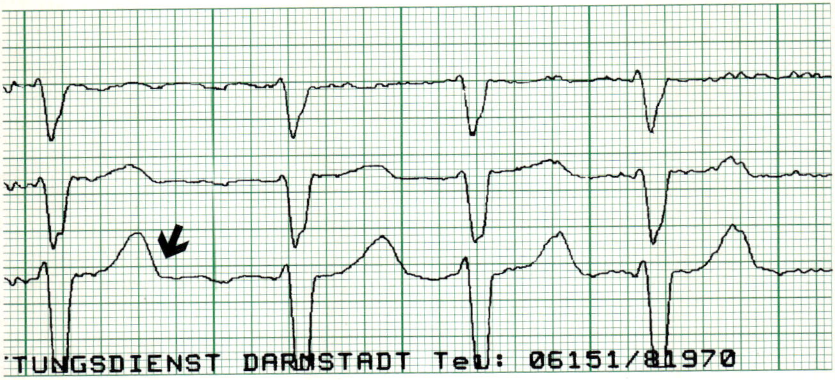

Frage: Welcher Rhythmus liegt vor und welche Auffälligkeiten bietet dieses EKG? Es handelt sich um die gleiche Patientin wie im Beispiel 20.

Technik: Brustwandableitungen V1-V6 mit 10poligem Kabel im Notarztwagen abgeleitet; 1 cm/mV, 50 mm/s.

EKG: In der unruhigen Nullinie scheinen vereinzelt P-Wellen aufzutreten, doch kann es sich hierbei auch um Störungen handeln. Hierfür spricht, daß in V2 keine regelmäßigen Vorhofaktionen zu erkennen sind. Die QRS-Komplexe sind identisch. Es besteht ein regelloser Rhythmus mit 100–120/min. Pathologische Q-Zacken oder typische Infarktzeichen liegen nicht vor. Allerdings fällt die hohe T-Welle in V3 auf. In V5 ist die ST-Strecke um 0,1 mV angehoben, und in V6 läßt sich keine T-Welle erkennen.

Beachte: Im Übergang von V2 nach V3 tritt plötzlich eine hohe, spitze T-Welle auf. Dieses T wird als „Erstickungs-T" gewertet und gilt als Frühzeichen eines Herzinfarkts.

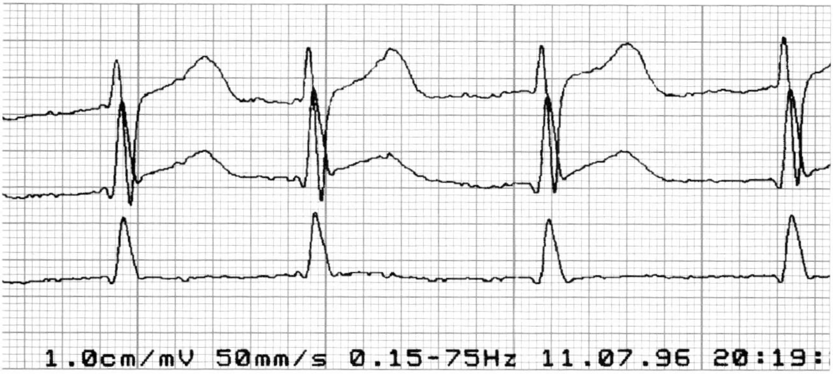

Merke: Die direkten Zeichen des hier vorliegenden akuten Infarkts finden sich in den Ableitungen I und aVL der Kurve 20. Die Veränderungen in V3 und in V5-6 sind als indirekte Infarktmerkmale zu werten. Bei jedem Verdacht auf akuten Herzinfarkt muß frühzeitig das Standard-EKG abgeleitet und ein Notarzt zugezogen werden.

Diagnose:
Keine sicheren Infarktzeichen in den Brustwandableitungen, absolute Tachyarrhythmie bei Vorhofflimmern.

Kommentar: Die frühe Thrombolyse zur Wiedereröffnung des verschlossenen Infarktgefäßes ist für den Erhalt des Myokardgewebes von größter Bedeutung. Bei klinischem Verdacht auf einen akuten Infarkt muß das komplette EKG-Programm durchgeführt werden, und alle Ableitungen sind auf Infarktzeichen hin zu untersuchen.

22 (NT, w, 66)

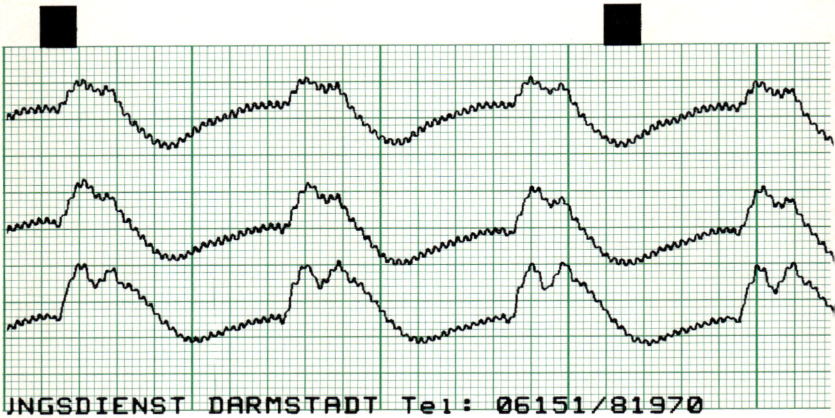

Frage: Der Notarzt findet die Patientin bewußtlos, blaß und kaltschweißig vor. Der Puls ist zentral nicht tastbar, und im EKG zeigt sich bei rascher Ableitung über die Paddles zunächst eine extreme Bradykardie, dann das dargestellte Kurvenbild. Was ist in diesem EKG zu erkennen? Seit Eintreffen des Rettungsteams sind 38 min bei fortgesetzter Reanimation verstrichen.

Technik: Wilson-Ableitungen der Brustwand V1-V6; Klebeelektroden und 10poliges Ableitungskabel; 1 cm/mV, 50 mm/s; aufgrund eines mangelhaften Kontakts der Elektroden deutliche Wechselstromüberlagerung.

EKG: Es sind keine P-Wellen erkennbar; das Kurvenbild zeigt eine schnelle Folge von breiten, identischen Kammerkomplexen, Frequenz 100/min; derQRS-Komplex ist auf 0,11 s verbreitert und die QT-Dauer auf 0,40 s verlängert: im Verhältnis zur hohen Frequenz sind die Kammerkomplexe auffallend breit! Die ST-Strecke ist mit der T-Welle zu einer breiten Kuppel verschmolzen und scheint erhöht von der R-Zacke abzugehen. Kein infarkttypisches Muster, aber Hinweise auf akuten, ausgedehnten Vorderwandinfarkt.

➚ **Beachte:** Die extreme QRS-Breite, die plump-angehobene ST-Strecke in Verschmelzung mit dem kuppelförmigen T bei hoher Frequenz im EKG (ohne tastbareren Puls) weisen auf eine elektromechanische Dissoziation, EMD, durch einen frischen Infarkt hin.

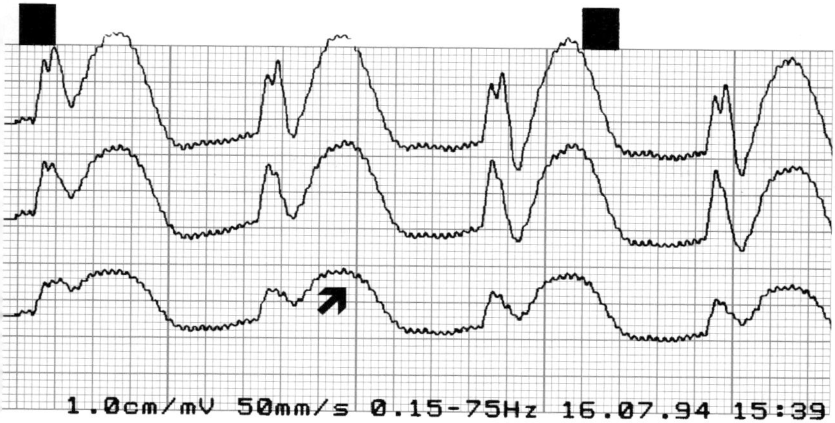

Merke: Bei EMD geht die elektrische Aktion nicht mit einer kontraktilen Antwort des Herzens einher. Es besteht ein Herz- und Kreislaufstillstand. Die EMD wird in Verbindung mit dem EKG nur bei gleichzeitigem Nachweis von fehlender Pulswelle oder auskultatorisch fehlenden Herztönen bewiesen.

Diagnose:
Ausgedehnter Infarkt der Vorderwand mit elektromechanischer Dissoziation.

Kommentar: Hier liegt ein sterbendes Herz vor! Der Reanimationsversuch begann praktisch aus der Asystolie heraus. Trotz einer insgesamt 75 Minuten lege artis durchgeführten Reanimation blieb der Versuch erfolglos. Jedoch konnte das EKG die auslösende Ursache für den deletären Ausgang sichern.

23 (KH, m, 59)

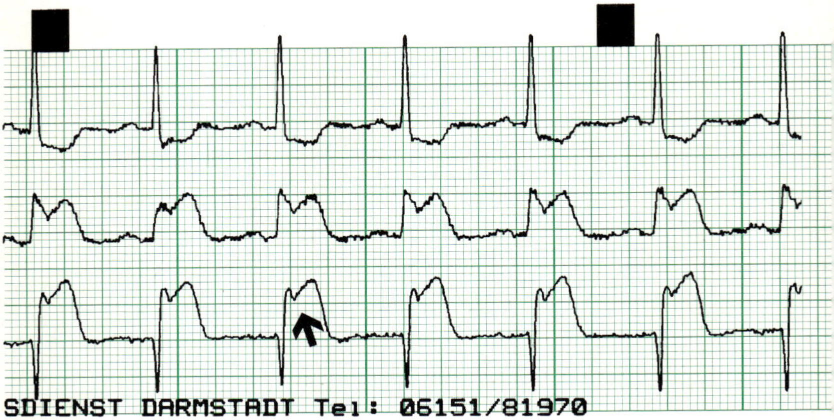

Frage: Der Hausarzt wird wegen anhaltendem Brustschmerz alarmiert und diagnostiziert einen älteren Infarkt. Er fordert einen Krankenwagen zur stationären Weiterbehandlung an. Im Gespräch mit der Leitstelle wird die Entscheidung für den Einsatz des Notarztes getroffen. Woran erkennt der Notarzt den akuten Herzinfarkt?

Technik: Ableitung des kompletten Standard-EKG mit 6 Extremitäten- und 5 Brustwandableitungen über Klebeelektroden und 10poliges Patientenkabel; 25 mm/s, 1 cm/mV.

EKG: Es sind die Ableitungen I-III (linke Seite) und V1-V3 (rechts) dargestellt; geringgradige Sinusarrhythmie, Frequenz 90/min, signifikante Q-Zacke in III, und auffallend hohe R-Zacken in V1-V3, ST-Hebung in II, III und aVF mit hochpositiver T-Welle, ST-Senkung in I und V1-V3: akuter Hinterwandinfarkt.

Beachte: Die hohen R-Zacken mit ST-Senkungen in V1-V3 sind für den akuten Hinterwandinfarkt charakteristisch. Im Spiegeltest (s. S. 48) zeigt sich hier das typische Infarktbild wie in den Ableitungen III und aVF, die für den Hinterwandinfarkt charakteristisch sind.

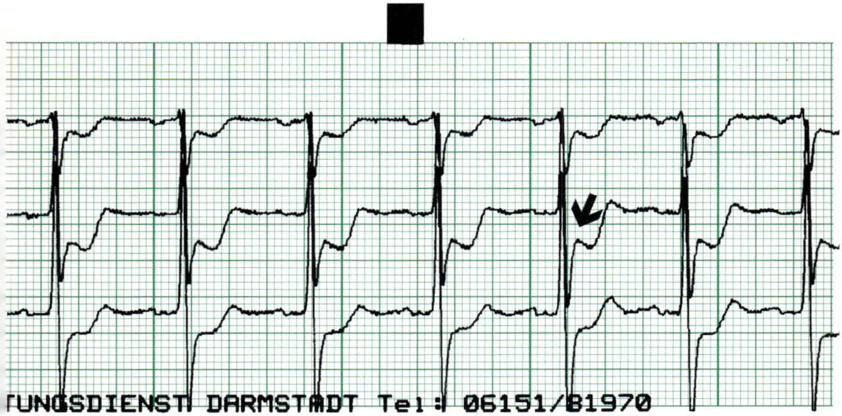

Merke: Bei gezielter Schmerzanamnese läßt sich oft der infarkttypische Hauptschmerz von den vorangehenden Prodromi deutlich abgrenzen.

Diagnose:
Akuter Hinterwandinfarkt

Kommentar: Da der Patient seit mehreren Tagen über belastungsunabhängige thorakale Schmerzen mit wechselnder Intensität bei bekannter Koronarinsuffizienz klagte und ein alter Infarkt bekannt war, übersah der Hausarzt zuerst das akute Ereignis. Aus der instabilen Angina entwickelte sich nun die frische Infarzierung der Hinterwand.

24 (RA, m, 53)

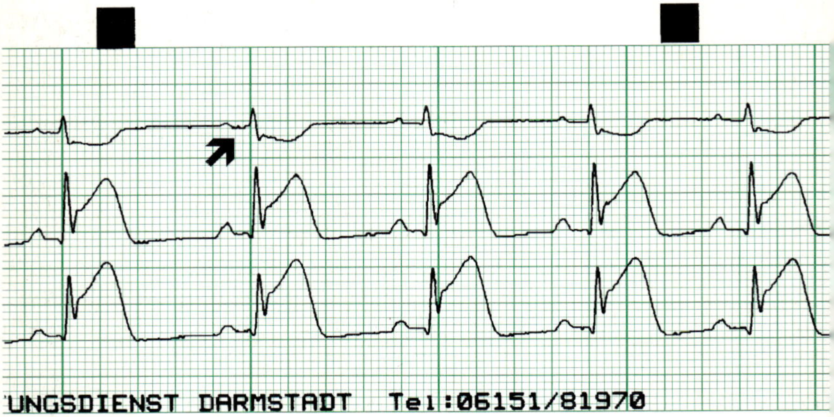

Frage: Bei Eintreffen stellte das RTW-Team Kammerflimmern fest; die erfolgreiche Reanimation dauerte knapp 12 min. Unmittelbar darauf wird dieses komplette Standard-EKG abgeleitet. Welche Ursache löste den Notfalleinsatz aus?

Technik: Einwandfrei über Klebeelektroden und 10poliges Ableitungskabel aufgezeichnete Extremitätenableitungen I, II und III nach Einthoven (links) sowie aVR, aVL und aVF nach Goldberger (rechts); 1 cm/mV, 25 mm/s; (die Brustwandableitungen dieses Patienten sind in Kurve 25 dargestellt).

EKG: Sinusarrhythmie mit Frequenzen zwischen 63 und 77/min; jeder Herzzyklus weist eine vorausgehende P-Welle mit festem Bezug zur Kammererregung auf; kleine, nicht pathologische Q-Zacke in II, III und aVF, deutliche ST-Hebung in II, III und aVF mit hoher T-Welle und deszendierende ST-Senkungen in I und aVL: akuter Hinterwandinfarkt.

➚ **Beachte:** Der elektrische Vektor steht senkrecht auf Ableitung I, d.h. hier sind R und S gleich groß: es besteht ein horziontaler Linkstyp (s. S. 15).

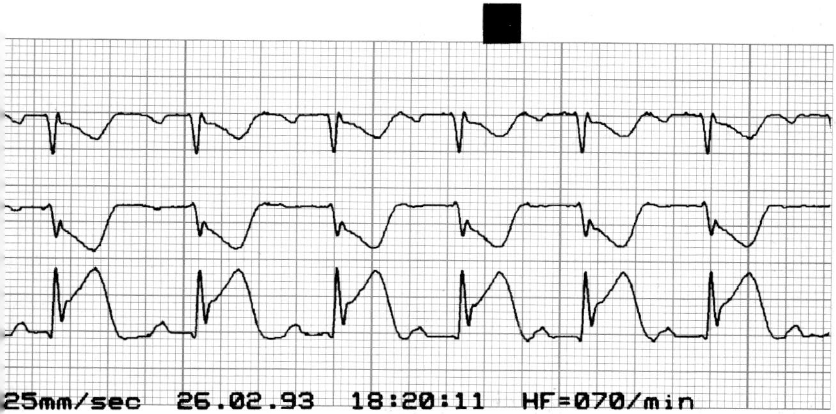

Merke: Bei einem Infarkt der Hinterwand durch Verschluß der rechten Koronararterie, die den Sinusknoten, den AV-Knoten und das His-Bündel versorgt, kommt es oft zu gefürchteten Rhythmusstörungen.

Diagnose:
Akuter Hinterwandinfarkt

Kommentar: Durch die Ausstattung des RTW mit Defibrillator einschl. einem 3-Kanal-EKG-Gerät und einem 10poligen Ableitungskabel kann bereits am Einsatzort die Ursache der Rhythmusstörung diagnostiziert und die spezifische Behandlung eingeleitet werden.

25 (RA, m, 53)

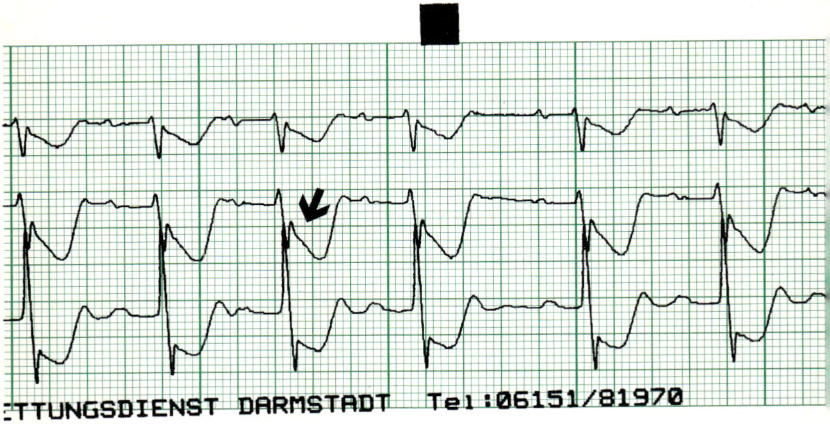

Frage: Welche Infarktzeichen zeigen diese Ableitungen des gleichen Patienten wie im Beispiel 24?

Technik: Einwandfrei registrierte Brustwandableitungen V1-V6; 10poliges Patientenkabel und Klebeelektroden, 25 mm/s; 1 cm/mV.

EKG: Die PQ-Zeit ist von Zyklus zu Zyklus variabel, Frequenz um 66–86/min; zwischen dem 4. und 5. Komplex fällt eine P-Welle aus bzw. tritt verspätet wieder auf; rSr'-Komplex in V1 und V2 als Hinweis auf einen inkompletten Rechtsschenkelblock, deszendierende ST-Streckensenkung bes. in V2 und V3, leichte ST-Hebung um 0,1 mV in V6: indirekte (spiegelbildliche) Zeichen des akuten Hinterwandinfarkts.

➚ **Beachte:** Die ausgeprägte ST-Senkung in den rechtspräkordialen Brustwandableitungen entspricht der ST-Hebung als Zeichen des frischen Herzinfarkts in den charakteristischen Ableitungen III und aVF.

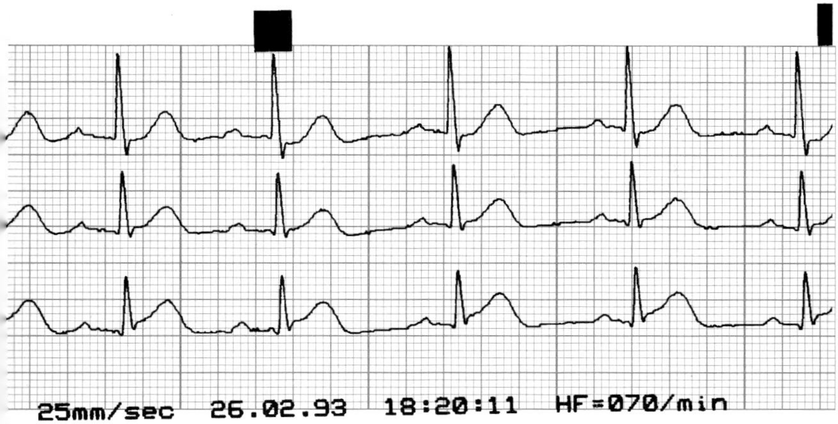

Merke: Bei Senkungen der ST-Strecken in V1-V3 besteht immer der Verdacht auf einen akuten Hinterwandinfarkt. Zusammen mit hohen R-Zacken rechtspräkordial sind dies charakteristische Zeichen.

Diagnose:
Akuter Hinterwandinfarkt

Kommentar: Ausgedehnte Hinterwandinfarkte sind häufige Ursachen für bedrohliche Rhythmusstörungen. Jeder Hinterwandinfarkt, auch bei Sinusrhythmus, muß unter Monitorbeobachtung ins Krankenhaus transportiert werden.

26 (GS, m, 52)

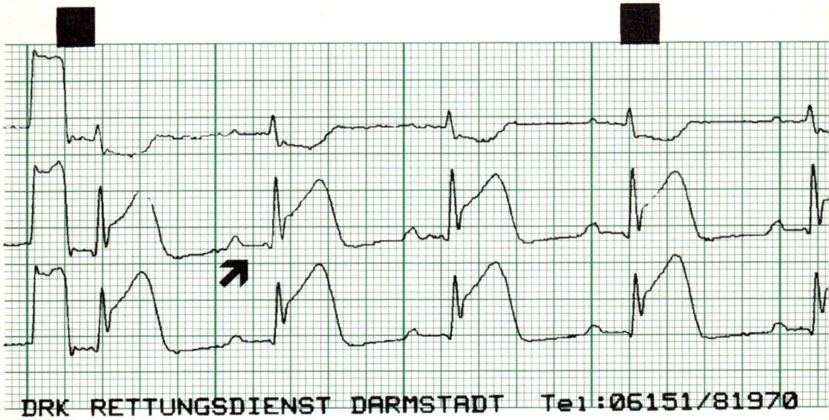

Frage: Ca. 2 min nach dem plötzlichen Kreislaufstillstand bei diesem Patienten kann das NAW-Team mit der Reanimation bei Kammerflimmern beginnen. Zwölf Minuten später, nach der erfolgreichen 12. Defibrillation wird dieses EKG am Einsatzort abgeleitet. Welche Aussage läßt sich treffen und welche Konsequenz kann der Notarzt ziehen? Vergleiche Kurve 27.

Technik: Ableitung des kompletten EKG-Standardprogramms über 10poliges Kabel und Klebeelektroden; hier sind die Extremitätenableitungen I-III und aVR-aVF dargestellt. Im Beispiel 27 finden sich die Brustwandableitungen des gleichen Patienten; 25 mm/s Papiervorschub und 1 mV/cm Verstärkung.

EKG: Sinusrhythmus mit geringer Frequenzschwankung um 62/min, monophasische ST-Hebung von 4–5 mm in II, III und aVF sowie ST-Senkung in I und aVL; deutliche Veränderungen in III und aVF mit klassischen Zeichen eines akuten Hinterwandinfarkts.

➚ **Beachte:** Die Registrierung erfolgt mit 25 mm/s, d.h. 5 mm entsprechen 0,2 s Dauer. Die PQ-Zeit ist mit 0,2 s grenzwertig lang – messen Sie nach!

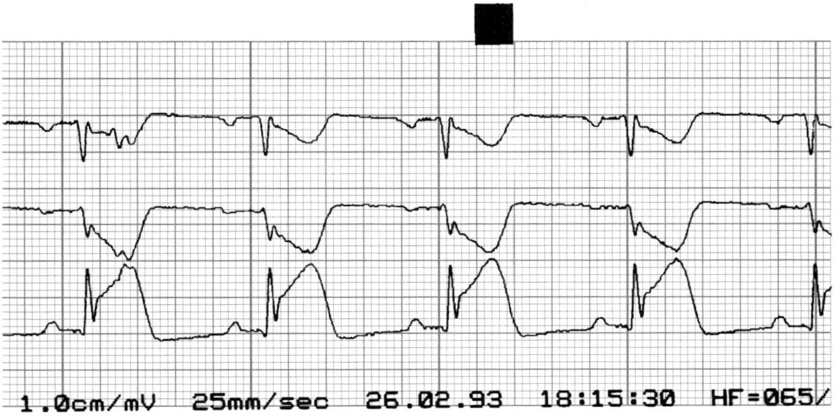

Merke: Eine rechtsventrikuläre Beteiligung findet sich bei etwa 30 % aller Hinterwandinfarkte; unbedingt müssen die Brustwandableitungen und auch die rechtserweiterten Ableitungen Vr3-Vr6 registriert werden.

Diagnose:
Akuter Hinterwandinfarkt, AV-Block I°

Kommentar: In diesem Fall hatte eine akute Infarzierung des diaphragmalen Myokards unmittelbar ein Kammerflimmern ausgelöst. Nach erfolgreicher Reanimation ist das frühzeitige Ausschöpfen der EKG-Diagnostik zwingend geboten. Die Brustwandableitungen dieses Patienten sind im folgenden Beispiel zu sehen.

27 (GS, m, 52)

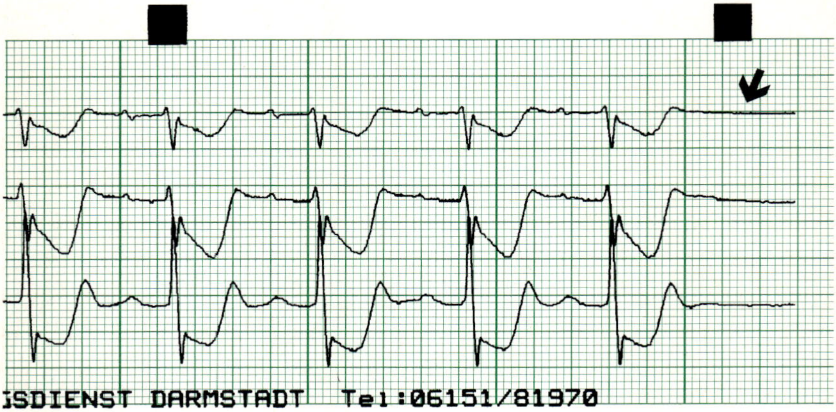

Frage: Welche EKG-Veränderungen liegen vor? Es handelt sich um den gleichen Patienten wie im Beispiel 26.

Technik: Brustwandableitungen (links V1-3, rechts V4-6) mit 10poligem Ableitungskabel und Klebeelektroden; 25 mm/s. 1 cm/mV.

EKG: Sinusrhythmus mit geringer Unregelmäßigkeit, Frequenz 63–76/min. Nach dem 5. Kammerkomplex in V1-V3 (linke Bildhälfte) fällt die P-Welle aus. Nach einer Pause übernimmt ein anderes Vorhofzentrum die Schrittmacherfunktion. PQ auf 0,21 s zum AV-Block I° (s. S. 28) verlängert. Die R-Zacken wachsen von V2 nach V3 sprunghaft an. Die ST-Strecken sind in V1-V3 um 0,5 mV tief gesenkt. Die Veränderungen in V2 stellen das Spiegelbild des Kammerkomplex in Ableitung III der Kurve 26 dar. In V6 findet sich eine ST-Hebung um 0,1 mV und eine kleine Q-Zacke.

Beachte: Nach Ausfall des bisherigen Erregungszentrums übernimmt ein anderes Vorhofzentrum die natürliche Schrittmacherfunktion (glücklicherweise; die weiteren Herzzyklen sind hier nicht mehr gezeigt).

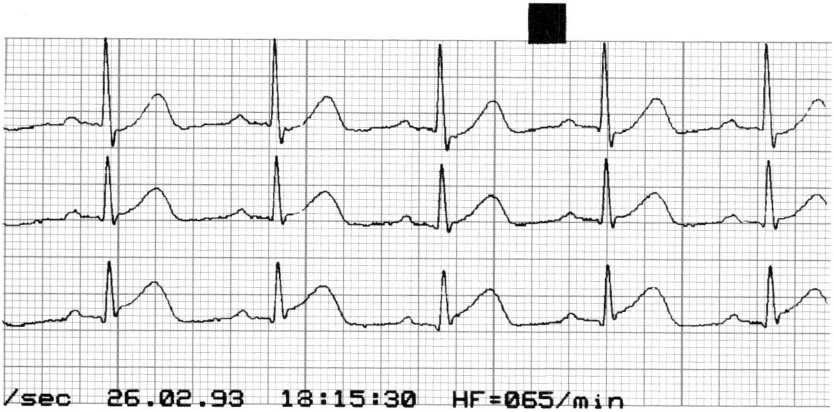

Merke: Bei Verdacht auf Hinterwandinfarkt betrachtet man das R in (V1) und V2 sowie die ST-Senkungen mit dem Spiegeltest: das EKG auf den Kopf stellen und in einem Spiegel betrachten! Die Veränderungen in der Ableitung V6 könnten auf die Beteiligung der Seitenwand hinweisen.

Diagnose:
Akuter Hinterwandinfarkt mit Verdacht auf Beteiligung der Seitenwand, AV-Block I°

Kommentar: Zum Nachweis einer Beteiligung der Seitenwand dienen die linkserweiterten Ableitungen V7-V9. Dort müßten sich in diesem Fall auch Q-Zacken und ST-Hebungen finden lassen. Ob in diesem Beispiel ein Sinusstillstand oder eine SA-Blockierung vorliegen wird, kann nicht mit Sicherheit diagnostiziert werden.

28 (PS, m, 59)

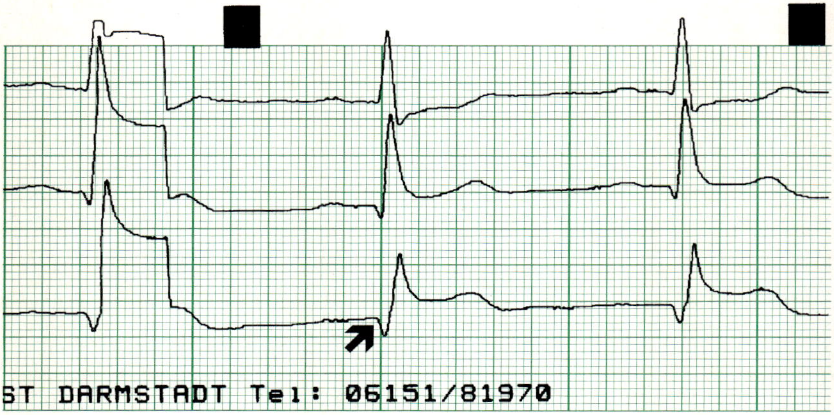

Frage: Welche infarkttypischen Veränderungen zeigen diese EKG-Kurven? Der Patient hatte um 14:37 Uhr direkt in der Rettungsleitstelle angerufen, nachdem er zehn Minuten vorher einen plötzlichen Vernichtungsschmerz in der Brust verspürt hatte.

Technik: Registrierung der Extremitätenableitungen (und der Brustwand-) mit 10poligem Patientenkabel und Klebeelektroden durch das Notarztteam exakt 43 min nach Infarktbeginn; 1 cm/mV und 50 mm/s.

EKG: Sinusrhythmus, Frequenz 77/min. Mitteltyp. I-III linke Seite, aVR-aVF rechte Seite. Kleine, aber plumpe Q-Zacke in II, III und aVF. Deutliche ST-Hebung in II, bes. in III und aVF sowie ST-Senkung in I und aVL.

➚ **Beachte:** Diese Q-Zacke ist Ausdruck des Infarktgeschehens. Durch die Q-Zacke allein wäre die Infarktdiagnose jedoch nicht zu stellen, da sie nicht die Kriterien eines Infarkt-Q aufweist (s. S. 43). Charakteristisch für den Infarkt sind jedoch die ausgeprägten ST-Hebungen; die mit größter Ausbildung in den Ableitungen III und aVF auf einen Hinterwandinfarkt hinweisen.

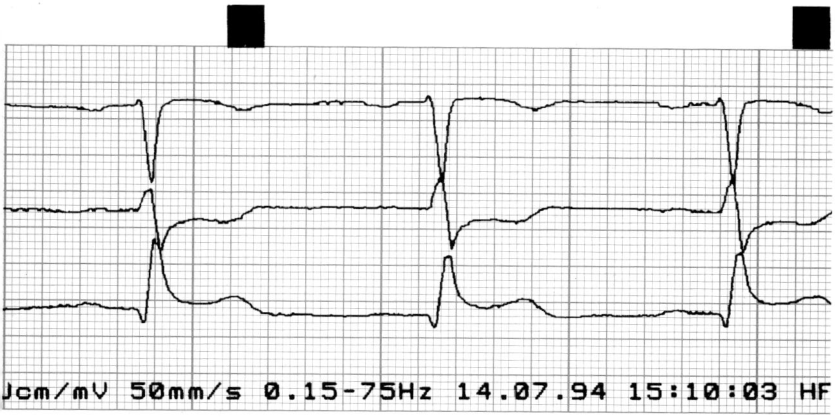

Merke: Das sogenannte Nekrose-Q entsteht durch eine Richtungsumkehr der Kammervektoren, da sich das Infarktgebiet elektrisch inaktiv verhält; es bildet sich in kurzer Zeit nach Infarktbeginn aus. Bei Infarkten, die sich nicht transmural, also über alle Schichten des Myokards ausbreiten, kann das Infarkt-Q fehlen. Man spricht dann vom nicht-transmuralen *Non-Q-wave-Infarkt*. Dieser ist genauso gefährlich wie ein transmuraler Infarkt (s. S. 44).

Diagnose:
Akuter Hinterwandinfarkt

Kommentar: Es gehört leider zu den Seltenheiten, daß Patienten mit klassischer Infarktsymptomatik innerhalb einer so kurzen Entscheidungszeit direkt den Notarzt rufen. Die schnelle und vollständige EKG-Diagnostik ist unerläßlich, um den Vorteil einer frühzeitig durchgeführten Thrombolyse zu kommen, wenn die Diagnose gesichert ist und Kontraindikationen ausgeschlossen werden konnten. Der Zeitfaktor, in dem das verschlossene Infarktgefäß wieder eröffnet wird, ist für den Erhalt des Myokardgewebes entscheidend. Dieser Patient konnte noch innerhalb der ersten Stunde nach Schmerzbeginn erfolgreich durch das Notarztteam lysiert werden.

29 (MR, m, 58)

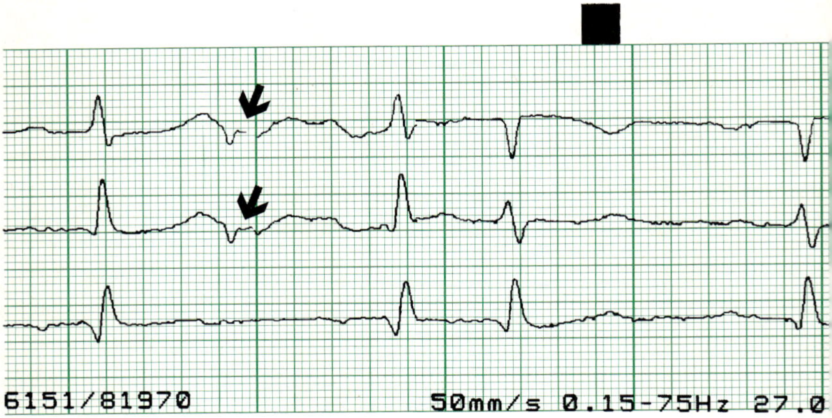

Frage: Um 14:45 Uhr beklagt dieser Patient plötzlich ein Engegefühl in der Brust mit kaltem Schweißausbruch sowie Übelkeit. Notruf durch den Hausarzt um 15:34 Uhr. Was erkennt der Notarzt in diesem EKG, das er um 15:40 Uhr am Einsatzort registriert?

Technik: 10poliges Ableitungskabel, Klebeelektroden und komplettes EKG-Standardprogramm (links I–III und aVR–aVF, rechts V1-3 und V4-6); 50 mm/s, 1 cm/mV. Vergleiche auch Kurven 30 und 31.

EKG: PP = RR, d.h. die Abstände zwischen den Vorhof- und den Kammererregungen entsprechen einander; Frequenz 74/min. PQ-Zeit mit 0,2 s grenzwertig verlängert. Es finden sich eine S-Zacke in I und eine auffällige nicht sicher pathologische Q-Zacke in III. QRS-Dauer in V1 0,08 s. ST-Senkungen in I, II, aVF und V3-V6; in V1 T-Inversion.

Beachte: Die markierte Änderung der EKG-Kurve in I und II ist Ausdruck einer Störung über das Kabel, denn sie tritt in der gleichzeitigen Ableitung III nicht auf.

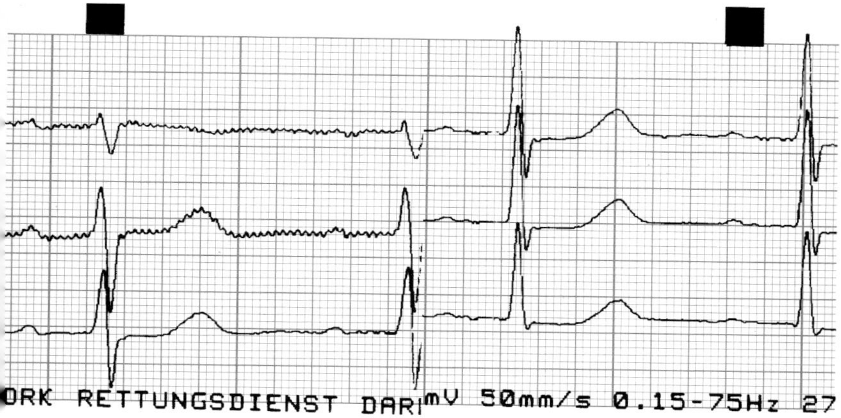

Merke: Ein signifikantes Q (Pardée-Q) dauert 0,04s (bei 50mm/s Papiervorschub) und hat eine Amplitude von mindestens einem Drittel des gesamten QRS-Komplexes.

Diagnose:
AV-Block I°, kein sicherer Hinweis, aber Verdacht auf akute Ischämiereaktion im Bereich der Hinterwand.

Kommentar: Bei der klinisch eindeutigen Symptomatik ist bis zum Beweis des Gegenteils ein akuter Myokardinfarkt anzunehmen. Das komplette Standard-EKG mit allen Zusatzableitungen muß hier vom Notarzt abgeleitet werden. Zur Differenzierung zwischen lagebedingtem Q und Pardée-Q sollte ein langer Streifen in Ein- und Ausatmungsposition geschrieben werden; dies ist in Kurve 30 erfolgt. Die stationäre Abklärung und der Transport mit Notarzt sind dabei geboten. Kurzfristige EKG-Kontrollen sind bei gleichbleibender Symptomatik dringend zu empfehlen!

30 (MR, m, 58)

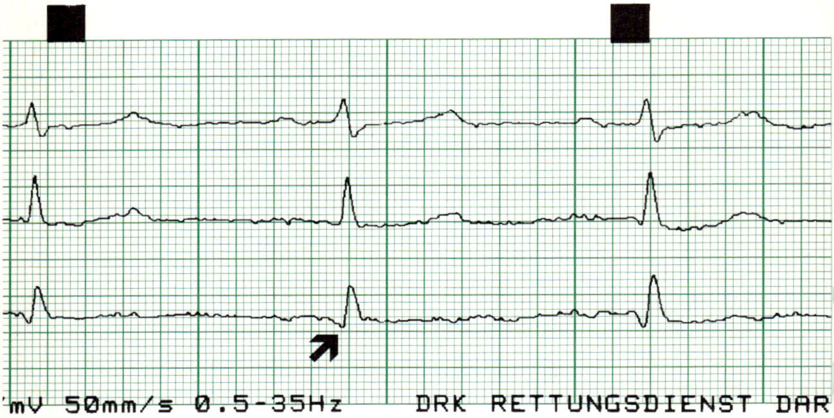

Frage: Bei klinisch eindeutiger Infarktsymptomatik sind in III und aVF Q-Zacken zu erkennen. Zur weiteren Differenzierung dokumentiert das RTW-Team daraufhin den abgebildeten Streifen der Ableitungen I-III bei tiefer Ein- und Ausatmung. Welche Erkenntnis ergibt sich aus diesem Streifen? Es ist der gleiche Patient der EKG-Kurven 29 und 31.

Technik: Einthovenableitungen I, II und III fortlaufend über beide Seiten registriert; Papiervorschub 50mm/s und 1 cm/mV, Klebeelektroden und 10poliges Ableitungskabel.

EKG: Geringe respiratorische Sinusarrhythmie, Frequenz 74–84/min. PQ-Zeit auf 0,2 s grenzwertig verlängert. Kleine S-Zacke in I und kleine Q-Zacke in III. Keine besonderen Befunde des ST-Streckenverlaufs. Flache T-Welle in III. Das Q in III wechselt seine Amplitude geringgradig und erscheint bei Einatmung kleiner als bei Ausatmung. Analog dazu wechselt auch die Frequenz. Steiltyp.

➚ **Beachte:** Es liegt hier kein Pardée-Q vor! Die Größe der Q-Zacken ist variabel.

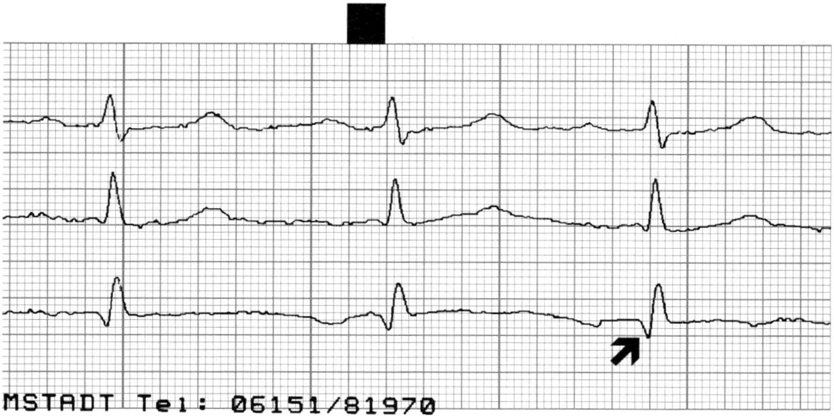

Merke: Durch die Atembewegung hebt und senkt sich das Zwerchfell, dem das Herz direkt aufliegt. Durch diese Bewegung kommt es zu einer leichten Drehung des Herzens und damit auch der elektrischen Herzachse. Dies zeigt sich im Wandel der Q-Zacken in III und entsprechend der S-Zacken in I.

Diagnose:
Ausschluß Ischämiereaktion der Hinterwand; respiratorisches Q in III.

Kommentar: Der EKG-Streifen bietet keinen klaren Hinweis auf einen Myokardinfarkt. Das im Beispiel 29 erkennbare Q in III erfüllt noch nicht die Kriterien eines signifikanten Q. Bei der infarkttypischen Symptomatik sind allenfalls die ST-Senkungen als Ausdruck einer Ischämiereaktion zu deuten. Weitere EKG-Kontrollen sind erforderlich. Ein akuter Myokardinfarkt ist nicht ausgeschlossen, und der dringende Verdacht besteht trotz dieses scheinbar harmlosen EKG-Befundes weiter. Das Ausmaß eines Infarkts zeigt sich oft erst in seinem Verlauf, der in der Kurve 31 dokumentiert ist.

31 (MR, m, 58)

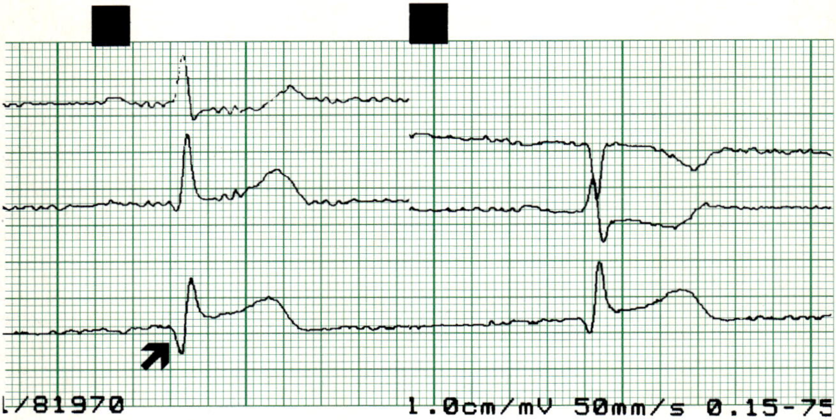

Frage: Welche Diagnose ergibt sich aus diesem EKG, das der Notarzt knapp sechs Minuten nach den Streifen in den EKG-Beispielen 29 und 30 registriert hat?

Technik: Es handelt sich um dieselben Ableitungsbedingungen wie in Kurve 29 und um den gleichen Patienten, wie in den Kurven 29 und 30.

EKG: Sinusrhythmus, Steiltyp, PQ 0,2 s, Q-Zacken in II, III und aVF mit deutlichen ST-Hebungen in diesen Ableitungen. Signifikante, pathologische Q-Zacke in III, und hier besteht auch am deutlichsten die Anhebung der ST-Strecke. In I und aVL sowie in V2 sind die ST-Strecken leicht gesenkt. Die Kriterien des akuten Hinterwandinfarkts liegen vor.

➚ **Beachte:** Es besteht ein eindeutiges, infarkttypisches Pardée-Q (s. S. 43).

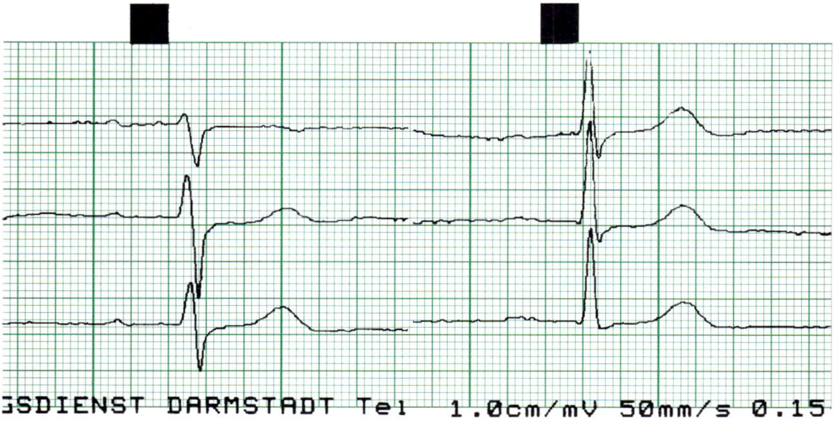

Merke: Bei kurzfristig auftretenden ST-Hebungen im EKG, wie in diesem Fall in II, III und aVF muß differentialdiagnostisch auch an eine vasospastische Angina gedacht werden; diese Patienten müssen zum Ausschluß eines akuten Infarkts über den EKG-Monitor beobachtet und stationär eingewiesen werden.

Diagnose:
Akuter Hinterwandinfarkt, AV-Bock I°

Kommentar: Der EKG-Verlauf und die weiterbestehende klinische Symptomatik bestätigten den Infarktverdacht. Der Patient wurde innerhalb einer Stunde nach Beginn des Akutereignisses lysiert.

32 (JZ, m, 47)

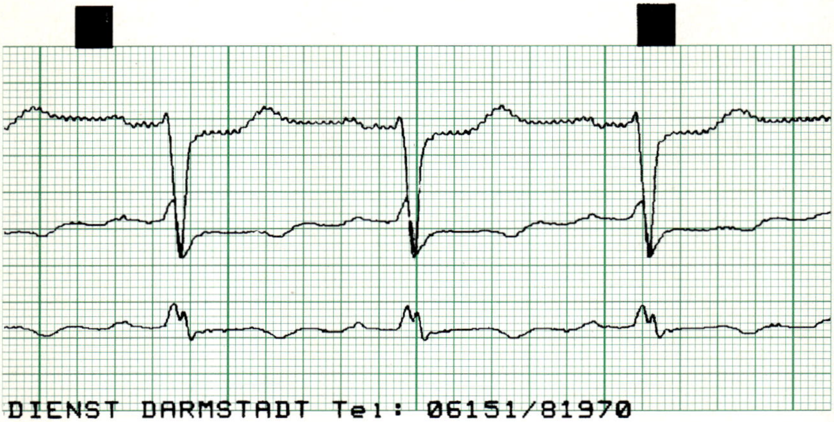

Frage: Inmitten einer Geschäftsbesprechung empfindet der Patient plötzlich einen heftigen Druck im epigastrischen Winkel. Ihm wird übel, er erleidet abrupt einen kalten Schweißausbruch und hat Todesangst. Der Betriebsarzt alarmiert den Notarzt bei klinischem Verdacht auf ein perforiertes Magengeschwür. Wodurch wird dieser Verdacht ausgeschlossen?

Technik: Brustwandableitungen V1-V3 (links) und V4-V6 (rechts) simultan über Klebeelektroden und 10poliges Patientenkabel registriert; 1 cm/mV, 50 mm/s (vgl hierzu auch die EKG-Kurven 33 und 34).

EKG: PP=RR, Sinusrhythmus, Frequenz 94/min, ST-Senkung in V2 und V3, monophasische ST-Hebung in V5 und V6: Indirekte Infarktzeichen für akuten Hinterwandinfarkt (Spiegeltest, s. S. 47 und 48) mit Seitenwandbeteiligung.

Beachte: Die infarkttypischen ST-Hebungen in den linkspräkordialen Ableitungen sind richtungsweisend für den akuten Infarktverdacht.

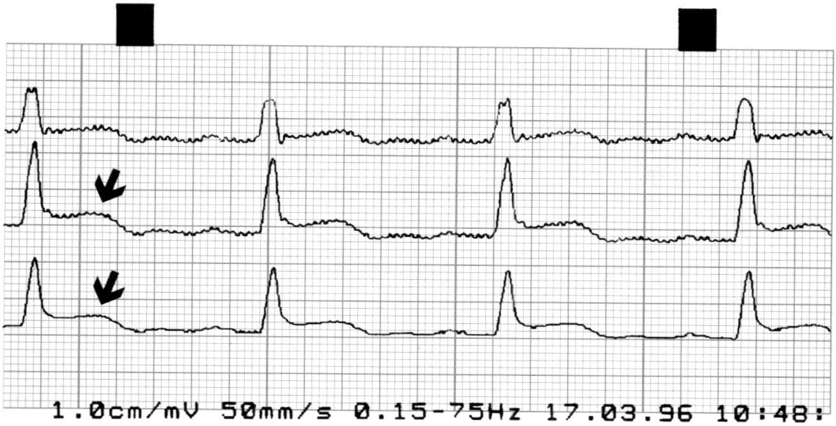

Merke: Beim akuten Hinterwandinfarkt stellen sich die typischen Infarktzeichen in den Ableitungen V1/2 spiegelbildlich dar. Hinterwandinfarkte müssen durch fortgesetztes Monitoring beobachtet werden, da sie häufig mit plötzlich auftretenden gefährlichen Rhythmusstörungen verknüpft sind.

Diagnose:
Akuter Hinterwandinfarkt mit Beteiligung der Seitenwand

Kommentar: Die Symptomatik eines akuten Hinterwandinfarkts wird oftmals mit allen möglichen Ursachen für ein akutes Abdomen fehlinterpretiert, weil sich der richtungsweisende Schmerz dabei in den epigastrischen Winkel projiziert. Nur durch eine eine konsequente EKG-Ausschlußdiagnostik am Einsatzort mit dem kompletten EKG-Standardprogramm kann eine Fehldiagnose vermieden werden.

33 (JZ, m, 47)

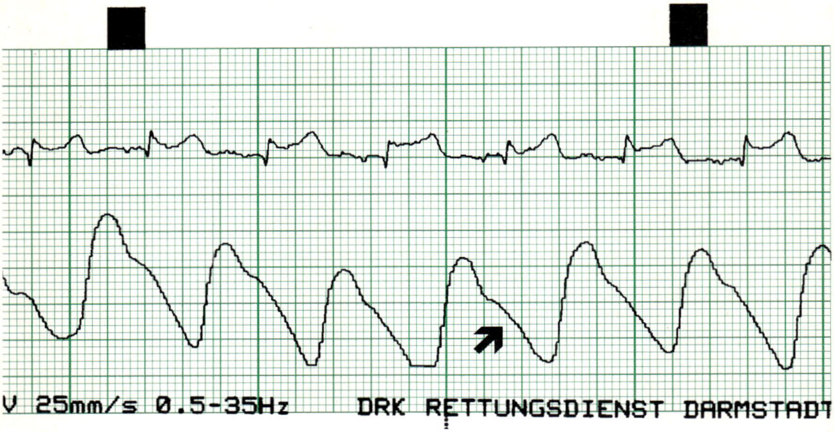

Frage: Um welche Kurven handelt es sich hier und welche Informationen vermitteln die Ableitungen? Es handelt sich um denselben Patienten wie im Beispiel der Kurve 32. Der Patient war mit 3 Mio E Urokinase im Rettungswagen lysiert worden und reagierte mit starkem Blutdruckabfall.

Technik: Papiervorschub 25 mm/s, Eichung 1 cm/mV; die obere Kurve zeigt die Ableitung III, die untere Kurve die simultan registrierte Pulswellenkurve über den Fingerkuppensensor.

EKG: Regelmäßiger Sinusrhythmus, Frequenz 94/min, P-Wellen aufgrund nicht artefaktfreier Ableitung nicht eindeutig zu erkennnen, kleine Q-Zacke und deutliche ST-Hebung mit spitzzipflig aufgesetzter T-Welle.

➚ **Beachte:** Die Inzisur der Pulskurve ist trotz der hohen Frequenz deutlich zu erkennen.

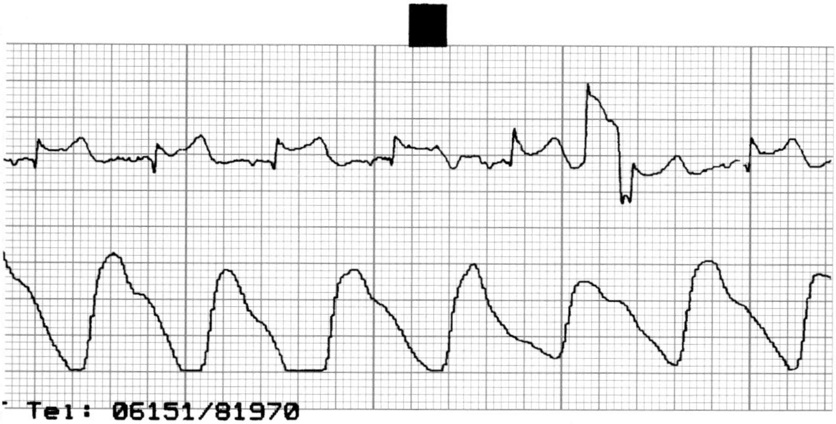

Merke: Die einwandfrei registrierte Pulswellenkurve weist nach dem Gipfel eine Inzisur auf. Aufgrund der Pulswellenlaufzeit liegt die zugehörige Pulswelle immer hinter dem vorangegangenen Kammerkomplex.

Diagnose:
Akuter Hinterwandinfarkt

Kommentar: Im Zusammenhang mit der Applikation der thrombolytischen Substanz ist ein akuter Blutdruckabfall möglich. Dies erfordert ein exaktes Monitoring von EKG, SaO_2 und Blutdruck. Therapeutisch reicht in den meisten Fällen eine Schocklagerung aus. Die einwandfreie SaO_2-Pulswelle gibt einen Hinweis auf ausreichende, peripher-kapilläre Durchblutung.

34 (JZ, m, 47)

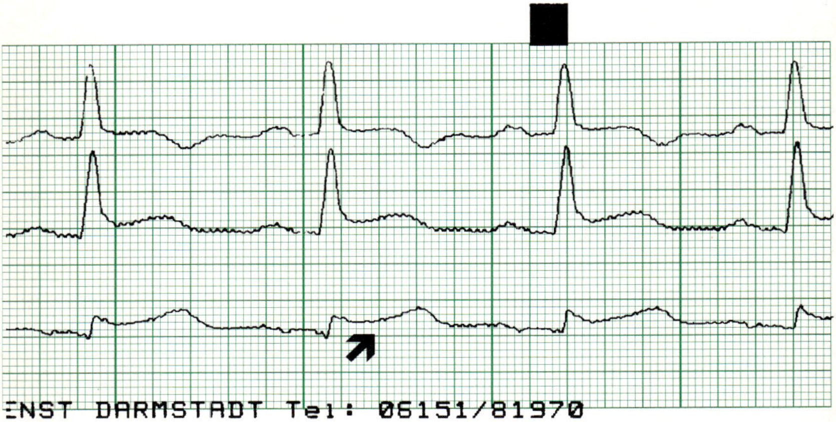

Frage: Dieses EKG-Bild hatte den Notarzt, zusammen mit den EKG-Kurven 32 und 33 zu einer präklinischen Thrombolyse veranlaßt. Wo finden sich die akuten Infarktzeichen und wo ist der Infarkt lokalisiert?

Technik: Bipolare EKG-Ableitungen der Extremitäten nach Einthoven (I-III) links und unipolare Extremitätenableitungen nach Goldberger (aVR-aVF) rechts; Eichung 1 cm/mV, Papiervorschub 50 mm/s.

EKG: PP=RR, regelmäßiger Sinusrhythmus, Frequenz 95/min, kleine, plumpe Q-Zacke in II, III und aVF, ST-Hebung in (I), II, III und aVF, gleichschenklig negatives T in I und aVL.

Beachte: Die dezente ST-Streckenhebung in Ableitung I kann leicht übersehen werden.

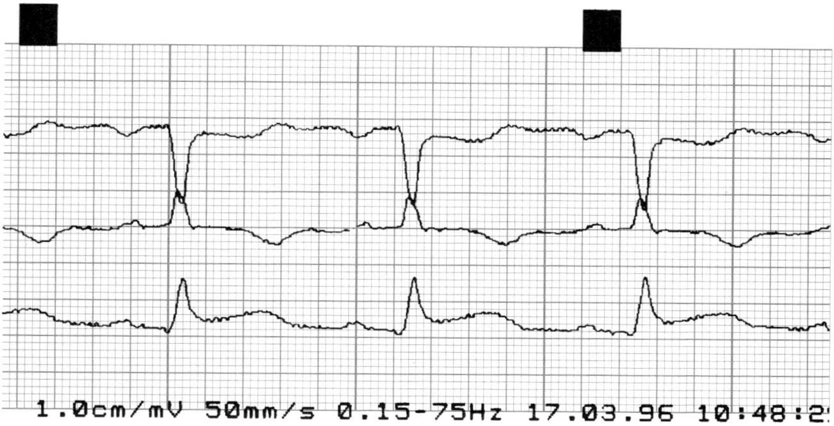

Merke: Da 30 % aller Hinterwandinfarkte mit einer Beteiligung des rechten Ventrikels einhergehen, ist es zum Ausschluß empfehlenswert, die *rechtsventrikulären Ableitungen* (Vr3 und Vr4) zu registrieren.

Diagnose:
Akuter posterolateraler Hinterwandinfarkt

Kommentar: Aufgrund der infarkttypischen ST-Hebungen in den relevanten Ableitungen liegt ein akuter Hinterwandinfarkt vor. Eine Rechtsherzbeteiligung ist hier im EKG nicht ausgeschlossen worden.

35 (HB, m, 68)

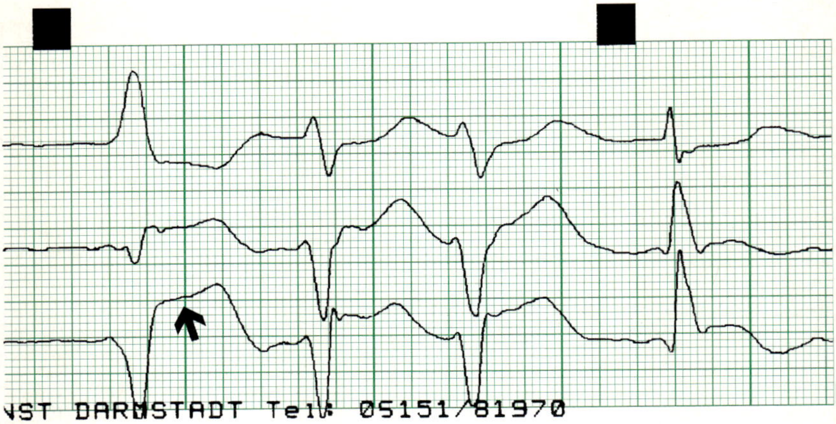

Frage: Mit einem 4poligen Ableitungskabel hatte das RTW-Team bei diesem Patienten mit heftigen Brustschmerzen, die sich gegenüber Nitraten als resistent erwiesen, bereits die Extremitätenableitungen aufgezeichnet. Welche Diagnose ergibt sich aus diesen Kurven?

Technik: Einwandfrei registrierte periphere Ableitungen I-III (Einthoven) und aVR-aVF (Goldberger); 1 cm/mV, 50 mm/s.

EKG: Keine P-Wellen erkennbar, unregelmäßige, tachykarde Folge teils identischer, teils bis auf 0,12 s verbreiterter QRS-Komplexe, Frequenz 130/min; bei einigen Schlägen kleine Q-Zacke in III und aVF, ST-Hebungen in III und aVF, ST-Senkungen in I und aVL; die breiten QRS-Komplexe sind ventrikuläre Extrasystolen, VES, (1.bis 3. Schlag links und 1.Zyklus rechts): die ST-Hebungen in III und aVF (beim 4.Normalschlag links und 2.-5. Schlag rechts) geben Verdacht auf einen Hinterwandinfarkt; polytope VES.

Beachte: Die ventrikuläre Extrasystole ist schenkelblockartig verformt, da sich die Erregung nicht auf normalem Weg ausbreitet. Die ST-Hebung dieses Komplex ist Teil des Schenkelblocks und nicht infarkttypisch. Die unterschiedliche Form weist auf mindestens zwei Ursprungsorte der VES hin (polytope VES; LOWN IIIa, s.S. 36).

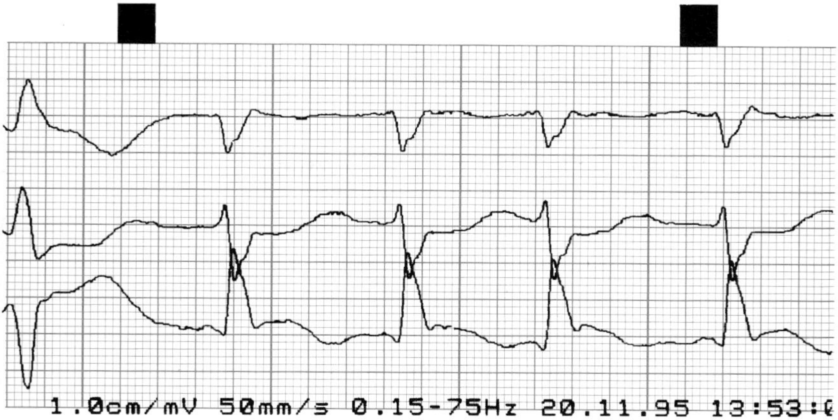

Merke: Die sichere Diagnose eines Infarkts kann nur über die fortgesetzte EKG-Registrierung erfolgen, aber der Verdacht ergibt sich bereits aus dem vorliegenden Bild.

Diagnose:
Verdacht auf akuten Hinterwandinfarkt mit polytopen VES.

Kommentar: Der Verdacht auf einen Hinterwandinfarkt erfordert die stationäre Abklärung. Bei komplexen, begleitenden Rhythmusstörungen ist hohe Reanimationsbereitschaft gefordert, da durch ein R-auf-T-Phänomen jederzeit ein Kammerflimmern ausgelöst werden kann.

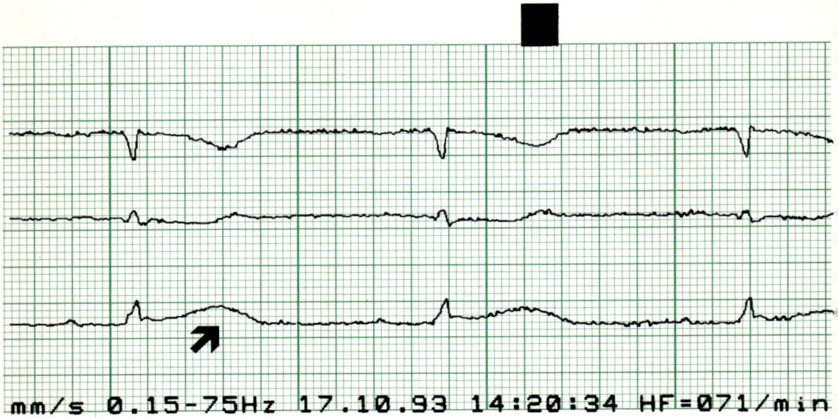

Frage: Die beiden EKG-Streifen links und rechts wurden im Abstand von 20 min abgeleitet; welcher Befund liegt vor?

Technik: Goldberger-Ableitungen aVR, aVL und aVF über Klebeelektroden und 10poliges Patientenkabel, die Ableitung aVL ist auf der rechten Seite von Artefakten überlagert; 1 cm/mV, 50 mm/s.

EKG: Regelrechte Erregungsausbreitung mit identifizierbaren P-Wellen, normfrequenter Sinusrhythmus mit 70/min, PQ-Zeit 0,14 s, QRS-Breite und QT-Dauer im Normbereich; auf der linken Seite diskrete ST-Hebung in aVF, rechts ausgeprägte, infarkttypische Veränderungen: akuter Hinterwandinfarkt.

Beachte: Die Kurven zeigen das charakteristische Zeitprofil des Infarktverlaufs. Bei der ersten Untersuchung sind die Veränderungen nur diskret ausgeprägt und könnten bei oberflächlicher Betrachtung übersehen werden, v.a. dann, wenn die klinische Symptomatik nur gering ausgeprägt ist; nach 20 min haben sich mit der ST-Anhebung in aVF die klassischen Merkmale des akuten Infarkts der Hinterwand ausgebildet.

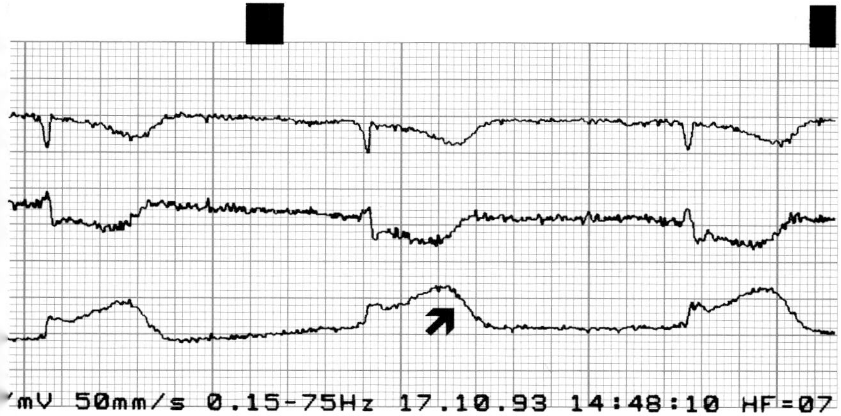

Merke: Monophasische, zum Teil extreme ST-Hebungen, die bei pektanginösen Anfällen nur vorübergehend im EKG auftreten, weisen auf einen koronaren Gefäßspasmus, die sog. *Prinzmetal-Angina*, hin.

Diagnose:
Akuter Hinterwandinfarkt

Kommentar: Hinterwandinfarkte können mit geringer Symptomatik auftreten. Die präzise EKG-Analytik und vor allem die Betrachtungen der EKG-Veränderungen über ein Monitoring während der gesamten Untersuchungsdauer und bis zum Eintreffen in der Klinik können folgenschwere Fehldiagnosen vermeiden.

37 (EB, w, 72)

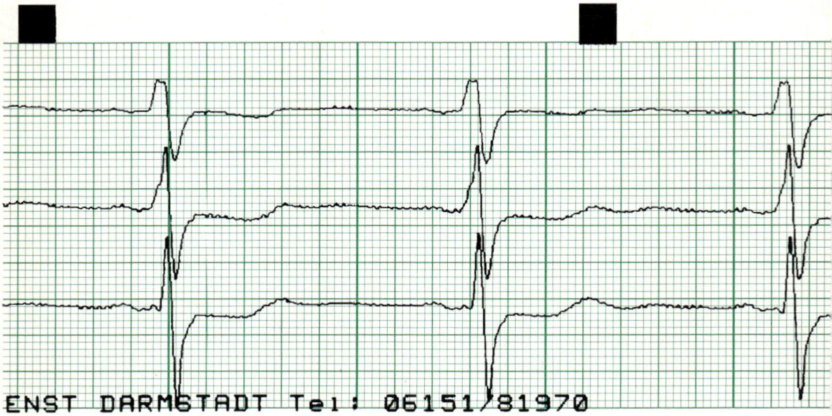

Frage: Fünf Stunden wartet die alte Dame mit konstantem Schmerz im epigastrischen Winkel, ehe sie ihre Nachbarin bittet, den Notarzt anzurufen. Welche Diagnose läßt sich aus den vorliegenden EKG-Kurven stellen?

Technik: Einwandfrei über Klebeelektroden und 10poliges Patientenkabel registrierte Brustwandableitungen V1-V6; 1 cm/mV, 50 mm/s.

EKG: Erkennbare P-Wellen in konstanter Verbindung zu den Kammerkomplexen, Sinusrhythmus mit 72/min; signifikante Q-Zacken in V5 und V6, hohe R-Zacken in V1-V3 mit tiefem S und deszendierende ST-Senkungen in diesen Ableitungen, QRS auf 0,12 s verbreitert: Hinterwandinfarkt mit Beteiligung der Seitenwand.

Beachte: Hier liegt eine signifikante Q-Zacke vor (s. S. 43).

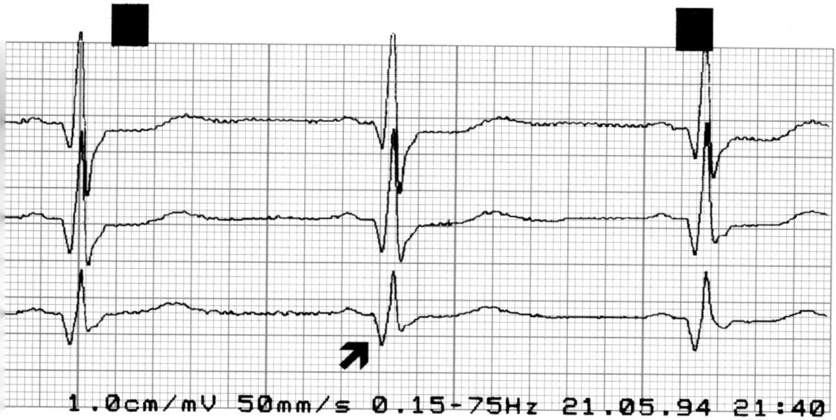

Merke: Hohe R-Zacken in V1 und V2 ergeben immer den Verdacht auf einen akuten Hinterwandinfarkt; diese Veränderungen im Kammerkomplex entsprechen dem signifikanten Q des Vorderwandinfarkts.

Diagnose:
Akuter Hinterwandinfarkt

Kommentar: In Verbindung mit der eindeutigen klinischen Symptomatik interpretierte der Notarzt das vorliegende EKG richtig als Zeichen des akuten Hinterwandinfarkts; kritisch muß der breite Kammerkomplex mit Hinweis auf Schenkelblock betrachtet werden (s. S. 30 f.).

38 (PS, m, 69)

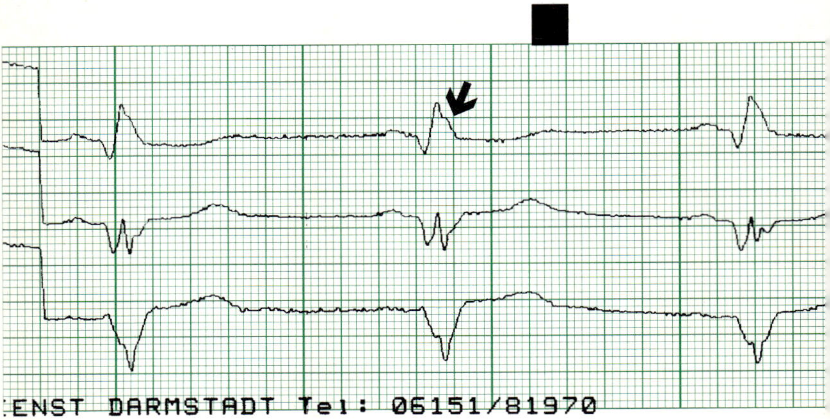

Frage: Der Patient beklagt seit 3 Stunden heftige, retrosternale Schmerzen mit Ausstrahlung in den Rücken. Welche Diagnose vermittelt das EKG?

Technik: Einwandfreie Aufzeichnung Extremitätenableitungen I-III links und aVR-aVF rechts über Klebeelektroden und 10poliges Patientenkabel; 1 cm/mV, 50 mm/s.

EKG: Kleine Kammerkomplexe mit Grenzbefund zur peripheren Niedervoltage, P-Wellen vor jedem Kammerkomplex mit klarer Koppelung, Sinusrhythmus mit 71/min, Pardée-Q in II und aVF, kleines Q in I und aVL, QRS-Dauer in I 0,12 s, ST-Hebung in II, III und aVF, ST-Senkung in I und aVL; bei überwiegend negativem Kammerkomplex in aVF liegt ein überdrehter Linkstyp vor: Linksschenkelblock, Verdacht auf Hinterwandinfarkt.

Beachte: Der Kammerkomplex ist größer als 0,12 s; die Knotung der R-Zacke weist auf die Erregungsverzögerung bei Schenkelblock hin. Vorsicht mit der Diagnose Infarkt!

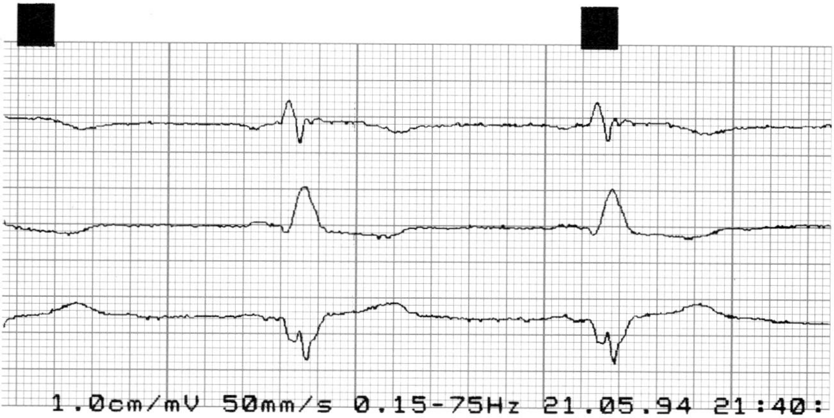

Merke: In den Extremitätenableitungen sprechen für einen Linksschenkelblock:

- Linkslagetyp, meist überdrehter Linkstyp
- fehlende S-Zacke in I und meist keine R-Zacke in III
- 0,12 s und M-förmig in I und aVL

Diagnose:
Linksschenkelblock, Verdacht auf akuten Hinterwandinfarkt.

Kommentar: Das signifikante Q und die dezenten ST-Hebungen in den für eine Infarzierung im Hinterwandbereich relevanten Ableitungen sind hochverdächtig. Jedoch ist beim Linksschenkelblock eine sichere Infarktdiagnose kaum möglich. In diesem Fall bestimmt die klinische Symptomatik alle weiteren, notfallmedizinischen Schritte.

39 (AS, w, 32)

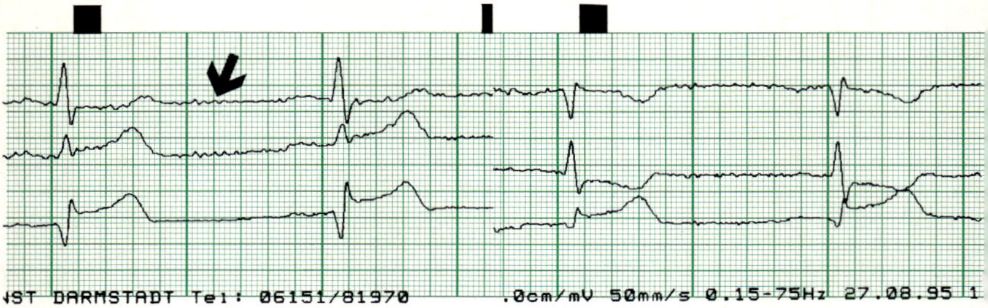

Frage: Der Notarzt findet die Patientin im Kammerflimmern und unter Reanimationsbedingungen vor; das RTW-Team ist bereits am Einsatzort und hat die EKG-Elektroden angelegt. Nach der 12. Defibrillation zeigt sich auf dem Monitor ein Sinusrhythmus. Welche Diagnose ergibt sich aus diesen nun abgeleiteten EKG-Kurven?

Technik: Um 15 % verkleinerte Wiedergabe der originalen EKG-Streifen; technisch nicht ganz einwandfreie Ableitung des EKG-Standardprogramms (I-III, aVR-aVF links und V1-V6 rechts) durch Elektrodenstörungen; 50 mm/s, 1 cm/mV.

EKG: In der unruhigen Nullinie können P-Wellen in festem Bezug zum Kammerkomplex abgegrenzt werden, Sinusrhythmus mit 61/min, Pardée-Q in III und kleine, plumpe Q-Zacke in aVF, monophasische ST-Hebung in II, III und aVF mit hoher T-Welle, ST-Senkung in I und aVL, in den Brustwandableitungen S-Zacke bis V6: Hinterwandinfarkt.

➚ **Beachte:** Hierbei handelt es sich nicht um P-Wellen sondern um Artefakte.

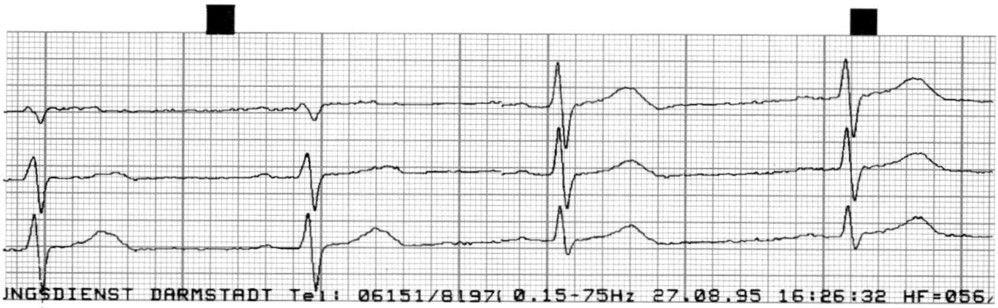

Merke: Wenn die Q-Zacke in III größer als 1/3 des gesamten QRS-Komplexes beträgt, spricht man von einem signifikanten oder von einem Pardée-Q (s. S. 43); alle Ableitungen des EKG müssen nach pathologischen Q-Zacken durchforscht werden.

Diagnose:
Akuter Hinterwandinfarkt, Zustand nach erfolgreicher Reanimation nach Kammerflimmern.

Kommentar: Der Einsatz eines 10poligen Patientenkabels empfiehlt sich generell, auch unter Reanimationsbedingungen! Dabei werden zunächst nur die vier Extremitätenkabel angeschlossen, während die Brustwandelektroden zur frühzeitigen, umfassenden EKG-Diagnostik erst nach dem Reanimationserfolg eingesetzt werden. Bei diesem Vorgehen konnte das RTW-Team schon eine Viertelstunde nach Eintreffen des Notarztes die Diagnose des Infarkts durch das EKG sichern.

40 (HR, m, 64)

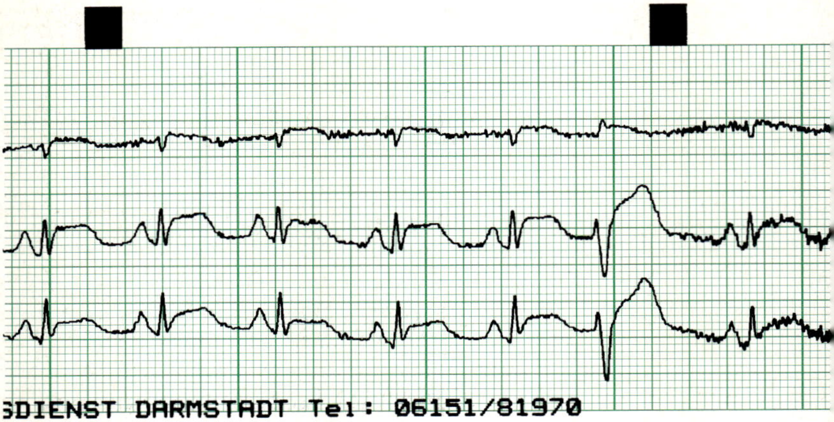

Frage: Der Patient ist Diabetiker; ihm war 2 Stunden vor dem Notfallereignis plötzlich übel geworden, und er hatte im Schwall erbrochen. Dabei bestand ein kalter Schweißausbruch. Thoraxschmerzen bestanden zu keinem Zeitpunkt. Weil er ein „Herzstolpern" feststellte, machte er sich auf den Weg zu seinem Hausarzt und erlitt in dessen Praxis einen Kreislaufkollaps. Welche Diagnose stellt sich aus dem EKG?

Technik: Papiervorschub 25 mm/s, Eichung 1 cm/mV; einwandfreie Aufzeichnung der Extremitätenableitungen über Klebeelektroden und 4poliges Patientenkabel.

EKG: Es werden zwei formal unterschiedliche Kammerkomplexe registriert; den Normalschlägen geht eine P-Welle voraus: Sinusgrundrhythmus mit 96/min und monotope Extrasystolie, die in der Kurve rechts als ventrikulärer Bigeminus auftritt; die P-Wellen sind auffallend spitz und hoch, die PQ-Zeit ist normal; in II, III und aVF ist die ST-Strecke deutlich ansteigend angehoben: Hinterwandinfarkt, VES LOWN IIIb, Verdacht auf Vorhofhypertrophie mit P-dextroatriale.

Beachte: In den normalen Herzzyklen weist die Anhebung der ST-Strecke auf den akuten Infarkt hin.

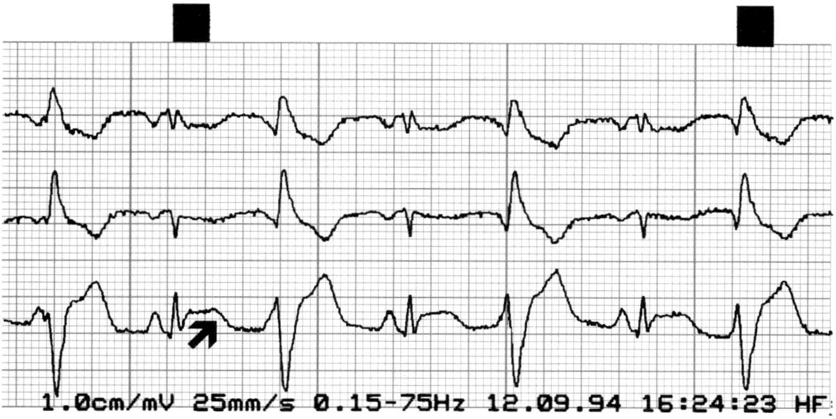

Merke: Die Grenzwerte der normalen P-Welle (am besten in II, III und V1 zu beurteilen)

- Höhe unter 0,25 mV
- Breite bis 0,1 s
  (s. S. 16)

Diagnose:
Akuter Hinterwandinfarkt, ventrikulärer Bigeminus

Kommentar: Bei diesem Patienten verlief der akute Infarkt ohne die ausgeprägten klinischen Zeichen. Der klinisch stumme Infarkt tritt bei älteren Menschen und bei Diabetikern in rund 10 % ohne typischen Brustschmerz auf. Hier weisen jedoch die vegetativen Begleitsymptome eines Myokardinfarkts in die richtige Richtung. Die subjektiv empfundenen Rhythmusstörungen und das komplette Standard-EKG am Notfallort sicherten die Diagnose.

41 (HS, m, 67)

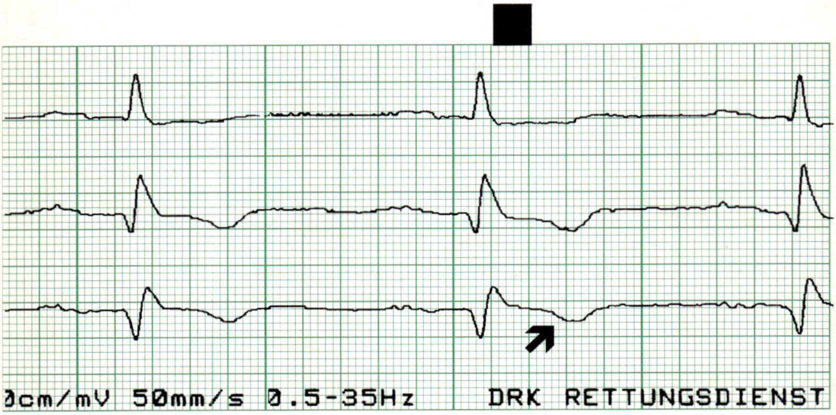

Frage: Der Patient beklagt seit mehreren Stunden rezidivierenden Schwindel und stechende Brustschmerzen, die in den Unterkiefer ausstrahlen. Welche Informationen vermittelt das EKG?

Technik: Einwandfreie Ableitungen der Extremitäten (I-III) über Klebeelektroden und das 10polige Patientenkabel; 50 mm/s, 1 cm/mV.

EKG: Normofrequenter Sinusrhythmus mit geringer respiratorischer Schwankung 65–84/min; PQ-Zeit mit 0,2 s zum AV-Block I° verlängert; Kammerkomplexe grenzwertig breit, aber noch unter 0,1 s; in II und bes. in III auffallende Q-Zacken, die die Kriterien des pathologischen Q erfüllen (s. S. 43); ST-Strecke in III um 0,1 mV angehoben, wobei eine negative T-Welle auffällt. Der EKG-Befund dieser Ableitungen spricht für einen Hinterwandinfarkt im Zwischenstadium.

Beachte: Die für den frischen Infarkt typische ST-Hebung ist vorhanden, aber es bildet sich bereits eine T-Negativierung aus. Dies spricht für eine Abgrenzung der Infarktausdehnung; der Infarkt ist in das Zwischenstadium (s. S. 46) eingetreten.

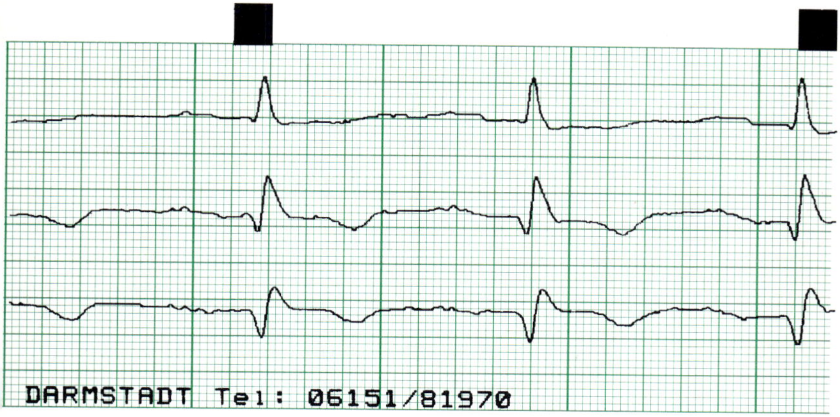

Merke: Der vom Patienten beklagte Schwindel läßt sich durch das EKG nicht erklären; die Brustschmerzen und ihre Ausstrahlung weisen klinisch auf den Hinterwandinfarkt hin.

Diagnose:
Hinterwandinfarkt im Zwischenstadium, AV-Block I°

Kommentar: Bei jedem Infarkt, bes. aber bei Infarzierungen der Hinterwand muß immer an Rhythmusstörungen gedacht werden. Möglicherweise traten diese hier intermittierend auf und verursachten den Schwindel. Unter Monitorbedingungen muß der Patient in ein kardiologisches Zentrum gebracht werden, wo eine Koronarangiographie über das Ausmaß der koronaren Durchblutungsstörungen Aufschluß gibt und wo über einige Tage der Herzrhythmus beobachtet werden kann.

42 (NM, m, 56)

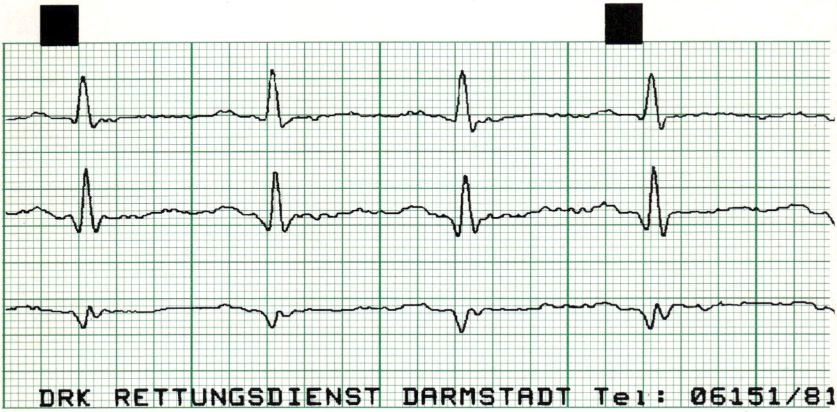

Frage: Plötzlicher Thoraxschmerz mit Ausstrahlung in den Oberbauch; in der Anamnese besteht seit mehreren Jahren eine Ulkuskrankheit mit wiederholten Blutungen. Vor einem Jahr trat ein Herzinfarkt auf, der zu einer koronaren Bypass-Operation führte. Welchen Hinweis gibt dem RTW-Team das auf dem Transport abgeleitete EKG?

Technik: Ableitungen I-III nach Einthoven (beide Seiten) über 10poliges Patientenkabel und Klebeelektroden; 1 cm/mV und 50 mm/s. Das EKG wurde anfangs bei tiefer Inspiration, dann bei tiefer Exspiration registriert.

EKG: Regelmäßige Sinustachykardie, Frequenz 118/min, Mitteltyp bis Linkstyp, kleineQ-Zacke in II und III mit schwankender R-Amplitude, QRS normal breit. ST-Strecke isoelektrisch mit flachen T-Wellen.

Beachte: Das Q in II und III läßt den anamnestisch angegebenen Herzinfarkt als *alten* Hinterwandinfarkt lokalisieren. Es bleibt bei Ein- und Ausatmung relativ konstant. Die Atemschwankungen zeigen sich in den Veränderungen des QRS-Komplexes in III. Für ein akutes Infarktrezidiv ergeben sich aus den Ableitungen keine Hinweise.

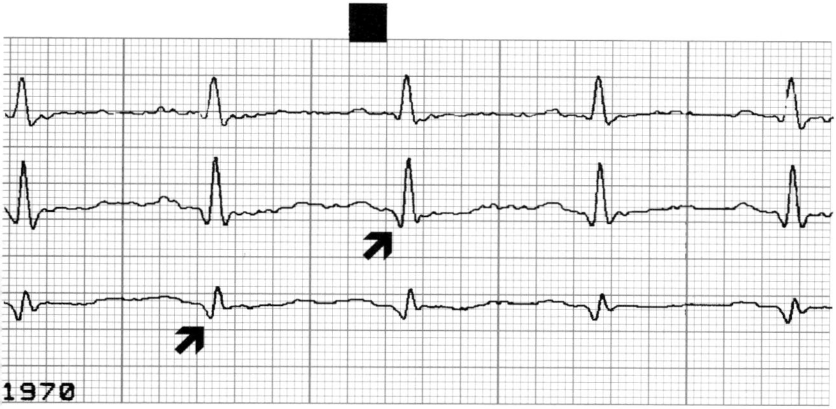

Merke: Ein signifikantes Q in den relevanten Ableitungen weist auf eine Infarktnarbe hin. Das Pardée-Q ändert seine Amplitude nicht bei tiefer Ein- und Ausatmung. Bei fraglich pathologischem Q sollte immer eine längere Registrierung des EKG in den Ableitungen I-III mit In- und Exspiration abgeleitet werden.

Diagnose:
Hinterwandnarbe, kein Anhalt für einen akuten Infarkt.

Kommentar: Das EKG (auch in den Brustwandableitungen) entkräftet in diesem Fall den naheliegenden Verdacht auf ein Infarktrezidiv oder einen frischen Infarkt an anderer Stelle. Vor einem Jahr lag ein Hinterwandinfarkt vor.Die Symptome lassen differentialdiagnostisch bei der geschilderten Anamnese an einen Prozeß im Oberbauch denken. In der Klinik wurde eine akute Pankreatitis mit Lipasewerten >2000 mU/l festgestellt (vgl. Kurve 19).

43 (NM, m, 56)

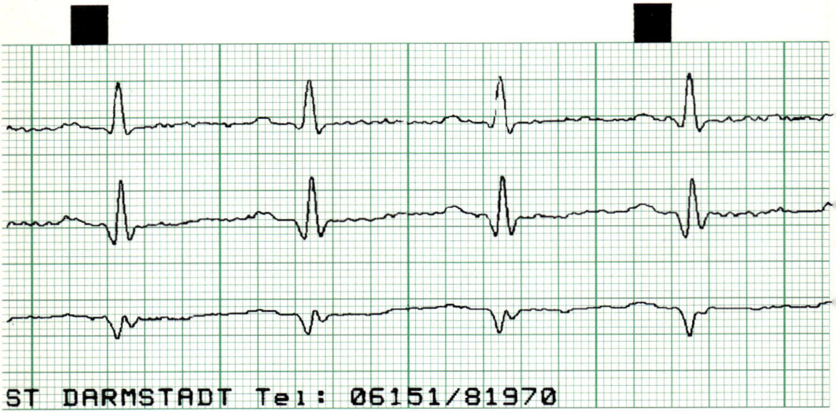

Frage: In welchen Ableitungen finden sich Anzeichen für einen Herzinfarkt?

Technik: Ableitungen nach Einthoven (I-III) und Goldberger (aVR-aVF) vom gleichen Patienten wie in der Kurve 42.

EKG: Regelmäßige Sinustachykardie mit 117/min, signifikantes Q in III und grenzwertig zum pathologischen Befund in aVF, keine Anhebung der ST-Strecken.

Beachte: Die Herzfrequenz läßt sich über die Zahl der 5- oder 10-Millimeterabstände rasch ermitteln (s.S. 16).

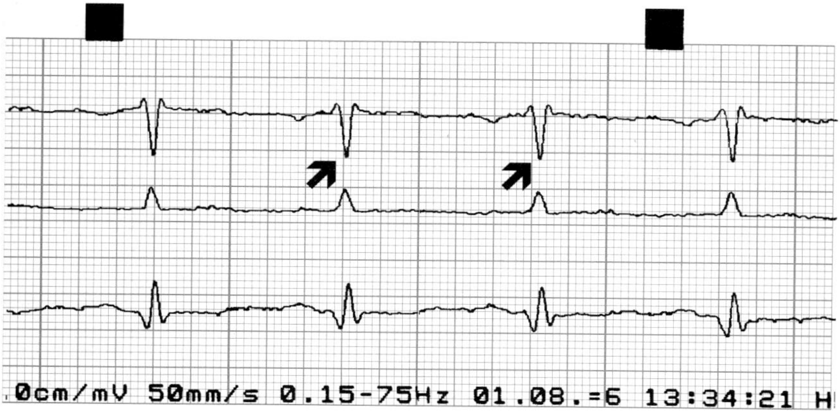

Merke: Das Q in den beschriebenen Ableitungen weist auf einen älteren Hinterwandinfarkt hin und ist das Merkmal einer Infarktnarbe (s. S. 46).

Diagnose:
Narbe der Hinterwand, kein Hinweis auf Rezidiv oder frischen Infarkt.

Kommentar: Der sichere Ausschluß eines akuten Myokardinfarktes erfordert immer die Aufzeichnung der Brustwandableitungen. Das klinische Leitsymptom Oberbauch- bzw. Thoraxschmerz gilt im Rettungsdienst immer als zwingende Indikation, den Notarzt anzufordern.

44 (AT, m, 61)

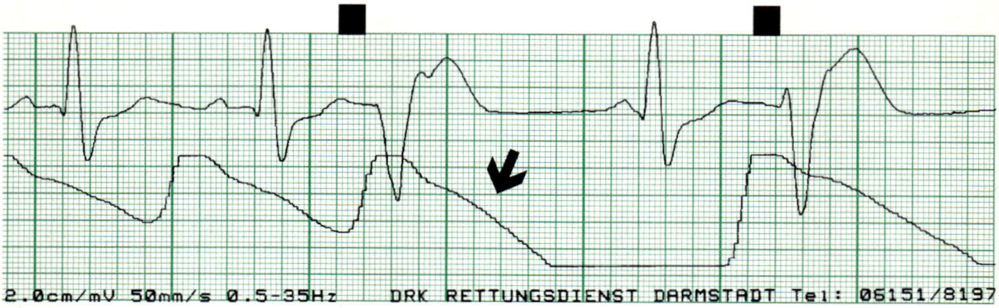

Frage: Die Rettungsassistenten hatten den Patienten mit akuten Thoraxschmerzen bereits im Rettungswagen an die Monitore angeschlossen und warteten auf den anfahrenden Notarzt. Um welche Kurven handelt es sich hier?

Technik: Einwandfrei registrierte EKG-Kurve oben und Pulswellenkurve unten; Ableitung von I (*linke* Seite) und II (*rechte* Seite) über 4poliges Patientenkabel und Pulskapsel von der Fingerbeere; Eichung links 2 cm/mV, rechts 1 cm/mV; Papiervorschub jeweils 50 mm/s.

EKG: *Links:* Zwei verschiedene Kammeraktionen; den Normalschlägen geht jeweils eine P-Welle voraus; mit fixer Koppelung und kompensatorischer Pause sind ventrikuläre Extrasystolen eingeschoben; Frequenz 84/min; in I findet sich eine ST-Senkung um 0,1 mV – Die Inzisur der Pulswellenkurve ist bei den Normalschlägen gut zu erkennen, während die VES keine hämodynamische Antwort auslösen. *Rechts:* Regelmäßige, tachykarde Folge breiter QRS-Komplexe, Frequenz um 440/min. – Deutliche Pulskurve mit gleicher Frequenz wie im EKG. – Kammertachykardie.

Beachte: Nach den VES wird keine Antwort in der Pulswellenkurve registriert, da keine ausreichende Ventrikelfüllung erfolgt; bei der hochfrequenten Tachykardie rechts wird dagegen eine Pulswelle registriert.

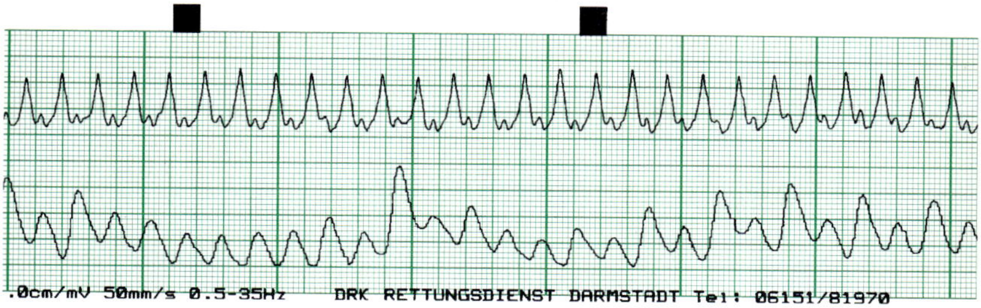

Merke: Die ST-Senkung in I gilt als indirektes Zeichen für den Hinterwandinfarkt. Allerdings kann die Diagnose eines Infarkts aus dieser Kurve allein nicht gestellt werden. Bei Infarktverdacht muß umgehend das Standard-EKG abgeleitet werden.

Diagnose:
Akute Koronarinsuffizienz mit monotopen VES und intermittierender Kammertachykardie.

Kommentar: Natürlich hat das RTW-Team zuerst die uni- und bipolaren Extremitätenableitungen (I, II, III, aVR, aVL, aVF) aufgezeichnet und dann für die Dokumentation die günstigsten Ableitungen und Verstärkungen ausgewählt.

45 (FH, m, 57)

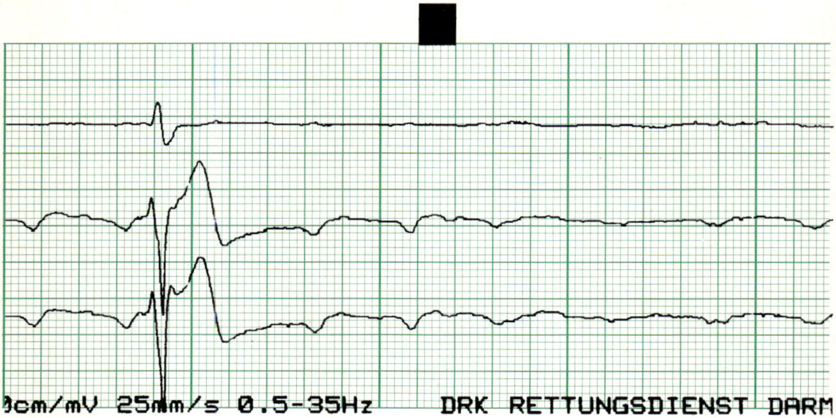

Frage: Das Notarzt-Team übernimmt vom RTW-Team eine lege artis laufende Reanimation. Welche EKG-Diagnose stellt sich bei Eintreffen des Notarztes und welcher Befund ergibt sich 2 min später aus der EKG-Dokumentation?

Technik: Technisch einwandfrei über Klebeelektroden und 10poliges Patientenkabel unter laufender Reanimation registrierte Einthoven-Ableitungen I-III; Eichung 1 cm/mV, 25 mm/s.

EKG: *Links:* In der unruhigen Nullinie ist nur eine Kammereigenaktion zu erkennen; die übrigen Veränderungen der Nullinie stellen keine P-Wellen oder QRS-Komplexe dar, sondern sind durch die externe Herzdruckmassage verursacht. *Rechts:* Keine P-Wellen erkennbar; schnelle Folge von teils identischen Kammerkomplexen, daneben polytope ventrikuläre Extrasystolen aus 2 verschiedenen Herden, Frequenz um 116/min; in II und III bei den Normalschlägen gesplitterter QRS-Komplex mit hoch abgehender ST-Strecke: Zustand nach erfolgreicher Reanimation aus Asystolie heraus mit Kammertachykardie und gehäuften polytopen VES; akuter Hinterwandinfarkt.

Beachte: Deutliche ST-Hebung in III mit hohem Abgang der ST-Strecke und aufgesetzter spitzer T-Welle als Zeichen der frischen Läsion.

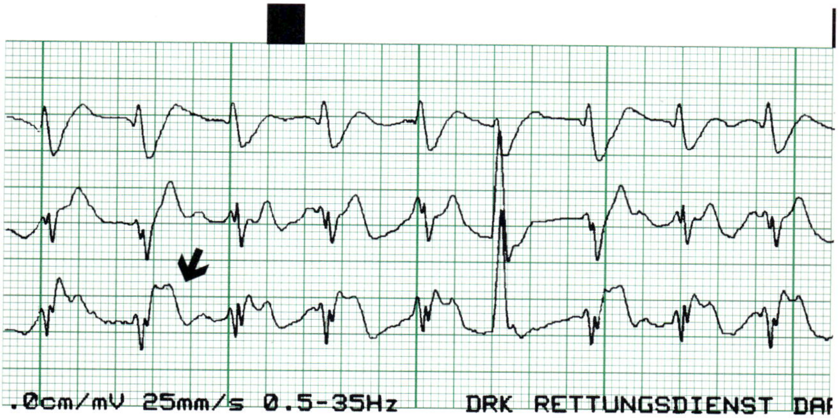

Merke: Nach erfolgreicher Reanimation muß der Patient am Monitor weiterbeobachtet werden; jede Veränderung des Rhythmus ist zu dokumentieren. Gerade bei Hinterwandinfarkten besteht die Gefahr einer Rhythmusinstabilität – stete Reanimationsbereitschaft ist gefordert.

Diagnose:
Asystolie und erfolgreiche Reanimation bei akutem Hinterwandinfarkt.

Kommentar: Zwischen diesen beiden EKG-Ableitungen liegen nur knapp 2 Minuten! Es zeigt sich, daß sich das Myokard unter 100 % Sauerstoffgabe, Herzdruckmassage und Frequenzstimulation durch Adrenalin (über den Sympathikus) wieder erholen kann, wenn schnell interveniert wird.

46 (MS, w, 82)

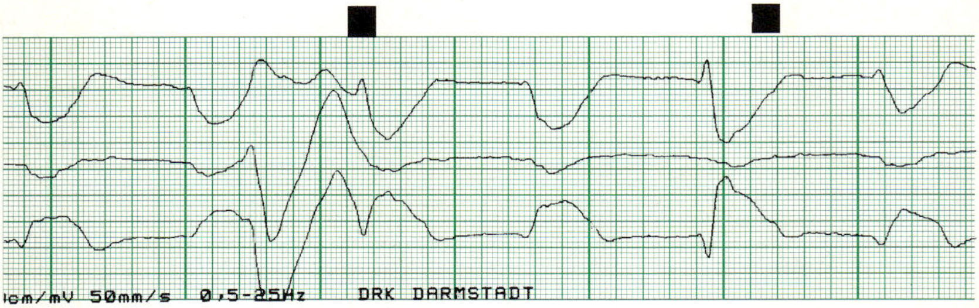

Frage: Die alte Dame war plötzlich zu Hause zusammengebrochen; das Team des Rettungswagens stellte einen Herz-Kreislaufstillstand fest und startete sofort die Reanimation. Im Rendevouz-System wird der Notarzt hinzugezogen. Welche Diagnose stellt er bei der Übernahme der Reanimation aus diesen EKG-Kurven?

Technik: Um rund 15 % verkleinerte Wiedergabe der einwandfrei über Klebeelektroden und 4poliges Patientenkabel aufgezeichneten Extremitätenableitungen I-III (fortlaufend); Eichung 1 cm/mV, Papiervorschub 50 mm/s.

EKG: P-Wellen sind nicht sicher erkennbar, regellose Folge von plumpen, breiten QRS-Komplexen in allen Einthovenableitungen; QRS-Dauer bei nicht abgrenzbarem ST-Abgang nicht ausmeßbar; in den 2.Zyklus links fällt eine Extrasystole in den Kammerendteil ein; das diffuse Bild geht in Asystolie über; breite, signifikante Q-Zacke in III, hier extrem gehobene ST-Strecken: Elektromechanische Entkoppelung (EMD, vgl. Kurve 22) bei akutem Hinterwandinfarkt.

➚ **Beachte:** Diesen Zacken entspricht keine geordnete Erregung mehr. Form und Dauer der hier gezeigten Kammerkomplexe weisen auf die unkoordinierte Erregungsausbreitung in den Ventrikeln hin. Diese Erregungen lösen keine mechanische Antwort aus.

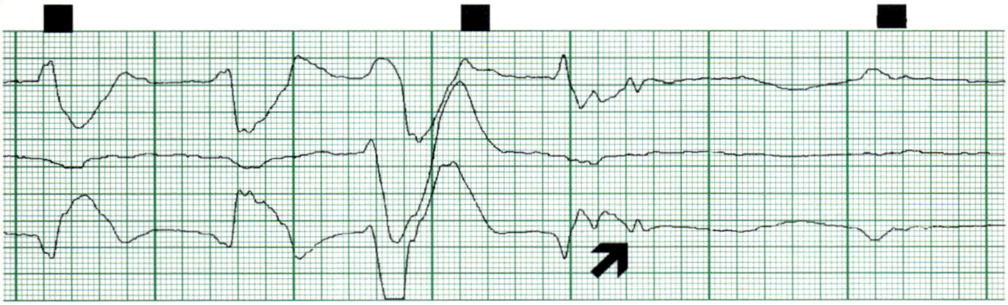

Merke: Bei peripheren Leitungsblockierungen mit erheblicher Splitterung des Kammerkomplex und einer Verbreiterung >0,12 s (sowie Niederspannung in den Extremitätenableitungen) spricht man von einem Verzweigungsblock (Arborisationsblock). Ihm liegen Funktionsstörungen des Purkinje-Fasersystems zugrunde. Die Prognose ist immer sehr ernst.

Diagnose:
Akuter Hinterwandinfarkt mit EM-Dissoziation: „Sterbendes Herz"

Kommentar: Das EKG läßt den akuten Hinterwandinfarkt als Ursache des Kreislaufstillstands erkennen. Der Verzweigungsblock mit Übergang in die Asystolie unterstreicht zusammen mit der von Anfang an bestehenden Pulslosigkeit die infauste Prognose des Reanimationsversuchs. Die Patientin verstarb.

47 (PM, w, 44)

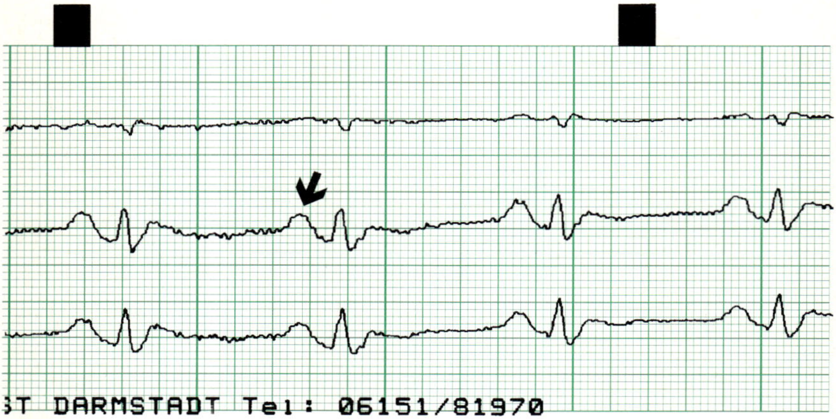

Frage: Wegen akut aufgetretenem Thoraxschmerz wird der Notarzt zu dieser Patientin nach Hause gerufen. Sie ist seit einer Woche wegen einer Phlebothrombose im linken Unterschenkel bettlägerig. Welche Informationen vermittelt das EKG?

Technik: Papiervorschub 50 mm/s, Eichung 1 cm/mV; Darstellung der Extremitätenableitungen I-III links und aVR-aVF rechts mit Artefakten, die vmtl. durch Muskelzittern ausgelöst werden; Klebeelektroden und 4poliges Patientenkabel.

EKG: Periphere Niedervoltage; PP = RR, Sinustachykardie mit 102/min; S-Zacken in allen Einthoven-Ableitungen und aVF (sog. Sagittaltyp); P-Welle in II, III und aVF spitz und eingipfelig, Dauer 0,1 s bei 0,3 mV; QRS-Dauer 0,1 s; erhöhter Abgang der konkaven ST-Strecke in II, III und aVF, T-Wellen nicht abgrenzbar: P-dextroatriale, sonst kein sicher pathologischer Befund, bes. keine infarkttypischen Veränderungen.

Beachte: Die Amplituden der P-Wellen in II, III und aVF betragen mehr als 0,25 mV und sind 0,10 s breit; dieser Befund spricht für eine Überlastung des rechten Vorhofs.

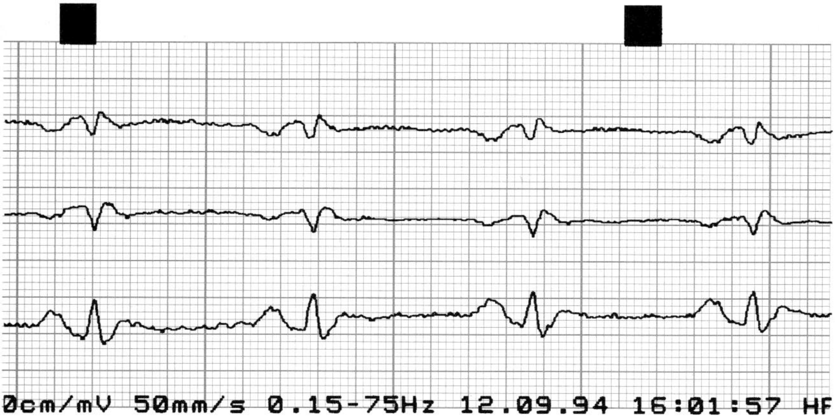

Merke: Das P-dextroatriale findet sich bei akutem oder chronischem Cor pulmonale im allgemeinen in den Ableitungen II, III, aVF und V1.

Diagnose:
Infarktausschluß, P-dextroatriale unklarer Herkunft (Lungenembolie?)

Kommentar: Die klinische Symptomatik weist primär auf eine mögliche Lungenembolie hin. Anamnestisch ließ sich der Brustschmerz nicht eindeutig eingrenzen. Bei Fehlen von alten Vergleichs-EKGs müssen die EKG-Veränderungen als Hinweis auf eine akute Rechtsbelastung gewertet werden. Die weitere Abklärung erfolgt stationär.

48 (EB, m, 62)

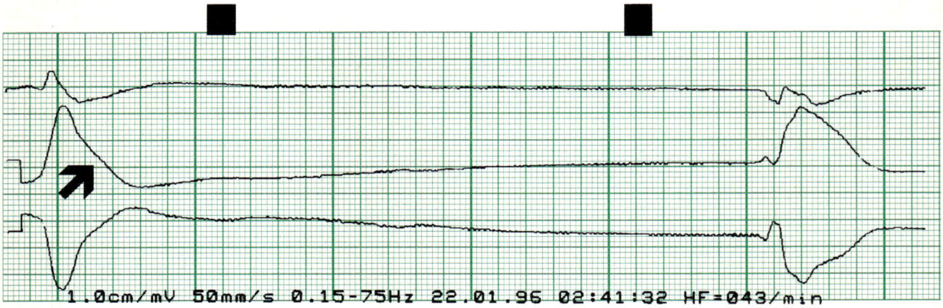

Frage: Nach Eintreffen am Notfallort bei einem leblosen Patienten wird dieses EKG abgeleitet. Welche Informationen lassen sich daraus ableiten?

Technik: Einwandfrei über Klebeelektroden und 10poliges Patientenkabel simultan abgeleitete Ableitungen der Extremitäten und von der Brustwand; dargestellt sind *links* aVR-aVF und *rechts* V4-V6 (Verkleinerung um rund 10 %), Eichung 1 cm/mV, Papiervorschub 50 mm/s.

EKG: Extreme Bradykardie, breite und identische QRS-Komplexe in einer Frequenz 43/min; den plumpen Kammerkomplexen gehen keine P-Wellen voraus, ST-Hebung linkspräkordial, QRS- und QT-Dauer nicht sicher zu bestimmen: Verdacht auf Vorderseitenwandinfarkt; Kammereigenrhythmus, Verdacht auf elektromechanische Dissoziation.

Beachte: Die ST-Strecke lässt sich nicht sicher vom Kammerkomplex abgrenzen; in V5 und V6 sind die Kammerendteile hoch und konvex verformt; dieser Befund könnte Ausdruck des akuten Infarktes sein.

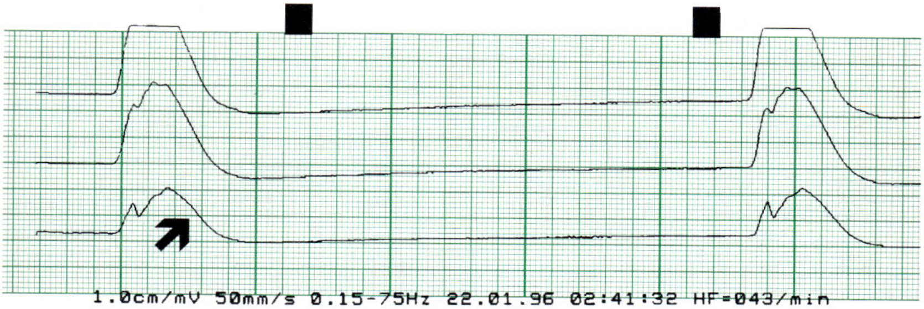

Diagnose:
Akuter Myokardinfarkt mit Bradykardie und EM-Dissoziation, „sterbendes Herz"

Kommentar: Die ST-Hebungen mit dem hoch konvexen T lassen einen akuten Infarkt als Ursache für den plötzlichen Kreislaufstillstand als wahrscheinlich erscheinen. Die breit verformten QRS-Komplexe und die Bradykardie verdeutlichen die Schwere der Myokardschädigung, die bei gleichzeitig bestehender zentraler Pulslosigkeit als EMD (elektromechanische Entkopplung; s. Kurve 22 und 46) gewertet wird. Diese Befunde ergeben eine infauste Prognose: die Reanimation blieb erfolglos.

4 Tachykardien

Herzrhythmusstörungen erlauben keinen Rückschluß auf ihre Ursache, denn sie können bei einem Herzinfarkt ebenso auftreten wie bei einem Schlaganfall, im diabetischen Koma oder bei Funktionsstörungen der Schilddrüse. Auch angeborene Störungen, z.B. beim WPW-Syndrom (s.S. 35) können über kreisende Erregungen zu einem beschleunigten Herzrhythmus mit einer Notfallsymptomatik führen. Entscheidend ist immer die Frage: Ist die Störung des Rhythmus *nur* symptomatisch, kann sie beobachtet oder muß sie sofort behandelt werden. Da jede Rhythmusstörung mit einer Beeinträchtigung der kardialen Pumpfunktion verknüpft ist, muß besonders bei älteren Patienten auf eine Kreislauffunktionsstörung geachtet werden.
Häufig auftretende ventrikuläre Extrasystolen (VES), besonders deren Koppelung zu Salven, sind immer als Warnsignal für plötzliche Kammertachykardien mit gefährlichem Übergang zu Kammerflattern/-flimmern (s.S. 39) zu werten. Auch vereinzelte VES werden bedrohlich, wenn sie frühzeitig einfallen, d.h. wenn sie bereits dann auftreten, wenn die T-Welle des vorausgehenden Schlages noch nicht beendet ist. Jeder Erregungsimpuls, der in den aufsteigenden Teil einer T-Welle fällt, kann unvermittelt zum Kammerflattern führen (R-auf-T, s.S. 39). Als gefährliche Zeichen gelten auch polytope VES (s.S. 36), die mit wechselnder Verbindung zueinander auftreten.

49 (TS, m, 66)

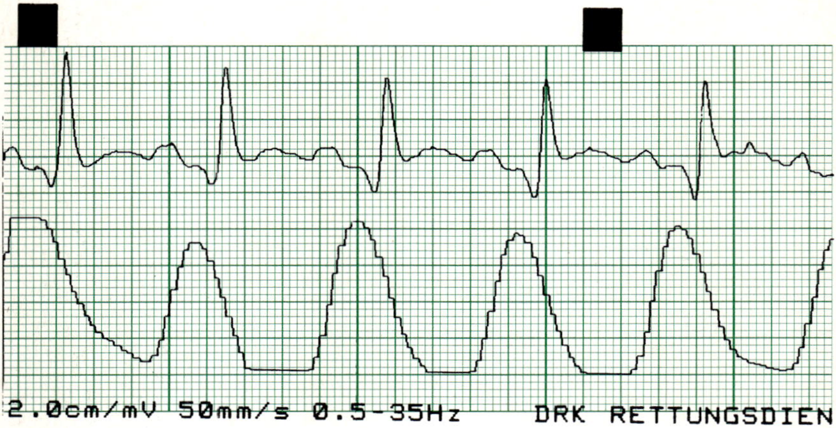

Frage: Genau 26 Minuten nach erfolgreicher elektrischen Defibrillation bei Kammerflimmern im Beispiel 62 konnten im Verlauf der Reanimation diese beiden Kurven registriert werden. Welche Aussage läßt sich daraus ableiten?

Technik: Simultane Aufzeichnung der Extremitätenableitung III und der Pulswellenkurve von der Fingerkuppe. Es wurden Klebeelektroden und das 4polige Ableitungskabel sowie die SaO_2-Pulskapsel benutzt; 1 cm/mV; 50 mm/s.

EKG: Tachykardie mit einer Frequenz von 142/min; jedem Kammerkomplex geht eine Vorhoferregung voraus, die P-Wellen sehen jedoch verschieden aus; nach dem zweiten Kammerkomplex, der auf den zweiten Pfeil folgt, besteht ein größerer RR-Abstand: Knotenextrasystole? Das Q in dieser Ableitung ist atemvariabel; auffallend sind die ST-Hebungen, die trotz des nicht sicher pathologischen Q an einen akuten Infarkt denken lassen. – Die Pulswellenkurve zeigt eine geringere Amplitude nach der früher einfallenden supraventrikulären Extrasystole mit kompensatorischer Pause.

➚ **Beachte:** Unterschiedliches Aussehen der P-Wellen: Hier könnte ein zweites Vorhofzentrum mit dem Sinusknoten konkurrieren.

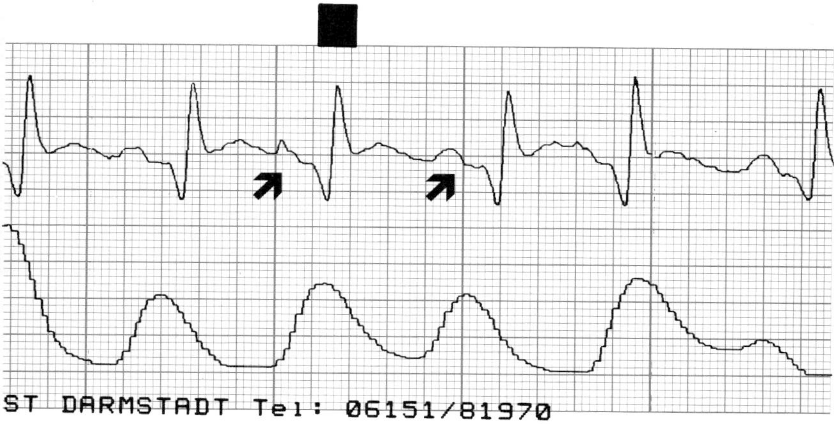

Merke: Die normale Ruhefrequenz des Sinusknotens liegt zwischen 60 und 90/min. Eine Sinustachykardie findet sich bei Steigerung des Sympathikotonus, unter Belastung, bei Myokarditis, Hyperthyreose, Anämie, Fieber oder nach Atropingabe. Da die Erregungsbildung nicht sicher auf den Sinusknoten zurückgeführt werden kann, spricht man korrekt von einer Vorhoftachykardie.

Diagnose:
Vorhoftachykardie, Verdacht auf akuten Hinterwandinfarkt

Kommentar: In diesem Fall steht die Rhythmusstörung mit der akuten Infarzierung im Hinterwandbereich in Zusammenhang. Aufgrund der kurzen Halbwertzeit von Adrenalin entwickelt sich die Tachykardie nicht als Folge der im Rahmen der Reanimation hochdosierten Adrenalintherapie. Der Hinterwandinfarkt ist durch die ST-Hebung und die auffällige Q-Zacke bewiesen. Die Pulswellenkurve weist auf die geringere Ventrikelfüllung nach frühzeitig einfallenden Extrasystolen hin.

50 (HS, w, 32)

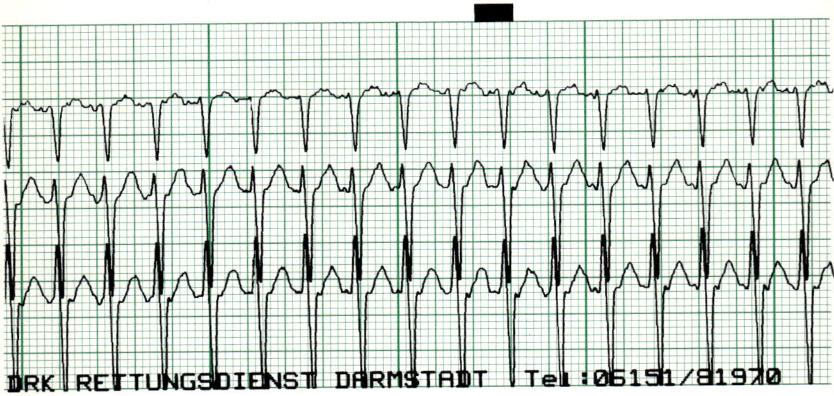

Frage: Die Patientin erwachte plötzlich durch ein Herzjagen, das sie als „wahnsinnig“ beschrieb und das zum ersten Mal wie aus heiterem Himmel aufgetreten sei. Das Herz klopfe ihr bis zum Hals. Sie empfand Todesangst und einen Druck über dem Herzen. Die alarmierte Rettungsleitstelle entsandte den Notarzt mit Verdacht auf Herzinfarkt. Welcher Befund ergibt sich aus dem EKG?

Technik: Einwandfreie Simultanaufzeichnung der Brustwandableitungen V1-V3 links und V4-V6 rechts über Klebeelektroden und 10poliges Patientenkabel, Eichung 1 cm/mV, Papiervorschub 25 mm/s.

EKG: Jedem der schmalen Kammerkomplexe geht eine P-Welle voraus, aber der Abstand der P-Wellen zur R-Zacke scheint variabel; Tachykardie mit 221/min; die Kammerkomplexe sind unauffällig, RS-Umschlag in V4, deszendierende ST-Senkung in V5 und V6: Supraventrikuläre paroxysmale Tachykardie.

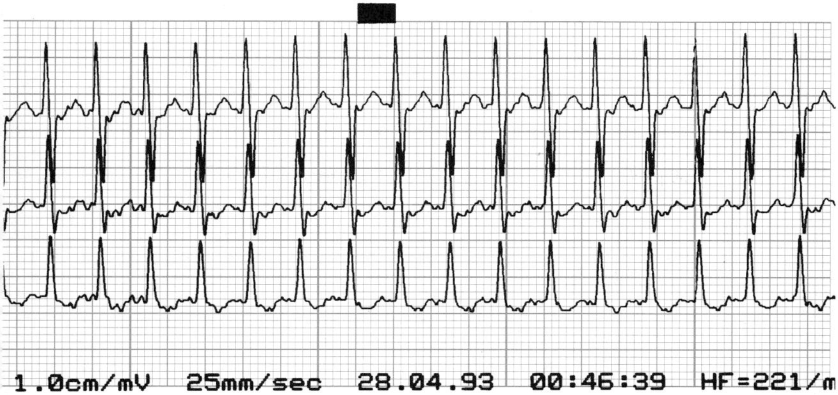

Merke: Der Ursprung von meist paroxysmal auftretenden *Reentry-Tachykardien* läßt sich meist nicht aus dem Oberflächen-EKG nachweisen. Dazu bedarf es spezieller oesophagealer und intrakardialer Ableitungen in kardiologischen Spezialeinrichtungen. Die ST-Senkung linkspräkordial ist Folge der Tachykardie.

Diagnose:
Paroxysmale, supraventrikuläre Tachykardie unbekannten Ursprungs

Kommentar: Ein Blick auf die schmalen Kammerkomplexe lenkt die Diagnose auf *supraventrikuläre Rhythmusstörung*. Der Blutdruckabfall, der mit dieser Herzfrequenz einherging, besserte sich sofort nach mehrfachen, erfolgreichen Valsalva-Versuchen des Notarztes. Nach erfolgter Rhythmisierung übernahm die die Klinik die genaue differentialdiagnostische Abklärung der zugrundeliegenden Ursache.

51 (MK, w, 47)

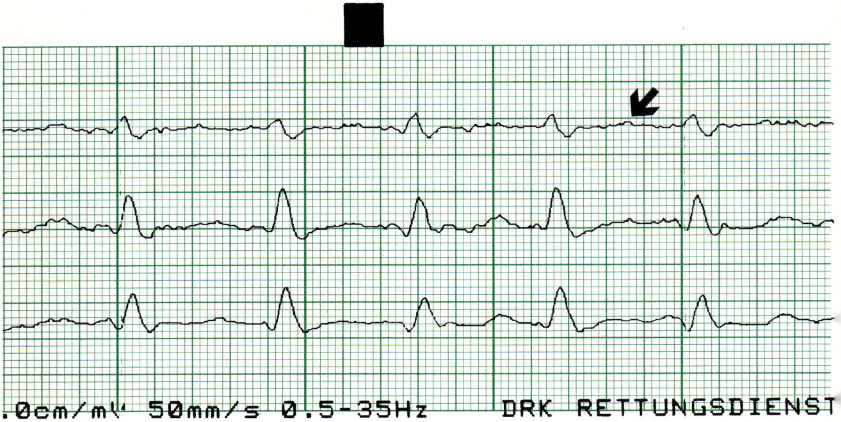

Frage: Die Patientin hatte einen Auffahrunfall mit geringem Schaden verursacht und gab dem Notarzt an, sie habe plötzlich, kurz vor dem Unfall Sehstörungen gehabt. Auch sei bei ihr ein Herzklappenfehler bekannt. Welche Aussage läßt die EKG-Analyse zu?

Technik: Einthovenableitungen I-III, Klebeelektroden und 4poliges Patientenkabel, 1 cm/mV, 50 mm/s.

EKG: P-Wellen nicht sicher erkennbar, unregelmäßige RR-Abstände und QRS-Amplituden, Frequenz zwischen 146–164/min, QRS-Dauer auf 0,1 s verbreitert: Tachyarrhythmia absoluta bei Vorhofflimmern.

➚ **Beachte:** Die unruhige Nullinie findet sich häufig bei Vorhofflimmern und ist nicht durch Artefakte erzeugt; P-Wellen lassen sich hier nicht abgrenzen.

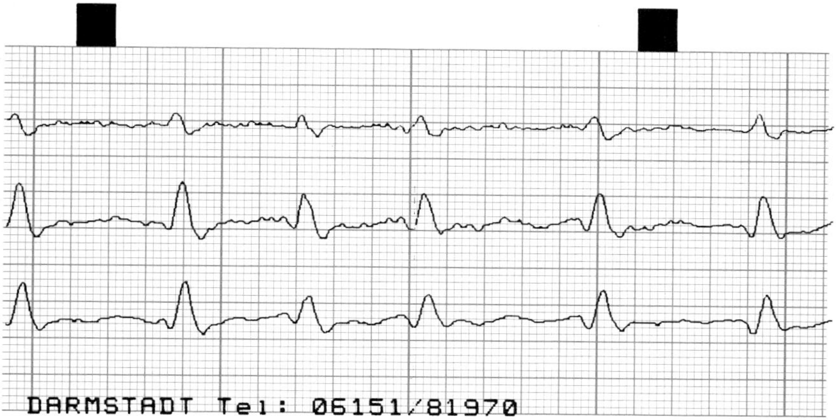

Merke: Vorhofflimmern (s.S. 25) entsteht durch ektopische Reizimpulse verschiedener Herde in den Vorhöfen. Es kann plötzlich und intermittierend auftreten. Die Kammerfrequenz kann – je nach Überleitung der Erregungsimpulse auf die Kammern – schnell, normal oder verlangsamt sein. Die Ursache eines Vorhofflimmerns muß immer abgeklärt werden.

Diagnose:
Absolute Tachyarrhythmie bei Vorhofflimmern

Kommentar: Der Nachweis eines paroxysmalen Vorhofflimmerns mit plötzlichen Sehstörungen löst bei der Anamnese eines Herzfehlers (die Patientin hatte ein kombiniertes Mitralvitium mit überwiegender Stenose) den Verdacht auf eine zerebrale Mikroembolie aus. Der Fall unterstreicht die Bedeutung der EKG-Diagnostik am Notfallort sowohl für die Diagnose als auch aus forensischer Sicht.

52 (BF, w, 34)

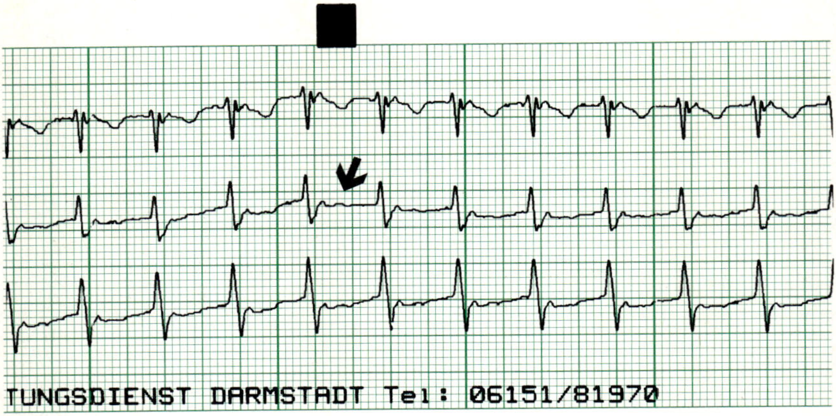

Frage: Die junge Patientin empfand erstmals ein plötzliches, rasendes Herzklopfen. Aufgrund der gleichzeitig empfundenen Angst mit Kollapsgefühl und Schweißausbruch alarmierte der Ehemann die Rettungsleitstelle unter dem Verdacht auf Herzinfarkt. Welche Diagnose läßt der EKG-Streifen zu?

Technik: Darstellung der Brustwandableitungen V1-V6, die über das 10polige Kabel und Klebeelektroden abgeleitet wurden; 1 cm/mV, 25 mm/s.

EKG: P-Wellen nicht eindeutig erkennbar, schnelle Folge von regelmäßigen, schmalen Kammerkomplexen, Frequenz 150/min.

Beachte: Der Pfeil weist auf eine Welle hin, die eine Vorhoferregung darstellen könnte; diese steht in keinem erregungsbildenden Zusammenhang mit dem tachykarden Geschehen. Es handelt sich vermutlich um eine retrograde Erregung der Vorhöfe oder der Vorhofimpuls trifft auf den refraktären AV-Knoten, in dem der Rhythmus gebildet wird.

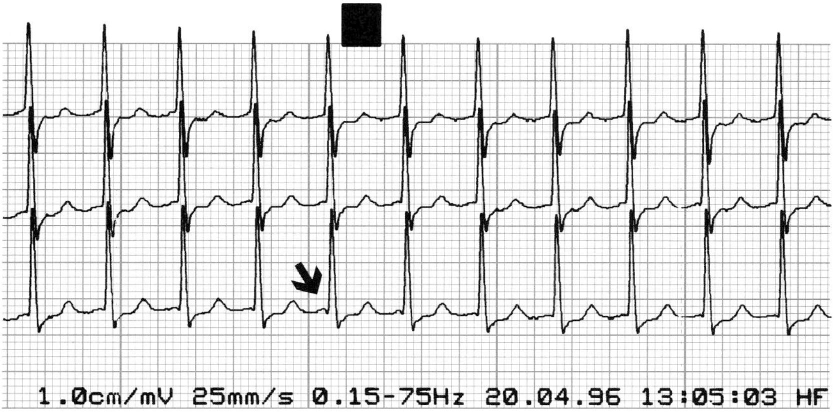

Merke: Schmale QRS-Komplexe weisen auf einen supraventrikulären Ursprung der Tachykardie hin. Weil die Rhythmusstörung plötzlich auftritt, spricht man von einer *paroxysmalen* Störung.

Diagnose:
Supraventrikuläre Tachykardie (Knotentachykardie)

Kommentar: Die geschilderte Symptomatik stellt im Rettungsdienst eine Indikation zum Einsatz des Notarztes dar. Dieser kann mit dem kompletten EKG-Standardprogramm die Ursache der Tachykardie erkennen und, wenn klinisch erforderlich, unter Monitorkontrolle auch rhythmisieren.

53 (JS, m, 24)

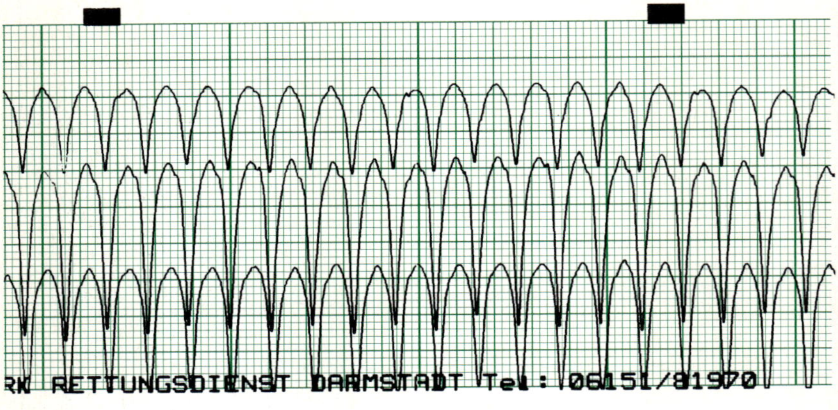

Frage: Ein junger Soldat war während des Einzelkämpfertrainings plötzlich im Gelände kollabiert, empfand Luftnot, Angst und einen Druck auf der Brust. Der Notarzt wurde unter dem Verdacht auf einen Herzinfarkt alarmiert. Welche EKG-Diagnose ergibt sich aus diesem EKG? Vergleiche dazu die Kurven Nr. 54 und Nr. 55 des gleichen Patienten.

Technik: Über Klebeelektroden und 10poliges Patientenkabel einwandfrei aufgezeichnete Brustwandableitungen V1-V6, (links V1-V3, rechts V4-V6); Eichung 1 cm/mV, Papiervorschub 25 mm/s.

EKG: Tachykarde, regelmäßige Folge von breiten, identischen Kammerkomplexen, wobei keine P-Wellen abgrenzbar sind; Frequenz 278/min: Kammertachykardie.

Beachte: Das EKG ist mit 25 mm/s Papiervorschub dokumentiert; dabei entsprechen 5 mm einer Zeit von 0,2 s.

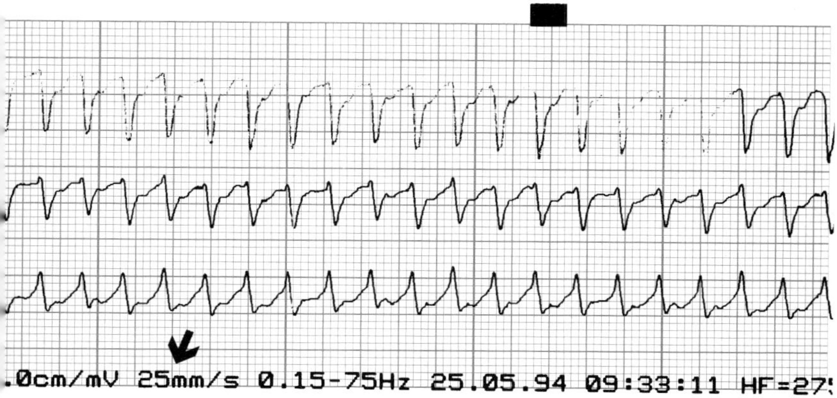

Diagnose:
Kammertachykardie unklarer Ursache

Kommentar: Kammertachykardien mit Frequenzen bis 300/min und höher müssen bereits am Notfallort erkannt werden und wegen der Konsequenz einer differenzierten Therapie von supraventrikulären Tachykardien unterschieden werden. Eine zwingende Indikation zur sofortigen Rhythmisierung ergibt sich nicht immer; aber eine begleitende Linksherzinsuffizienz muß ausgeschlossen werden. Der Patient ist unter Monitorkontrolle notfallmäßig ins Krankenhaus zu transportieren. Auf drohendes Kammerflimmern ist zu achten!

54 (JS, m, 24)

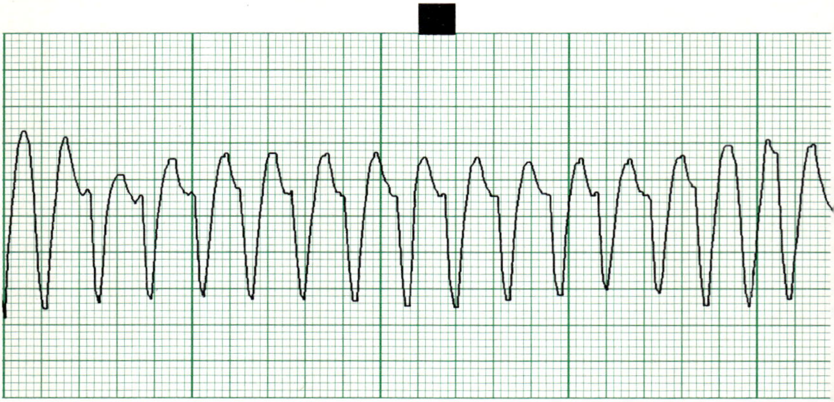

Frage: Sie erinnern sich noch an das dramatische Ereignis, das im vorhergehenden Beispiel, Kurve 53, dargestellt wurde? Das RTW-Team hat interveniert: Dem Patienten wurden 100 mg Lidocain im Bolus iv injiziert. Das fortgesetzte Monitoring über das Speicher-EKG des Defibrillators dokumentiert das Ergebnis des Rhythmisierungsversuchs. Was hat sich ereignet?

Technik: Nachträgliche Aufzeichnung der Brustwandableitung V1 aus dem elektronischen Speicher des Defigard 2002 zum Zeitpunkt der Terminierung einer Kammertachykardie; 25 mm/s, 1 cm/mV.

EKG: Tachykardie mit nicht ganz regelmäßiger Folge von breiten Kammerkomplexen, Frequenz zwischen 220–280/min; nach Terminierung der Kammertachykardie sind keine P-Wellen erkennbar; breite, schenkelblockartig verformte Kammerkomplexe aus 3 verschiedenen Herden mit rund 100/min; der 4. und 5. Zyklus auf der rechten Seite sind als Couplet verknüpft.

➚ **Beachte:** Zwei aufeinanderfolgende ventrikuläre Extrasystolen werden als *Couplet* bezeichnet; in der Klassifikation nach LOWN (s.S. 36) werden sie als *VES Lown IVa* bezeichnet.

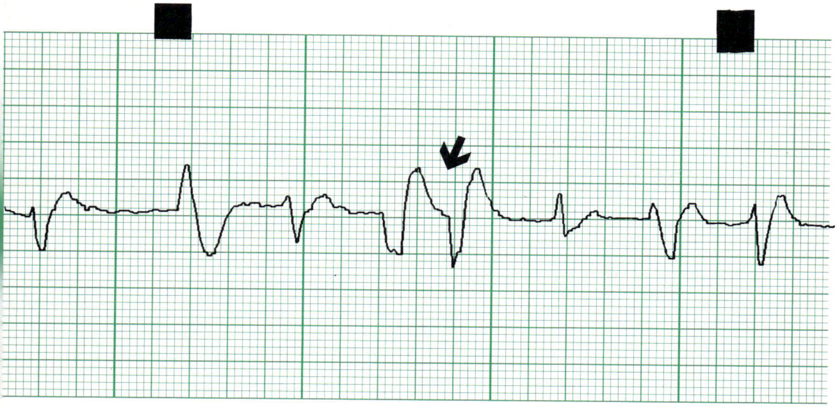

Merke: Höhergradige Rhythmusstörungen finden sich oft nach erfolgreicher Terminierung einer Kammertachykardie bzw. eines Kammerflatterns oder -flimmerns.

Diagnose:
Terminierung einer Kammertachykardie

Kommentar: Die komplette EKG-Diagnostik am Notfallort und das lückenloses EKG-Monitoring während des gesamten Einsatzes gelten heute als Standard einer qualifizierten Notfallversorgung.

55 (JS, m, 24)

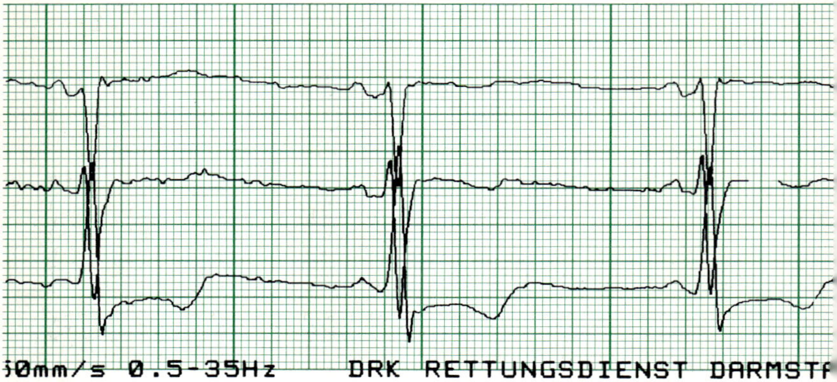

Frage: Betrachten Sie die vorausgehenden Kurven 53 und 54. Welcher Rhythmus liegt jetzt vor? Seit der Rhythmisierung sind 5 min vergangen.

Technik: Simultane Aufzeichnung der Brustwandableitungen V1–3; 2 cm/mV, 50 mm/s.

EKG: Nicht ganz regelmäßige Folge von schmalen, identischen QRS-Komplexen mit einer Frequenz von 76/min. Vor den Kammerkomplexen sind P-Wellen erkennbar, wobei sich die PQ-Zeit zunehmend verkürzt, bis die P-Welle in den QRS-Komplex wandert; auffällig konvexbogig gesenkte ST-Strecke mit präterminaler T-Welle in V3.

➚ **Beachte:** Der Abstand von P zum QRS-Komplex wird zunehmend kürzer; die Erregung wird nicht über die Vorhöfe erzeugt, und zwischen supraventrikulärer Erregung und Erregung der Kammern besteht keine Beziehung.

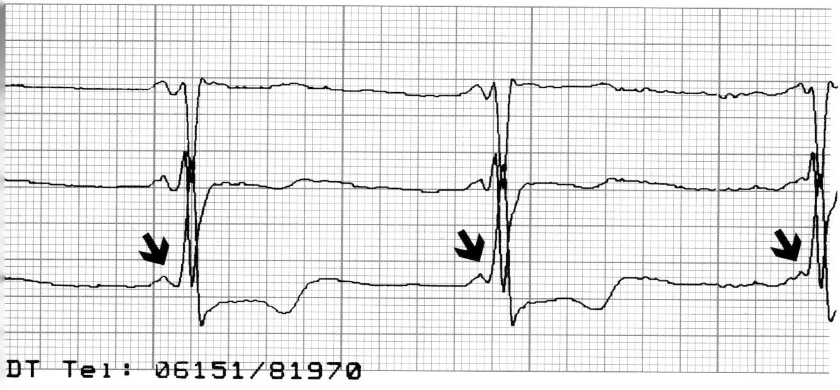

Merke: Das Auftreten von zwei oder mehreren selbstständigen Schrittmachern wird als Pararrhythmie bezeichnet.

Diagnose:
AV-Dissoziation

Kommentar: Die Ursachen für paroxysmal auftretende Kammertachykardien müssen immer abgeklärt werden. Die aufgetretene Kammertachykardie und die auffällige ST-Senkung in V2/3 weisen auf einen möglichen organischen Myokardschaden hin. Bei diesem Patienten konnte eine bisher unbekannte Kardiomyopathie nachgewiesen werden.

56 (HT, m, 61)

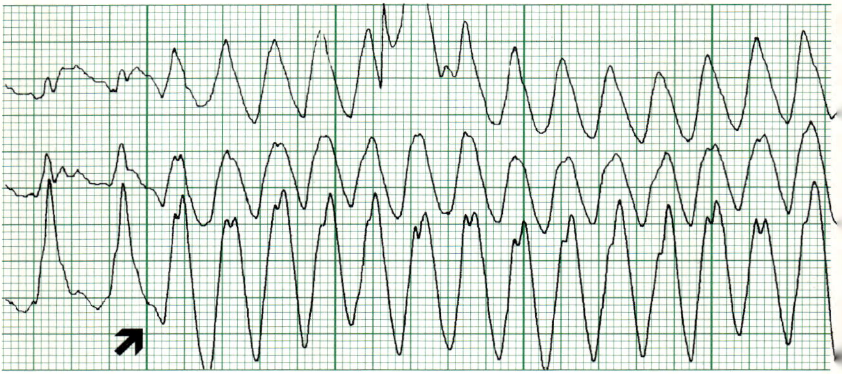

Frage: Welche schnelle Herzrhythmusstörung erkennen Sie hier? Bei einer bekannten Angina pectoris hatte der Patient zunächst auf kurzwirksame Nitropräparate angesprochen, dann jedoch den Notarzt wegen akuten Schwindels gerufen. Bei Ankunft des RTW-Teams war der Patient kollabiert.

Technik: Einwandfrei über Klebeelektroden und 10poliges Patientenkabel registrierte periphere Ableitungen I-III über beide Seiten; 1 cm/mV, 25 mm/s.

EKG: Zunächst tachykarde Folge von breiten QRS-Komplexen, Frequenz 150/min; P-Wellen sind nicht eindeutig erkennbar; ST-Strecken lassen sich nicht sicher abgrenzen. Ab dem 3. Kammerkomplex Frequenzanstieg auf 234/min. Das Kammerflattern terminiert sich selbst; am Ende des Streifens sind normale QRS-Komplex zu erkennen, Frequenz 124/min.

➚ **Beachte:** Der Übergang von einer Kammertachykardie ins Kammerflattern als Teil derselben kreisenden Erregung erfolgt spontan; ebenso spontan terminiert sich der Reentry-Mechanismus.

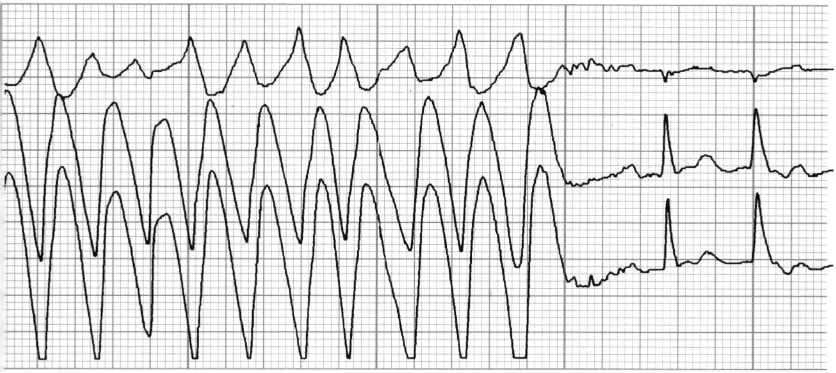

Merke: Auch wenn sich eine Kammertachykardie selbst limitiert hat, muß mit erneutem Auftreten der kreisenden Erregung gerechnet werden (die Kurven 57 und 59 wurden anschließend bei demselben Patienten abgeleitet).

Diagnose:
Kammertachykardie mit Übergang in Kammerflattern

Kommentar: Eine Kammertachykardie stellt immer eine bedrohliche Rhythmustörung dar und muß sicher erkannt werden. Bei diesem Patienten konnte später angiographisch ein akuter Hinterwandinfarkt als Ursache nachgewiesen werden.

57 (HT, m, 61)

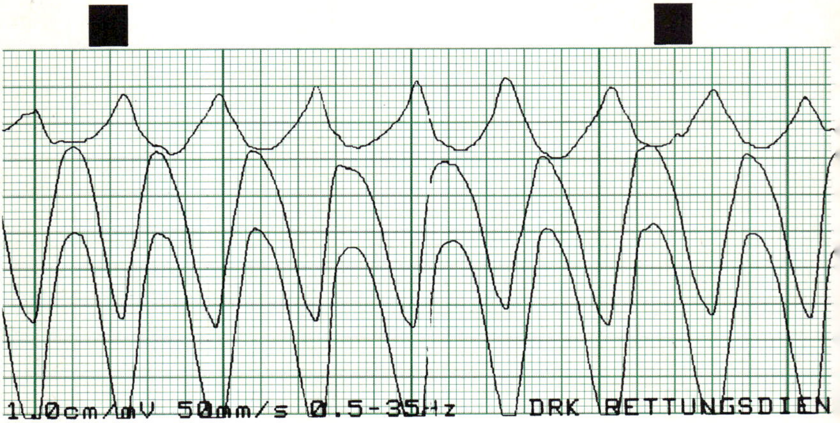

Frage: Beim gleichen Patienten aus dem Beispiel 56 entwickelte sich der Notfall innerhalb weniger Minuten dramatisch. Als diese EKG-Kurven abgeleitet wurden, war der Patient bewußtlos, und der zentrale Puls war nicht mehr tastbar. Welche vital bedrohliche Verschlechterung ist im vorliegenden EKG-Streifen zu erkennen?

Technik: Einwandfrei über Klebeelektroden und 10poliges Patientenkabel abgeleitete und simultan registrierte Einthoven-Ableitungen I-III; 1 cm/mV, jetzt 50 mm/s.

EKG: Tachykarde Folge von breiten Kammerkomplexen, Frequenz zwischen 220 und 230/min, keine regelmäßigen P-Wellen erkennbar.

➚ **Beachte:** Die Breite des Herzzyklus variiert; an der markierten Stelle findet sich eine Knotung, die einer P-Welle entsprechen könnte. Wenn die kreisende Erregung ventrikulärer Tachykardien durch einen supraventrikulären Impuls unterbrochen und dieser auf die Kammern übergeleitet wird, spricht man von einem capture beat (s.S. 38), der den ventrikulären Ursprung der Kammertachykardie beweist.

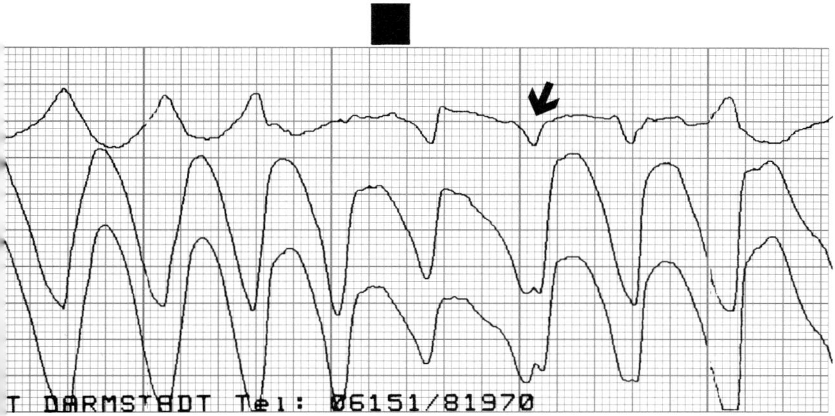

Merke: Eine pulslose Tachykardie mit Übergang zu breiter werdenden Kammerkomplexen wird als elektromechanische Entkopplung oder Dissoziation (EMD) bezeichnet; die Prognose dieser Entwicklung ist infaust (s.S. 142, 191).

Diagnose:
Kammertachykardie mit elektromechanischer Entkoppelung

Kommentar: Bei diesem Patienten wurde ein akuter Blutdruckabfall festgestellt. Das EKG und die klinische Situation mit nicht mehr tastbarem Puls weisen auf die Kreislaufinsuffizienz hin. Ihr liegt ein Pumpversagen durch EMD zugrunde. Die fortgesetzten Wiederbelebungsversuche blieben erfolglos.

58 (AR, m, 64)

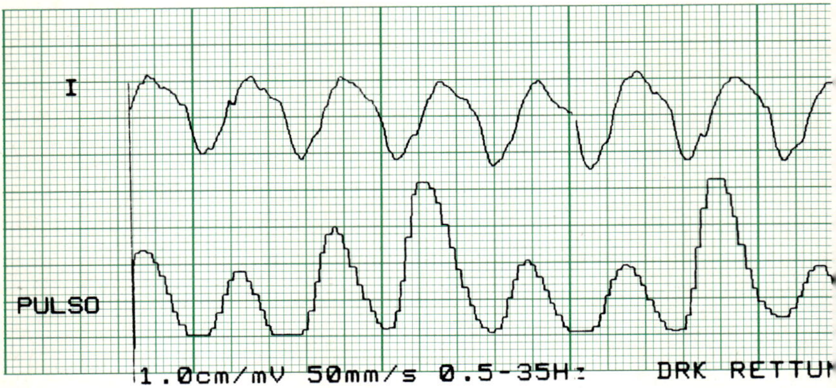

Frage: Der Patient war auf der Straße kollabiert und bereits vom RTW-Team im Fahrzeug durch Schocklagerung und Sauerstoffgabe versorgt worden. Der nachgeforderte Notarzt leitete dann die beiden gezeigten Kurven ab. Welche Rhythmusstörung liegt vor?

Technik: Obere Kurve – Ableitung I; 1 cm/mV, 50 mm/s
Untere Kurve – Simultane Aufzeichnung der SaO2-Pulswellenkurve, die von der Fingerbeere abgeleitet wird; die Ableitung ist technisch nicht einwandfrei.

EKG: Breite Kammerkomplexe, die teilweise geknotet sind; Frequenz 230/min; keine P-Wellen erkennbar.

Beachte: Die untere Kurve ist *keine* EKG-Kurve sondern die Pulswellenkurve! Die normal zu beobachtende Inzisur im absteigenden Schenkel der Kurve (s.S. 165) wird bei diesem Patienten nicht dargestellt.

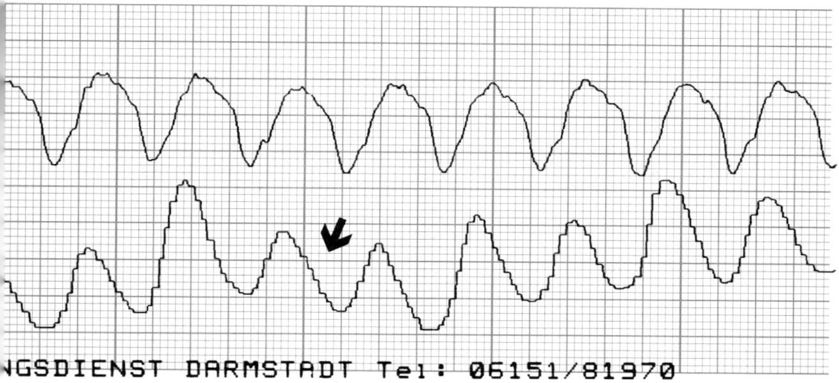

Merke: Außer der Frequenzbestimmung läßt die Pulswellenkurve keine Aussage zu. Das typische Kurvenbild, die wechselnde Amplitude und der Vergleich mit der simultan registrierten EKG-Kurve schließen eine Verwechselung mit einer anderen EKG-Ableitung aus.

Diagnose:
Kammertachykardie

Kommentar: Die Diagnose Kammertachykardie ergibt sich aus den breiten QRS-Komplexen. Dabei ist auffällig, daß trotz der hohen Herzfrequenz von 230/min in der Peripherie immer noch eine deutliche Pulswelle abzuleiten ist. Die kardiale Pumpfunktion ist stabil. Eine Rhythmisierung richtet sich daher nach dem klinischen Verlauf.

59 (HT, m, 61)

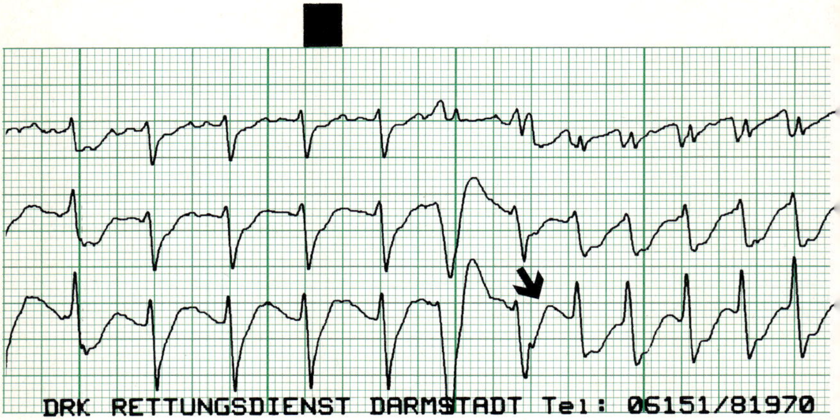

Frage: Der gleiche Patient aus den Beispielen der Kurven 56 und 57 bietet zunächst das Bild einer Kammertachykardie. Bevor sich die die dramatische Verschlechterung mit Übergang in eine elektromechanische Entkoppelung (Kurve 57) entwickelte, wurden diese EKG-Kurven registriert. Welche Arrhythmie stellt sich dar?

Technik: Einwandfrei aufgezeichnete Brustwandableitungen V1–3, die über Klebeelektroden und 10poliges Patientenkabel abgeleitet wurden; Eichung 1 cm/mV, Papiervorschub 25 mm/s.

EKG: Tachykardie mit rund 150/min; die Kammerkomplexe weisen eine Spitzenumkehr auf; P-Wellen lassen sich links nicht sicher abgrenzen, scheinen den QRS-Komplexen auf der rechten Seite aber vorauszugehen; bei diesen Komplexen sind die ST-Strecken deutlich angehoben, die R-Zacken sind aber erhalten. Die EKG-Diagnose ergibt den Verdacht auf einen Wechsel zwischen Sinus- und Kammertachykardie mit Spitzenumkehr; möglicherweise liegen verschiedene Reentry-Mechanismen nebeneinander vor.

➚ **Beachte:** Hier wird die kreisende Erregung unterbrochen und beginnt sofort wieder mit neuer, geänderter Richtung.

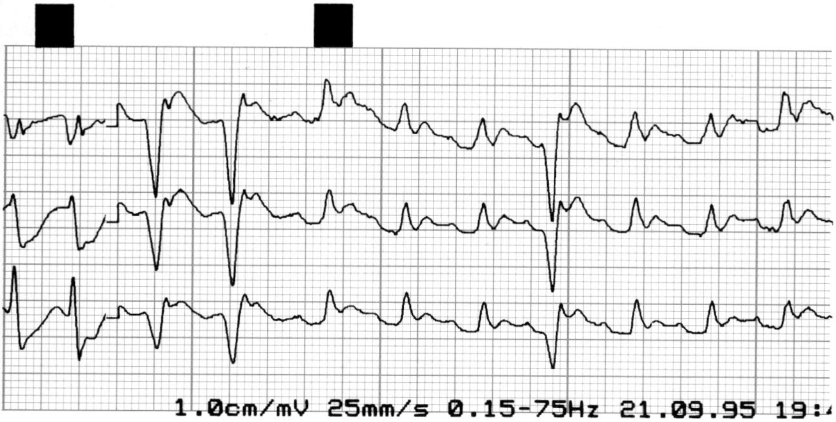

Merke: Der dramatische Ablauf eines Notfalls muß gerade unter präklinischen Bedingungen umfassend dokumentiert werden. Deshalb sind auch bei Rhythmusstörungen alle 12 Ableitungen des EKGs abzuleiten.

Diagnose:
Kammertachykardie mit Spitzenumkehr

Kommentar: Bei einer koronaren Herzerkrankung muß bei anhaltenden oder belastungsunabghängigen Stenokardien mit einem Infarkt gerechnet werden. Jeder akute Herzinfarkt kann mit lebensbedrohlichen Herzrhythmusstörungen einhergehen. In diesem Fall hat sich trotz der zunächst auf Kurzzeitnitrate ansprechenden Brustschmerzen ein akuter Vorderwandinfarkt mit tödlichem Ausgang entwickelt. Die *Leitsymptomatik* war mit Kollapszustand und Herzrasen angegeben worden.

60 (HPM, m, 44)

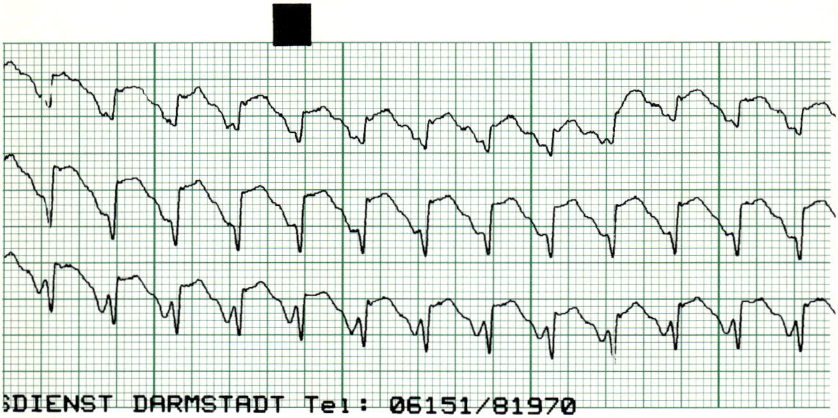

Frage: Welche Herzrhythmusstörung liegt vor? Dieses EKG wurde unmitelbar vor dem Beispiel Kurve 63 während der Vorbereitung zur Reanimation abgeleitet.

Technik: Einwandfrei über Klebeelektroden und 10poliges Patientenkabel registrierte Brustwandableitungen V1–6 (links V1–3, rechts V4–6); 1 cm/mV, 25 mm/s.

EKG: Schnelle und rhythmisch regelmäßige Folge von breiten QRS-Komplexen mit Knotung, die nicht eindeutig als P-Welle zu erkennen ist; Frequenz 177/min; R-Verlust von V1–3 mit ST-Hebung: Kammertachykardie (der Verdacht auf Vorderwandinfarkt kann im EKG bei Linksschenkelblock nicht gesichert werden).

Beachte: Diese Zacke ist nicht sicher als P-Welle Ausdruck der Vorhoferregung, sondern wahrscheinlich die Kammeranfangsschwankung des schenkelblockartig verbreiterten Kammerkomplexes; es liegt eine ventrikuläre Tachykardie vor.

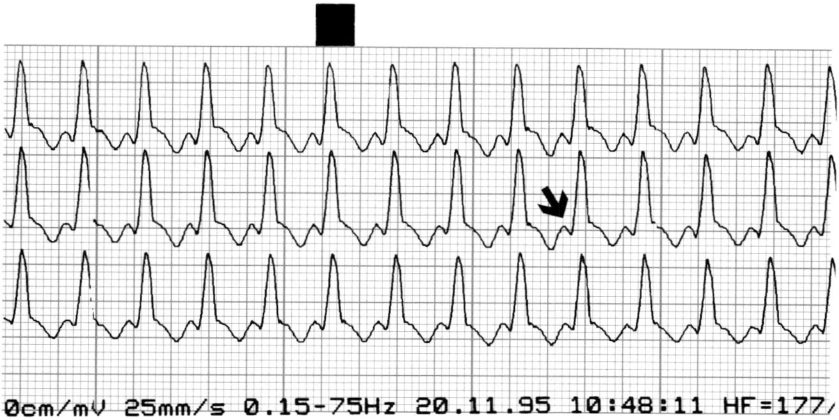

Merke: Die Differentialdiagnose zwischen einer supraventrikulären (SVT) und einer ventrikulären Tachykardie (VT) ist bei einem Papiervorschub von nur 25 mm/s oft nicht mit Sicherheit zu stellen. Es empfiehlt sich immer die Analyse eines längeren EKG-Streifens mit 50 mm/s.

Diagnose:
Kammertachykardie mit Linksschenkelblock (Vorderwandinfarkt?)

Kommentar: Nach erfolgreicher kardiopulmonaler Reanimation bei Kammerflimmern entwickeln sich im weiteren Verlauf häufig Kammertachykardien. Anamnestisch mußte aufgrund der eindeutigen Schmerzsymptomatik von einem akuten Myokardinfarkt ausgegangen werden.

61 (HS, m, 67)

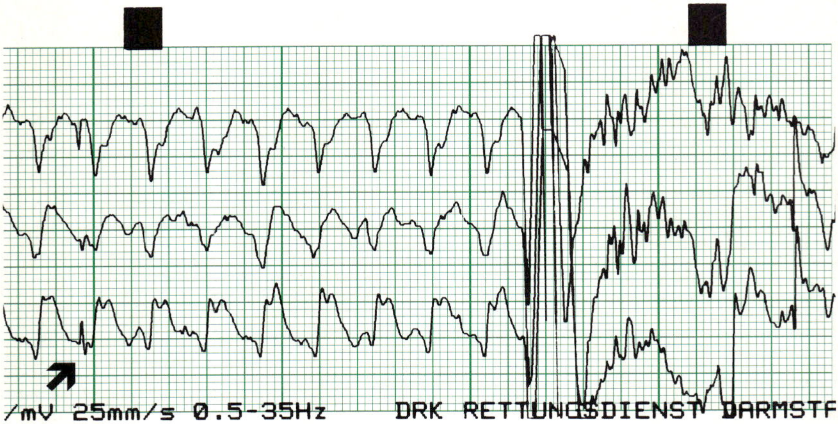

Frage: Herzrasen mit Schocksymptomatik, Dyspnoe und Erbrechen – der Notarzt rhythmisiert sofort.

Technik: Ableitungen I–III nach Einthoven; deutlich zu sehen die Markierung durch die elektrische Kardioversion mit 100 J (JP 30 A); danach artefaktüberlagerte Kurven mit rhythmischer Herztätigkeit.

EKG: Vor der Kardioversion Tachykardie mit ca. 200/min bei breiten, geknoteten Kammerkomplexen, die die Frage aufwerfen, ob eine supraventrikuläre oder eine ventrikuläre Tachykardie vorliegt (s.S. 38); der capture beat (Pfeil) beweist den ventrikulären Ursprung; nach der Rhythmisierung sind normale Kammerkomplexe zu ahnen; im Anschluß an eine ventrikuläre Extrasystole tritt eine kurze Pause auf, dann folgt regelmäßiger Sinusrhythmus; die elektrische Herzachse (s.S. 14) hat sich gedreht. In III findet sich eine pathologische Q-Zacke (s.S. 43) bei T-Negativierung als Hinweis auf (abgelaufenen) Hinterwandinfarkt (s.S. 48, 145 f.).

➚ **Beachte:** Nachweis eines capture beat: Mitten in den Kammerkomplexen einer Tachykardie wird ein Schlag auf normalem Weg von den Vorhöfen zu den Kammern übergeleitet; damit ist der ventrikuläre Ursprung der Tachykardie bewiesen (die breiten Kammerkomplexe wiesen bereits hierauf hin).

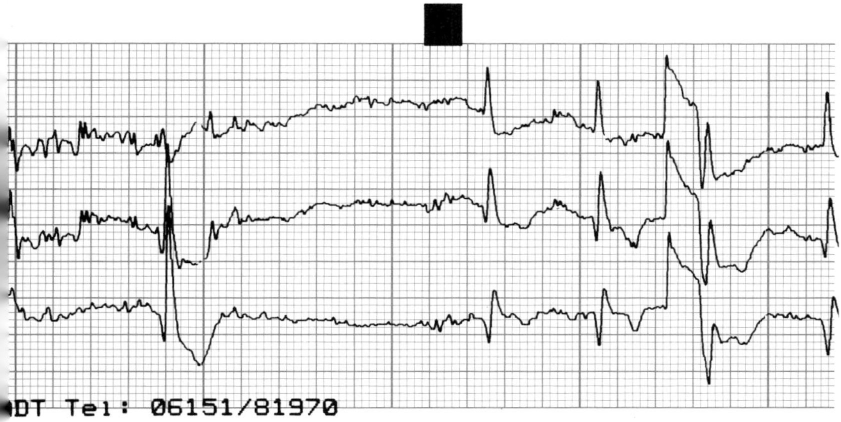

Merke: Die Symptomatik des Patienten erklärt sich durch einen kritischen Abfall des Herzzeitvolumens bei Tachykardie.

Diagnose:
Kammertachykardie mit erfolgreicher elektrischer Kardioversion

Kommentar: Die Ursache der Kammertachykardie bleibt unter Notfallbedingungen ungeklärt; sicher ist, daß ein nicht frischer Hinterwandinfarkt vorliegt; das Eingreifen des Notarztes war lebensrettend; es besteht der dringende Verdacht auf den Zusammenhang mit einem akuten Infarktereignis, das sich aber nicht im EKG abbildet; der Patient wird ins Krankenhaus begleitet, wo tatsächlich ein Infarktrezidiv im Hinterwandbereich nachgewiesen wurde (es handelt sich um denselben Patienten der Kurve 41).

62 (TS, m, 66)

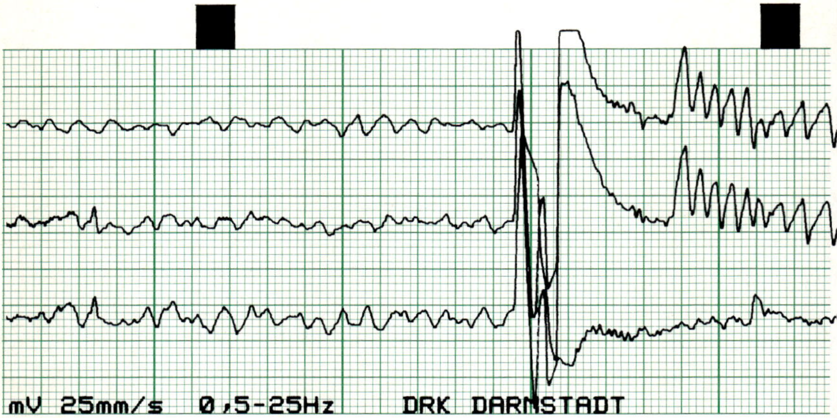

Frage: Nach ca. 15 min lang bestehendem, stärkstem Brustschmerz mit kaltem Schweißausbruch ist der Patient plötzlich leblos auf die Schreibtischplatte gesackt. Der vom Arbeitskollegen herbeigerufene Notarzt handelt sofort. Welche Diagnose ist nach dem EKG gesichert und welcher Verdacht besteht außerdem?

Technik: Extremitätenableitungen I- III über 4poliges Kabel und Klebeelektroden, 1 cm/mV, 25 mm/s.

EKG: In I, II und III finden sich klassische Flimmerwellen mit sehr kleiner Amplitude: Kammerflimmern. Die Dauer der Defibrillation beträgt 0,32 s. Unmittelbar danach tritt in I und II eine Sägezahnkurve auf, während in III bereits sehr frühzeitig unregelmäßige QRS-Komplexe erkennbar werden. In III sind Q-Zacken und ST-Hebungen zu erkennen.

➚ **Beachte:** Dieser Kammerkomplex zeigt die typischen Merkmale des akuten Hinterwandinfarkts: Pathologisches Q und ST-Hebung; leider ist die Abbildung hier abgeschnitten, aber bestimmt können Sie sich den Kurvenverlauf vorstellen, wenn Sie die Kurve 31 zum Vergleich heranziehen.

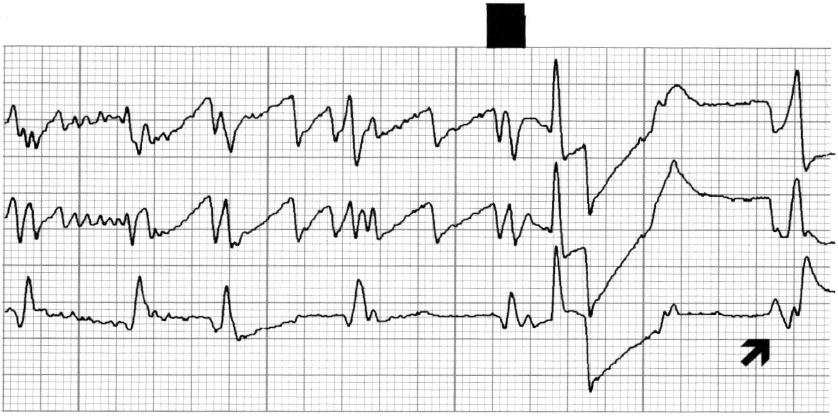

Merke: Der akute Thoraxschmerz läßt nach dem EKG als auslösende Ursache für das Kammerflimmern einen Hinterwandinfarkt vermuten.

Diagnose:
Kammerflimmern, Zustand nach erfolgreicher Defibrillation

Kommentar: Die frühzeitige Defibrillation bietet bei Kammerflimmern die größte Aussicht auf eine erfolgreiche Reanimation. Statistisch ist das Kammerflimmern die häufigste Ursache für den plötzlichen Herztod in der Frühphase von akuten Herzinfarkten.

63 (HPM, m, 44)

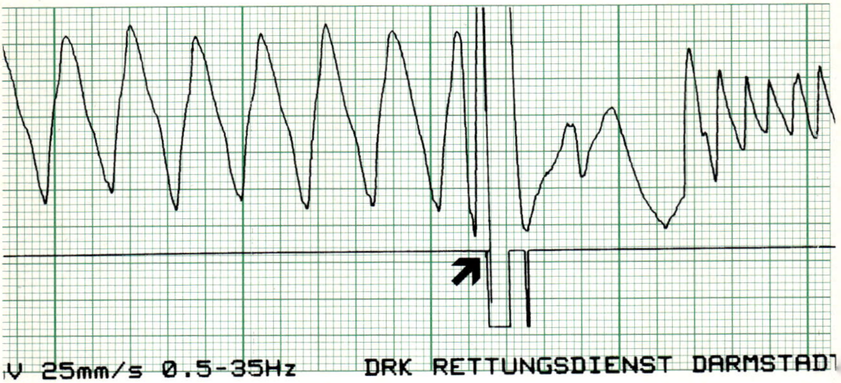

Frage: Im Verlauf einer erfolgreichen Reanimation wurde plötzlich diese Rhythmusstörung unter dem lückenlosen EKG-Monitoring beobachtet. Was lassen diese beiden Kurven erkennen?

Technik: Simultane Aufzeichnung der Ableitung II und der Pulswellenkurve über Klebeelektroden und 4poliges Patientenkabel sowie die SaO2-Pulskapsel für die Fingerbeere; 1 cm/mV, 25 mm/s (am Ende der Kurve löst sich die Pulskapsel).

EKG: Regelmäßiges Muster von tachykarden breiten QRS-Komplexen, Frequenz 173/min; synchronisierte Abgabe der Defibrillationsenergie 25 ms nach der R-Zacke. Unmittelbar darauf überlagert eine Sägezahnkurve die nach erfolgreicher Kardioversion bereits erkennbaren QRS-Komplexe. – Die Pulswellenkurve läßt bereits während der Sägezahnkurve im EKG die peripher wirksamen Pulswellen erkennen. Dadurch können auch die überlagerten QRS-Komplexe identifiziert werden.

➚ **Beachte:** Die getriggerte Defibrillation (Kardioversion) erfolgt beim verwandten Gerät der Fa. Bruker 25 ms nach der vorausgehenden R-Zacke.

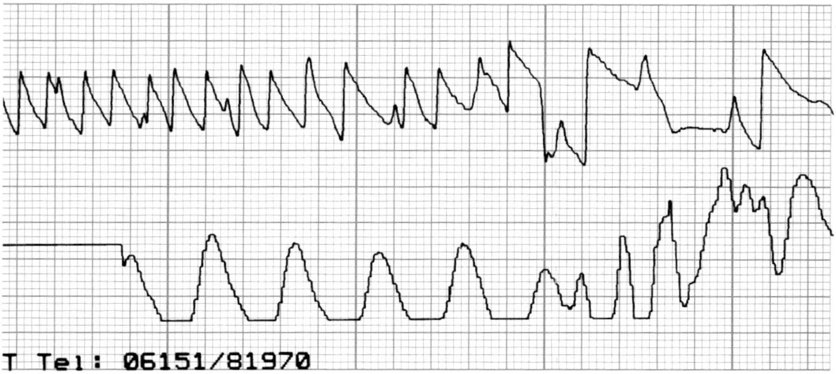

Merke: Die elektrische Kardioversion setzt eine absolut artefaktfreie EKG-Ableitung für die korrekte, halbautomatische Defibrillation voraus; das Gerät muß auf Synchronbetrieb umgeschaltet werden. Bei unsachgemäßem Einsatz besteht die Gefahr, daß der Stromstoß in die vulnerable Phase einfallen und ein Kammerflimmern auslösen kann.

Diagnose:
Ventrikuläre Tachykardie, erfolgreiche Kardioversion

Kommentar: Das lückenlose Monitoring ist in Notfallsituationen unverzichtbar. Dies setzt besonders unter Reanimationsbedingungen eine perfekte EKG-Ableitungstechnik voraus. Die gleichzeitige Ableitung der Pulswellenkurve stellt eine adjuvante Maßnahme dar, die wichtige Zusatzinformationen liefern kann.

64 (KHG, m, 54)

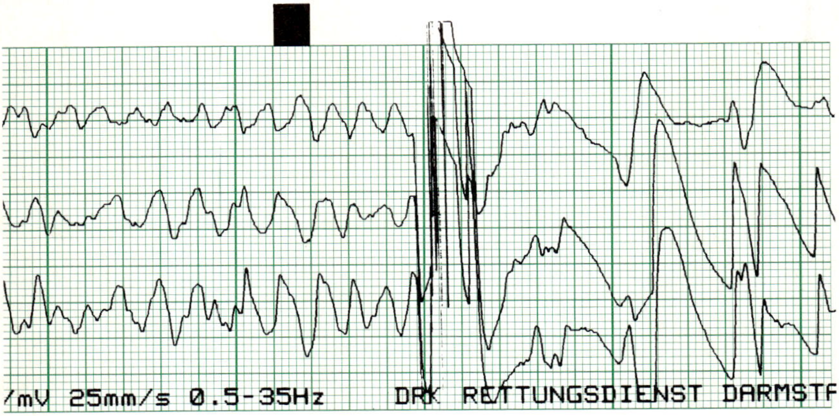

Frage: Aufgrund der Leitsymptomatik „plötzliche Bewußtlosigkeit" wird der Notarzt gerufen. Was zeigt die primär abgeleitete EKG-Kurve und mit welchem Erfolg schließt die sofort durchgeführte Therapie zunächst ab?

Technik: Einthoven-Ableitungen I- III über Klebeelektroden und 4poliges Kabel abgeleitet; 1 cm/mV, 25 mm/s; Defibrillation über die Paddles mit 360 Joule, max. Defibrillationsstrom 42 A.

EKG: Völlig unregelmäßige Kurven in I, II und III mit dauerndem Amplitudenwechsel; Frequenz über 400/min; die Abgabe der Defibrillationsenergie zeigt sich in einem maximalen Zeigerausschlag von ca. 0,32 s Dauer; Unmittelbar darauf folgen nicht näher differenzierbare QRS-Komplexe als Beweis für die erfolgreiche Defibrillation.

Beachte: In der Nullinie erscheinen isolierte P-Wellen, die in keinem Erregungszusammenhang mit den Kammerkomplexen stehen; es besteht der Verdacht auf einen (intermittierenden) AV-Block III°.

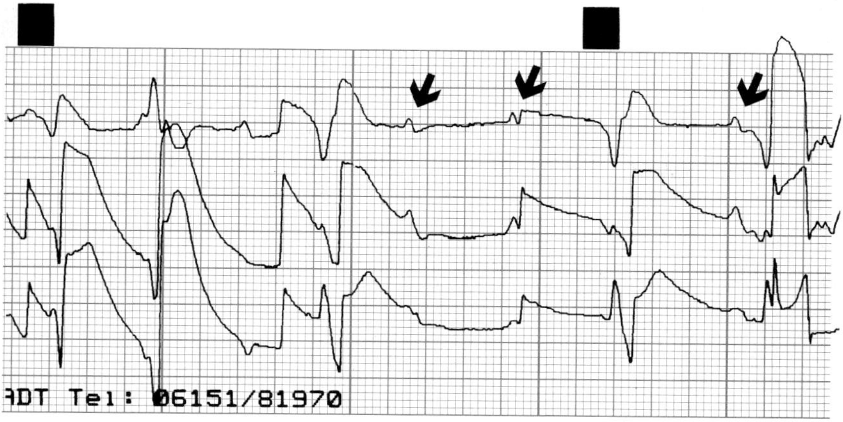

Merke: Kammerflimmern bedeutet eine chaotische minimale Kontraktion der Ventrikel ohne hämodynamische Punpfunktion des Herzens. Es besteht ein Kreislaufstillstand (s.S. 39).

Diagnose:
Kammerflimmern, Zustand nach erfolgreicher Defibrillation

Kommentar: Die Empfehlungen der American Heart Association (AHA) weisen bei Kammerflimmern eine Folge von drei Defibrillationen nacheinander aus (200 J, 200 J und 360 J). Das Aufladen der Kondensatoren benötigt im Mittel ca. 8 s. Um Zeit zu gewinnen, empfiehlt es sich daher, sofort nach dem Stromstoß wieder aufzuladen und nicht erst den Erfolg sicher abzuwarten. Gegenüber der Ableitung des EKG im Notfall über die Defibrillationselektroden (Paddles) ist die Ableitung über Klebeelektroden und das Patientenkabel der beste und sicherste Weg.

65 (KG, m, 59)

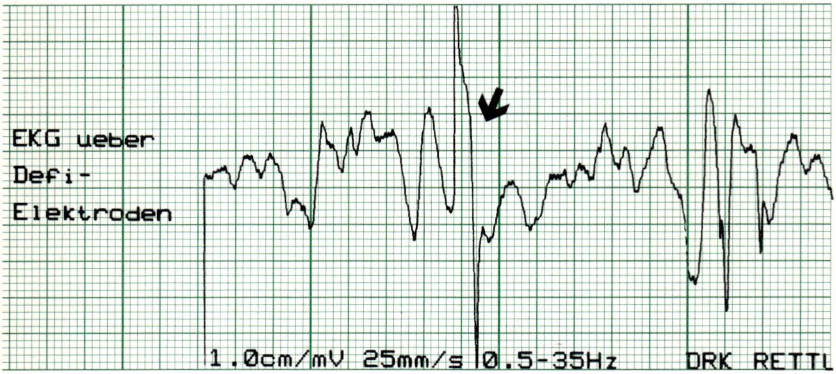

Frage: Welche Ableitungstechnik liegt hier vor und welche Diagnose ergibt sich aus dieser Kurve? Sie wurde zu Beginn der ACLS-Algorithmen (s.S. 309 f.) bei einer primär erfolgreichen Reanimation gewonnen (vgl. auch die Kurven 66–68).

Technik: Einkanal-EKG-Ableitung über die Paddles des Defibrillators; Position der Paddles subclavikular rechts und auf V4 nach Wilson (s.S. 10) unter Verwendung von Elektrodengel, Eichung 1 cm/mV, Papiervorschub 25 mm/s.

EKG: Völlig arrhythmische, schnelle Folge von Schwankungen der Nullinie mit ständig wechselnden Amplituden ohne EKG-typische Segmente des normalen Herzzyklus: Kammerflimmern.

➚ **Beachte:** Typischer Artefakt, wie er bei der EKG-Ableitung über die Paddles bei Bewegung der Spiralkabel oft entsteht (Kabel wirken als Dipol).

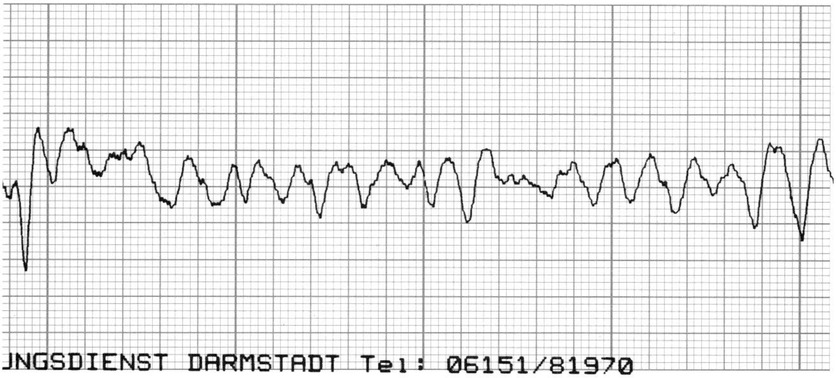

Merke: Zur primären Rhythmusdiagnostik ist die EKG-Ableitung über die Paddles gegenüber dem Einsatz von Klebeelektroden und Ableitungskabel im Notfall die unsicherere Methode.

Diagnose:
Kammerflimmern

Kommentar: Wird das EKG zu Beginn eines Reanimationsversuchs zur Differenzierung zwischen Asystolie, EMD oder Kammerflimmern zunächst über die Paddles des Defibrillators abgeleitet, dann ist auf eine absolut einwandfreie Ableitungstechnik mit Elektrodengel, festem Andruck der Paddles und bewegungslosen Spiralkabeln zu achten. Bei Einsatz von halbautomatischen Defibrillatoren wird dies durch selbstklebende Elektroden zur Ableitung und zur Defibrillation gewährleistet.

66 (KG, m, 59)

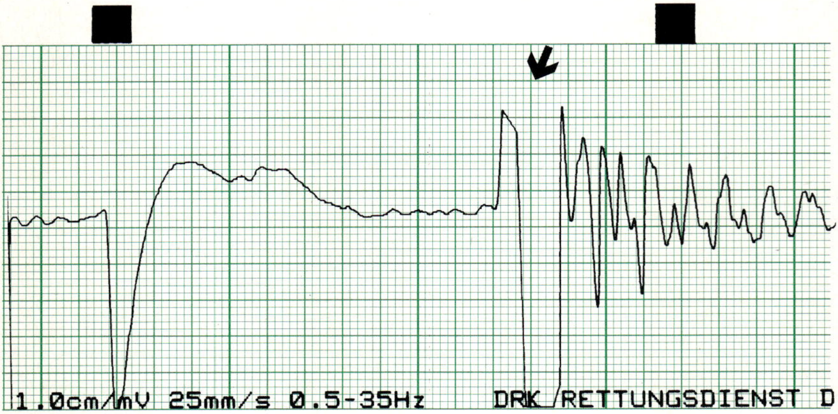

Frage: Während der Notarzt die Defibrillation korrekt mit 360 J durchführt, beurteilen die beiden Rettungsassistenten den Erfolg auf dem Monitor. Es handelt sich um den Patienten der Kurve 65. War die Defibrillation erfolgreich?

Technik: Einwandfrei über die Paddles des Defibrillators abgeleitete EKG-Ableitung; 1 cm/mV, 25 mm/s.

EKG: Völlig unregelmäßige EKG-Kurve, bei der Frequenz und Amplituden ständig wechseln. In der Mitte der linken Seite ist ein typischer Defibrillationsstoß zu sehen: Persistierendes Kammerflimmern.

➚ **Beachte:** Ausschlag bei der Defibrillation. Der hohe Komplex zu Beginn der Kurve links ist ein Artefakt.

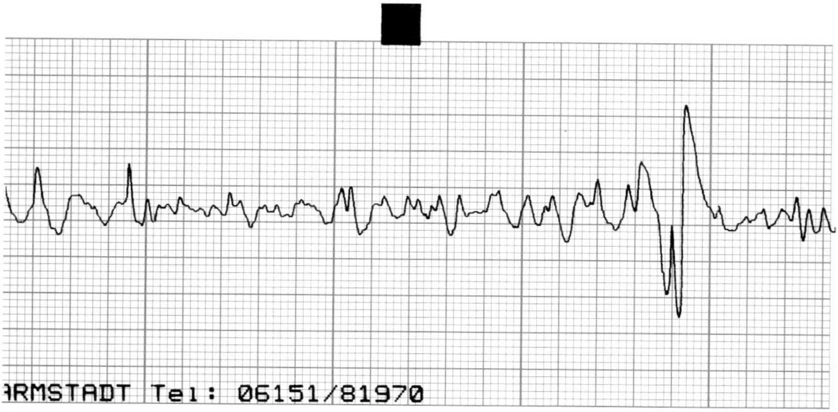

Merke: Nach Abgabe der hohen elektrischen Energie auf den Körper läßt sich bei fortlaufender EKG-Registrierung eine extrem hohe Amplitude ableiten, die die Bandbreite des Verstärkers übersteigt.

Diagnose:
Kammerflimmern, Zustand nach erfolgloser Defibrillation

Kommentar: Der Versuch einer elektrischen Defibrillation mit 360 J ist in diesem erfolglosen Fall dokumentiert. So rasch es geht, sollte das EKG über Klebeelektroden und ein Patientenkabel abgeleitet werden. Die Kurven 67 und 68 weisen auf die bessere Interpretation der Kurven hin.

67 (KG, m, 59)

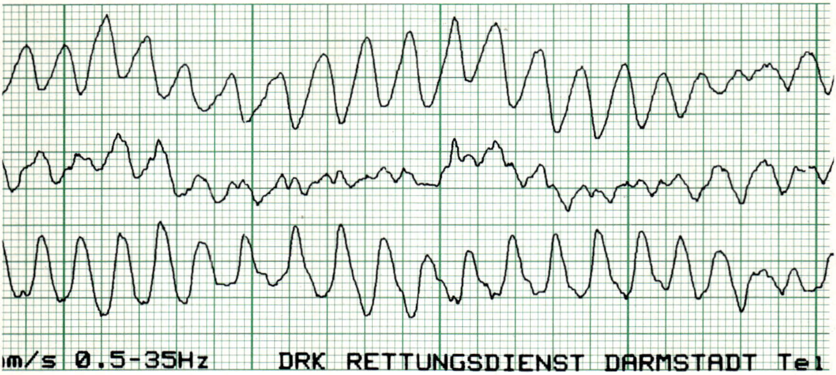

Frage: Beim gleichen Patienten aus den vorhergehenden beiden Kurven wird im weiteren Verlauf der Reanimation nach den Algorithmen der AHA dieser EKG-Streifen dokumentiert. Welcher Befund liegt vor?

Technik: Extremitätenableitungen I-III, Klebeelektroden und 4poliges Ableitungskabel; 1 cm/mV, 50 mm/s; horizontale Schwankung der Kurve in Ableitung I wegen mangelhaftem Elektrodenkontakt.

EKG: Schnelle Folge von Kammerkomplexen mit wechselnder Amplitude, Frequenz über 400/min; der spindelförmig an- und abschwellende Verlauf der Amplituden in III erinnert an das Bild von Torsade de pointes (s.S. 38).

Beachte: Eichzacke des EKG-Verstärkers.

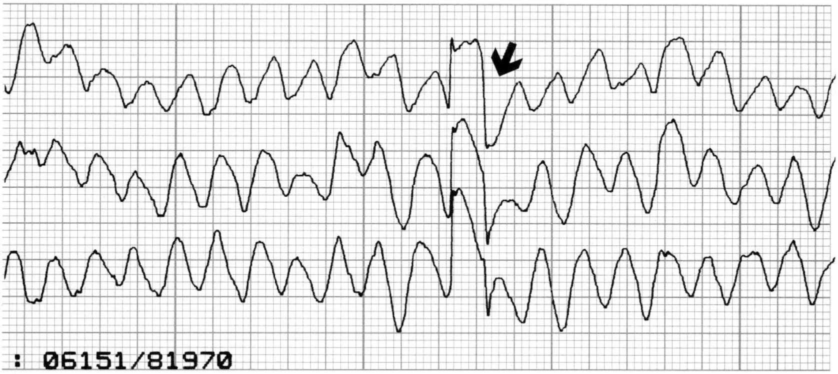

Merke: Als *Spitzenumkehrtachykardie* oder *Torsade de pointes* wird eine Sonderform der Tachykardien bezeichnet, bei der es zu einer schraubenartigen Umkehr des Kammervektors um die Nullinie (mit vorausgehender QT-Verlängerung) kommt.

Diagnose:
Kammerflimmern

Kommentar: Nach den ersten 3 erfolglosen Defibrillationen und der EKG-Ableitung über die Paddles wurde ein lückenloses EKG-Monitoring über Klebeelektroden und 4poliges Patientenkabel durchgeführt. Dadurch wird eine sichere Analyse des EKG garantiert. Der nächste Schritt der Reanimation ist in Kurve 68 gezeigt.

68 (KG, m, 59)

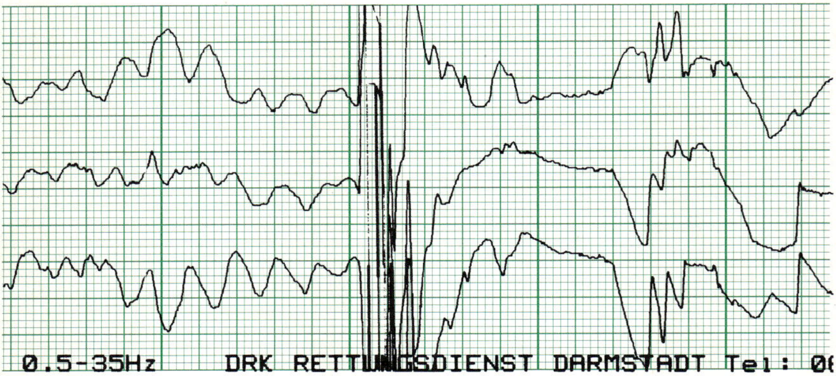

Frage: Eine halbe Stunde nach Beginn der Reanimation (Kurve 65) und unmittelbar nach der Kurve 67 dokumentieren dieses Bild den Erfolg der Reanimation. Wie ist dieses EKG zu interpretieren?

Technik: Einwandfrei über Klebeelektroden und 4poliges Patientenkabel registrierte bipolare Extremitätenableitungen I-III, Eichung 1 cm/mV, Papiervorschub 50 mm/s.

EKG: Zunächst tachykarde Folge von unförmigen Kammerkomplexen mit wechselnden Amplituden; Frequenz >400/min; in der Mitte der linken Seite unterbricht eine breite Aktion mit extremer Amplitude, die die Bandbreite des Verstärkers übertrifft, das Geschehen; es folgen unregelmäßige Komplexe in einer sägezahnartigen Kurve, der sich deutlich abgrenzbare QRS-Komplexe ohne vorangehende P-Welle anschließen; hier ist in II und III eine ST-Hebung als Infarkthinweis zu erkennen: Erfolgreiche Defibrillation nach Kammerflimmern.

Beachte: Monophasisch angehobene ST-Strecke in III; unmittelbar danach erfolgt eine automatische Eichzacke des Defibrillators.

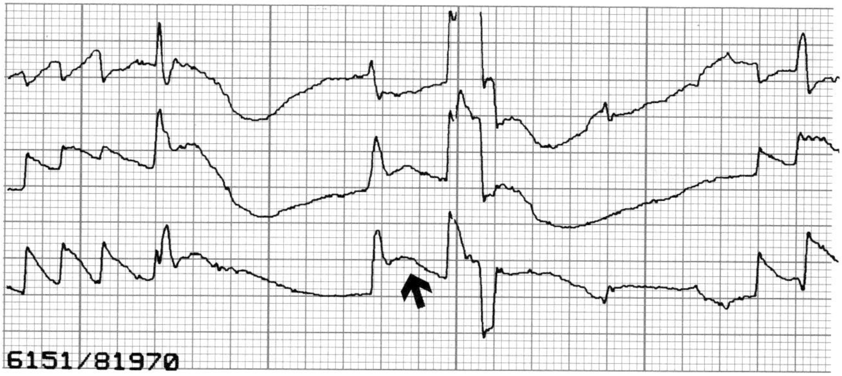

Merke: Das Auftreten einer sägezahnartigen Kurve, unmittelbar nach einer Defibrillation, hängt mit der Ableitung der applizierten elektrischen Energie zusammen und verschleiert oft die sofortige Beurteilung der Effektivität. Um Zeit zu gewinnen, sollte der Defibrillator bereits schon in dieser Phase erneut aufgeladen werden, also noch bevor eine sichere EKG-Analyse möglich wird.

Diagnose:
Kammerflimmern, Zustand nach erfolgreicher Defibrillation; Hinterwandinfarkt

Kommentar: Diese EKG-Ableitung dokumentiert eindrucksvoll die entscheidende Phase zwischen Sterben und Überleben bei Kammerflimmern. Gegenüber der weitaus weniger sicheren Ableitungstechnik über die Paddles, beweist sich hier im Einsatz die Methode mit Klebeelektroden und 4poligem Patientenkabel.

5 Bradykardien

Ein Abfall der Kammerfrequenz unter 60 Schläge pro min wird als Bradykardie bezeichnet. Unter den Bedingungen des Notfalls muß angenommen werden, daß mit abfallender Herzfrequenz kein ausreichendes Herzzeitvolumen erzeugt wird. In Notfällen muß jede Bradykardie als ernstliche Störung angesehen und nach ihrer Ursache gesucht werden. Für die Beurteilung in dieser Situation ist zwischen bradykarden Störungen durch Abfall der Sinusfrequenz, Überleitungsstörungen von den Vorhöfen auf die Kammern und langsamen Kammereigenfrequenzen zu unterscheiden.

Überwiegend werden notfallmäßige Bradykardien durch entzündliche oder ischämische Prozesse, aber auch durch Intoxikationen und (Herz)Medikamente ausgelöst. Sinusbradykardien und AV-Blockierungen sind häufige Begleiter der akuten Infarktphase. Fast alle Beispiele dieser Arrhythmien und die Infarktbilder verknüpfen die EKG-Zeichen beider Krankheitsformen. Besonders tückisch ist die Ischämie der Hinterwand, die zwar mit einer nur kleinen Beschädigung von kontraktilem Gewebe einhergeht, dafür aber meist die Blutversorgung des supraventrikulären Erregungsbildung- und -leitsystems betrifft. Hinterwandinfarkte sind häufig mit extremen Bradykardien und AV-Blockierungen verknüpft. Bradykardien sind auch häufige Symptome bei Steigerung des intrazerebralen Drucks, z.B. durch größere Blutungen bei Unfällen oder Schlaganfall. Unter Notfallbedingungen bei anhaltenden Kammerfrequenzen < 40/min ist das Legen eines passageren transvenösen oder transkutanen Schrittmachers die primär rettende Maßnahme.

69 (KT, m, 61)

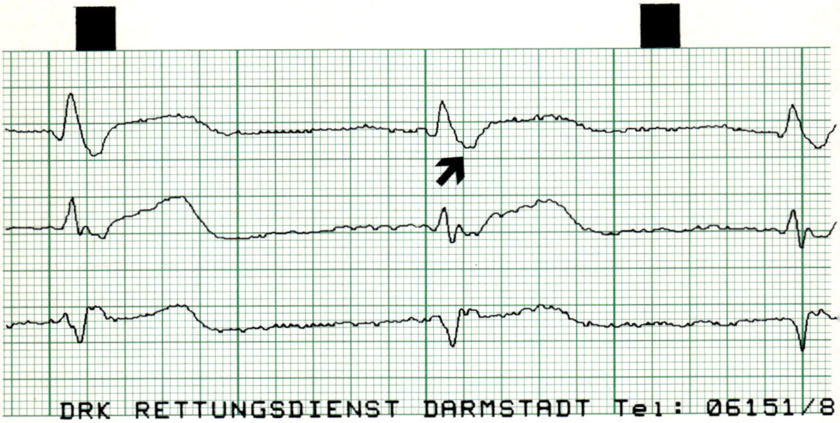

Frage: Seit vier Stunden leidet der Patient unter Schmerzen im epigastrischen Winkel mit Ausstrahlung in den Rücken. Weil die Übelkeit nicht nachläßt und sich zunehmender Schwindel einstellt, erfolgt der Notruf 112 durch die Ehefrau. Sie berichtet der Leitstelle, daß ihr Mann einen langsamen, unregelmäßigen Puls habe. Welcher Rhythmus liegt vor und welche EKG-Diagnose ist zu stellen?

Technik: Ableitungen I-III über Klebeelektroden (fortlaufend über beide Seiten) und 4poliges Patientenlabel durch das RTW-Team; 1 cm/mV, 50 mm/s.

EKG: Unregelmäßige Folge von gleich aussehenden QRS-Komplexen, denen keine erkennbaren P-Wellen vorausgehen, mittlere Frequenz 52/min, die Kammerkomplexe sind relativ klein (Grenzbefund zur peripheren Niedervoltage), in allen drei Ableitungen finden sich S-Zacken; gesplitterter QRS-Komplex in II und III mit Hebung der ST-Strecke, schenkelblockartige Verbreiterung der Kammerkomplexe, Zeichen des akuten Hinterwandinfarkts, Kammereigenrhythmus (?).

➚ **Beachte:** Das breite S in I kann auf einen Rechtsschenkelblock hinweisen.

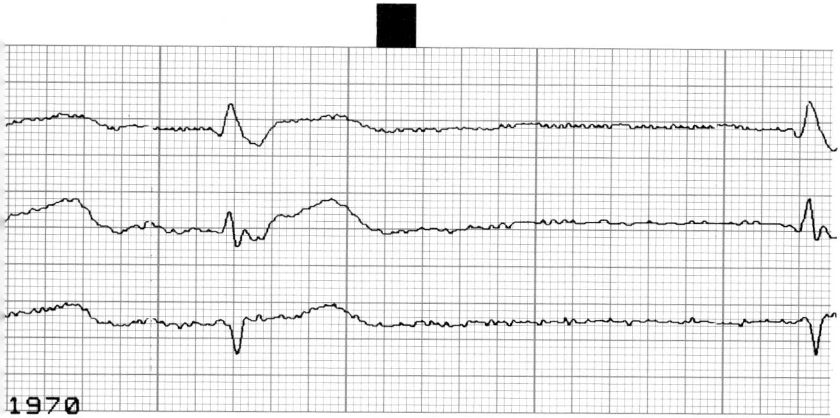

Merke: Bei einer Drehung des Herzens um die Transversalebene mit Herzspitze hinten und Basis vorn ergibt sich ein Sagittaltyp (SI-SII-SIII-Typ) mit vorgetäuschter Niedervoltage, wie dies z. B. bei einem chronischen Cor pulmonale vorkommt.

Diagnose:
Bradykardie bei Verdacht auf akuten Hinterwandinfarkt

Kommentar: Die monophasischen ST-Hebungen weisen bei der geschilderten Symptomatik auf einen akuten Hinterwandinfarkt hin. Der Lagetyp, das breite S in I und die Niedervoltage lassen auch an eine Lungenembolie denken. In diesem Fall konnte der Hinterwandinfarkt nachgewiesen werden.

70 (AS, w, 79)

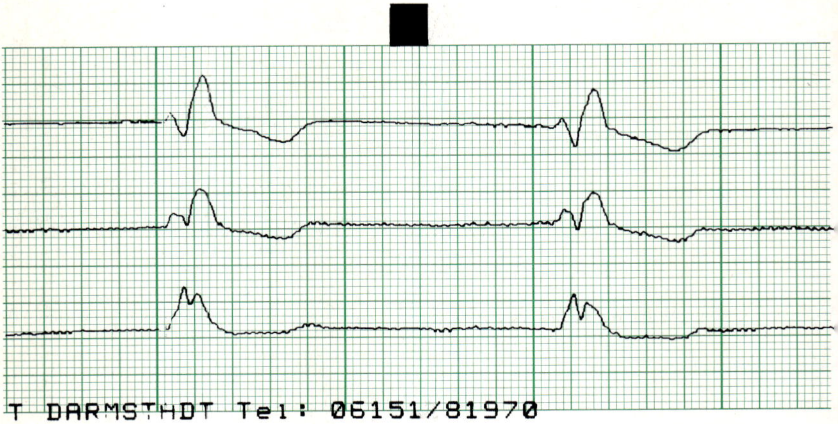

Frage: Dieses EKG wurde während einer Reanimation abgeleitet. Welcher Rhythmus liegt vor?

Technik: Einwandfreie Simultanaufzeichnung der Brustwandableitungen V1–3 (links) und V4–6 (rechts); Ableitung über Klebeelektroden und 10poliges Patientenkabel; 1 cm/mV, 50 mm/s.

EKG: Bradykarder Rhythmus mit 56/min; vor den Kammerkomplexen sind keine P-Wellen zu erkennen; Rechtsschenkelblock mit QRS 0,14 s in V1 und breiter S-Zacke in V5/6: Knotenrhythmus.

Beachte: Hierbei handelt es sich um einen Artefakt.

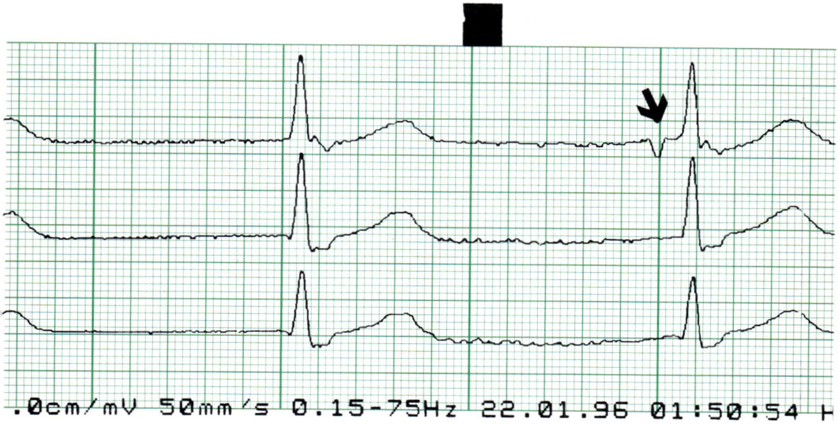

Merke: Bei einem Knotenrhythmus (AV-junktionaler Rhythmus) mit gleichzeitiger Vorhoferregung sind die P-Wellen im QRS-Komplex versteckt. Bei *vorangehender* Vorhoferregung ist der AV-junktionale Rhythmus an der negativen P-Welle und PQ-Zeiten $<$ 0,12 s zu erkennen. Beim seltenen AV-junktionalem Rhythmus mit *nachfolgender* Vorhoferregung folgt eine negative P-Welle dem QRS-Komplex.

Diagnose:
Knotenrhythmus und Rechtsschenkelblock

Kommentar: Das EKG scheint keine an sich bedrohliche Rhythmusstörung zu zeigen. Ein Knotenrhythmus weist jedoch auf eine ernst zu nehmende Unterbrechung der physiologischen Erregungsleitung hin und erfordert die diagnostische Abklärung; während des Transports ist die fortgesetzte Monitorbeobachtung notwendig. Hier zeigte sich dann das Bild der Kurve 80.

71 (RA, m, 74)

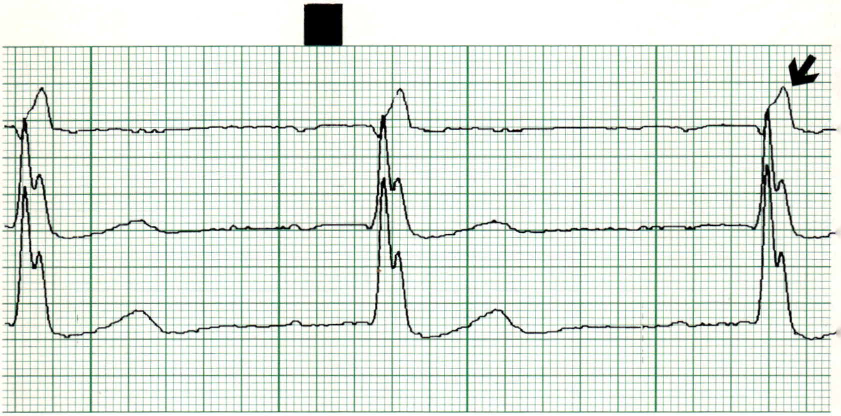

Frage: Der Patient hatte vor 2 Stunden über anhaltende, nitroresistente Brustschmerzen geklagt und war plötzlich kollabiert. Welche Rhythmusstörung liegt vor?

Technik: Einwandfreie, simultane Aufzeichnung der Brustwandableitungen V1–3, Klebeelektroden und 10poliges Patientenkabel; 1 cm/mV, 50 mm/s.

EKG: Unregelmäßige Folge von auf 0,11 s verbreiterten QRS-Komplexen, denen jeweils eine P-Welle vorausgeht; die PQ-Zeit ist auf 0,22 s verlängert; Frequenz 35–65/min; M-förmiges R in V2/3 mit muldenförmiger ST-Senkung.

Beachte: Kammerkomplex von Beginn der Q-Zacke aus gemessen >0,1 s = Schenkelblock.

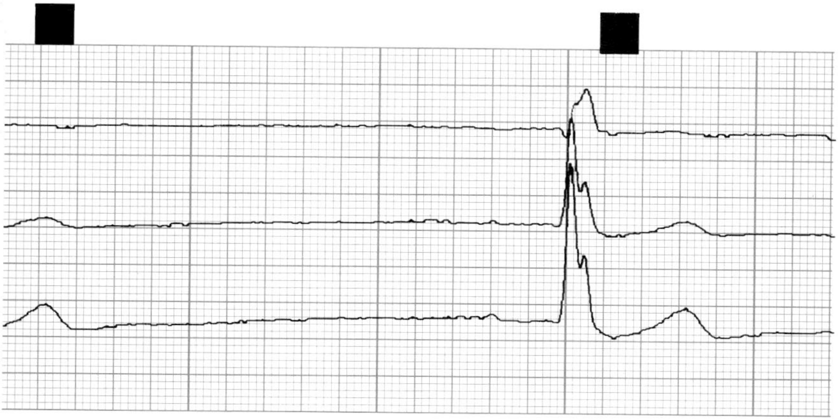

Merke: Die normale AV-Überleitungszeit beträgt von Beginn der P-Welle bis zum Beginn des QRS-Komplexes < 0,2 s; ist sie auf 0,2 s und mehr verlängert, besteht ein AV-Block I° (s.S. 28).

Diagnose:
Bradyarrhythmie, AV-Block I°, Rechtsschenkelblock

Kommentar: Es liegt eine über beide Seiten fortlaufende Registrierung vor. Die Pause am Beginn der rechten Seite ist besonders auffällig. Ob dem Kammerkomplex nach der längeren Pause eine Vorhoferregung vorausgeht, ist nicht klar zu erkennen. Möglicherweise liegt ein Sinusaustrittsblock vor. Der Ursprung der Rhythmusstörung läßt sich aus diesem EKG nicht herleiten. Später stellte sich ein Vorderwandinfarkt heraus. Der Notarzt versorgte den Patienten während des Transports prophylaktisch mit einem transthorakalen Schrittmacher.

72 (RM, m, 76)

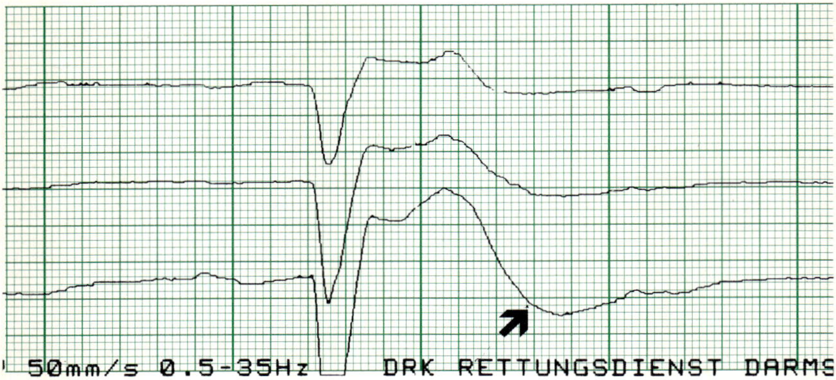

Frage: Der Patient beklagte plötzlich einen massiven Brustschmerz mit kaltem Schweißausbruch und beschloß nach drei Stunden mit persistierenden Beschwerden zu Fuß seinen Hausarzt aufzusuchen. Unterwegs kollabierte er und war nach Aussage von Passanten bis zum Eintreffen des Notarztwagens mehrfach kurzfristig bewußtlos. Einem Ersthelfer fiel der extrem langsame Puls auf. Welche Erklärung ergibt sich aus dem EKG?

Technik: Brustwandableitungen, hier V1-V3, über Klebeelektroden und 10poliges Patientenkabel registriert; 1 cm/mV, 50 mm/s.

EKG: Durchlaufende P-Wellen mit einer Frequenz von 104/min, regelmäßige Folge von breiten Kammerkomplexen in einer Frequenz von 35/min; kein Zusammenhang zwischen Kammerkomplexen und P-Wellen: AV-Block III° und Kammereigenrhythmus; R-Verlust von V1-V3 mit ST-Hebung und hohem T; die QS-Komplexe sind auf 0,16 s verbreitert – Schenkelblock.

➚ **Beachte:** Die negative Nachschwankung am Ende der ST-Strecke lässt keine eindeutige Bestimmung der QT-Zeit zu.

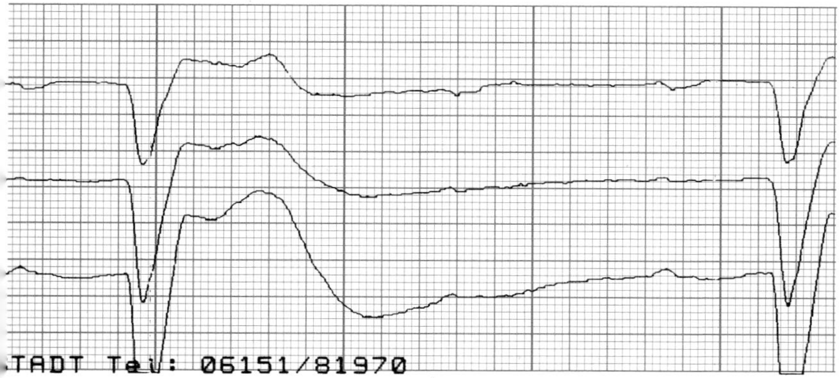

Merke: Der breite QS-Komplex in V1-V3 und die Diskordanz von ST und T zur Kammeranfangsschwankung weisen auf einen kompletten Linksschenkelblock hin. Bei Linksschenkelblock ist eine Infarktdiagnose durch das EKG nicht sicher möglich.

Diagnose:
Bradykardie bei Kammereigenrhythmus, AV-Block III°, klinisch Verdacht auf akuten (Vorderwand)Infarkt

Kommentar: Bei einem Linksschenkelblock ist die Diagnose eines Vorderwandinfarktes äußerst schwierig. Der Patient wurde im weiteren Verlauf mit einem transkutanen Schrittmacher versorgt und überlebte den enzymatisch und angiographisch gesicherten Infarkt.

73 (AS, w, 79)

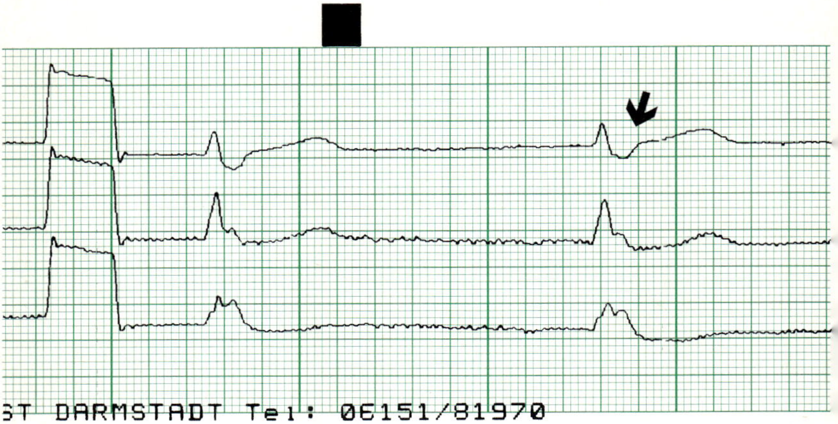

Frage: Trotz Sauerstoffgabe nach erfolgter Intubation, nach Herzdruckmassage und nach Adrenalingabe besteht weiterhin Pulslosigkeit; in dieser Phase wird dieser EKG-Streifen registriert. Welcher Befund kann erhoben werden?

Technik: Technisch einwandfrei aufgezeichnete Exremitätenableitungen I-III (links) und aVR-aVF (rechts); Klebeelektroden und 10poliges Patientenkabel; 1 cm/mV, 50 mm/s.

EKG: Im EKG sind keine P-Wellen erkennbar; regelmäßig treten breite, identische QRS-Komplexe (0,14 s) auf; Frequenz 58/min; breites S in I, diskrete ST-Hebung in I und aVL und geringe, muldenförmige ST-Senkung in II, III und aVF; Grenzbefund zur peripheren Niedervoltage: Der Befund lässt an einen Seitenwandinfarkt denken.

➚ **Beachte:** Die Dauer des QRS-Komplex mißt sich von Beginn der Q-Zacke bis zum Ende der S-Zacke; hier zeigt sich deutlich das M-förmige Bild eines Schenkelblocks. Die breite und plumpe S-Zacke in I weist auf einen Rechtsschenkelblock hin.

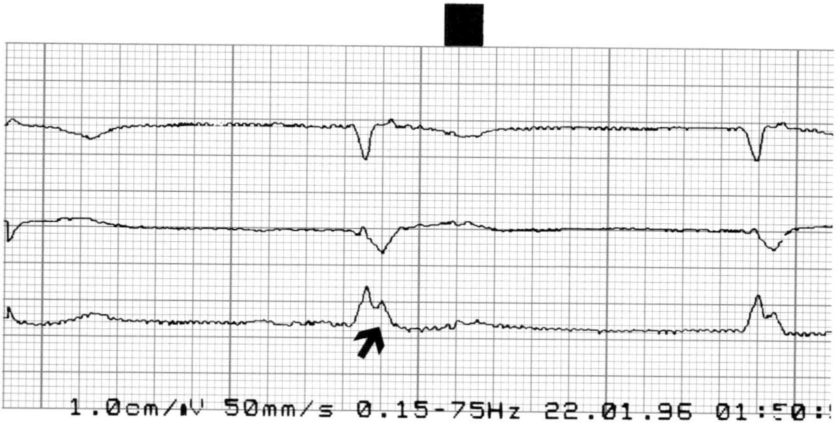

Merke: Ein akuter Infarkt läßt sich aus diesen Ableitungen nicht sicher beweisen. Dazu bedarf es der zusätzlichen Ableitungen von V1–6; diese sind im nächsten Beispiel, Kurve 74, gezeigt.

Diagnose:
Bradykardie mit Rechtsschenkelblock, AV-junktionaler Rhythmus, Infarktverdacht

Kommentar: Die Fremdanamnese mit kurz vor dem plötzlichen Kreislaufstillstand angegebenen, stärksten Thoraxschmerzen läßt einen akuten Myokardinfarkt vermuten. Dafür sprechen die leichten ST-Hebungen in I und aVL. Der Knotenrhythmus und die Rechtsschenkelblockierung können beim vorliegenden klinischen Bild eine Indikation zur Schrittmacherversorgung darstellen.

74 (AS, w, 79)

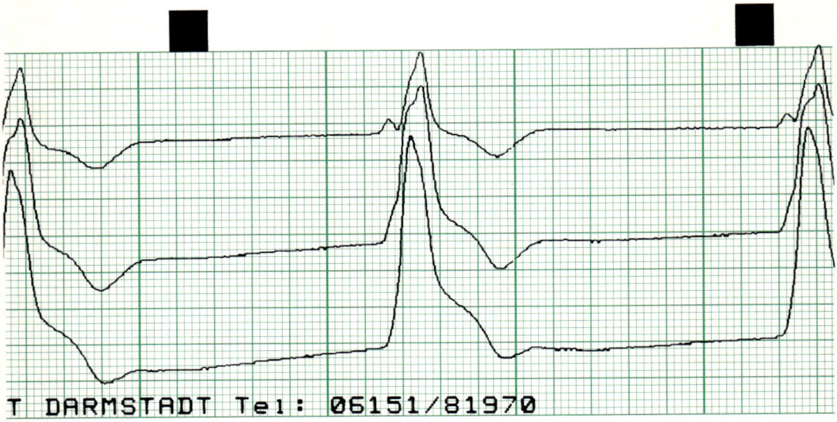

Frage: Nach insgesamt 40 min dauernder Reanimation bei klinischem Infarktverdacht werden diese EKG-Kurven registriert. Welchen Befund vermittelt das EKG und wie ist die Prognose? Es handelt sich um das EKG des Patienten der EKG-Kurven 70 und 73.

Technik: Technisch einwandfrei über Klebeelektroden und 10poliges Patientenkabel abgeleitete und simultan aufgezeichnete Brustwandableitungen V1–3 (links) und V4–6 (rechts); 1 cm/mV, 50 mm/s.

EKG: Keine P-Wellen zu erkennen; auffallend breite, identische QRS-Komplexe mit >0,2 s Dauer; Frequenz 57/min; ST-Hebung von V2–6.

➚ **Beachte:** Die extreme, monophasische ST-Hebung ist Zeichen des akuten Infarkts.

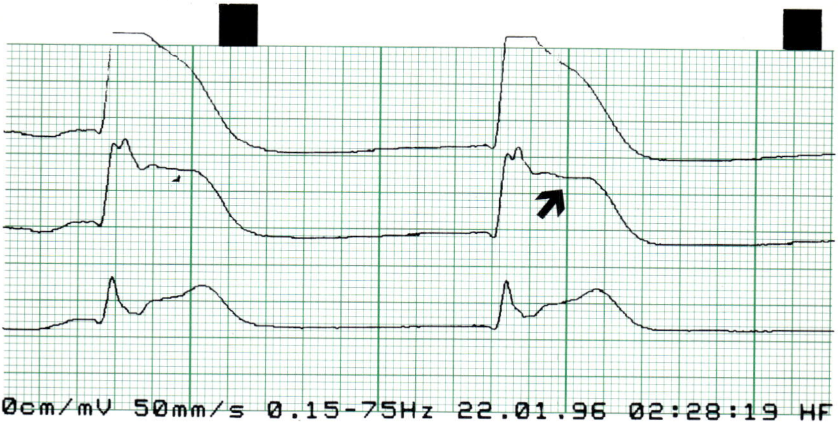

Merke: Eine periphere Niedervoltage, ein Rechts- oder Linksschenkelblock in den Brustwandableitungen und die Splitterung von QRS mit Verbreiterung >0,12 s stellen immer eine lebensbedrohliche Leitungsblockierung dar und werden auch als *Arborisationsblock* bezeichnet.

Diagnose:
Bradykardie bei frischem ausgedehntemVorderwandinfarkt

Kommentar: In diesem EKG ist ein akuten Vorderwandinfarkt mit einem Arborisationsblock als Ursache für den Kreislaufstillstand bei elektromechanischer Entkopplung (Pulslosigkeit) zu erkennen. Im Vergleich mit der Kurve 70, die etwa 38 min zuvor registriert wurde, läßt sich die dramatische Verschlechterung der Situation erkennen. Als letzter Versuch erwägt der Notarzt die elektrische Stimulation des offenbar sterbenden Herzens.

75 (AS, w, 79)

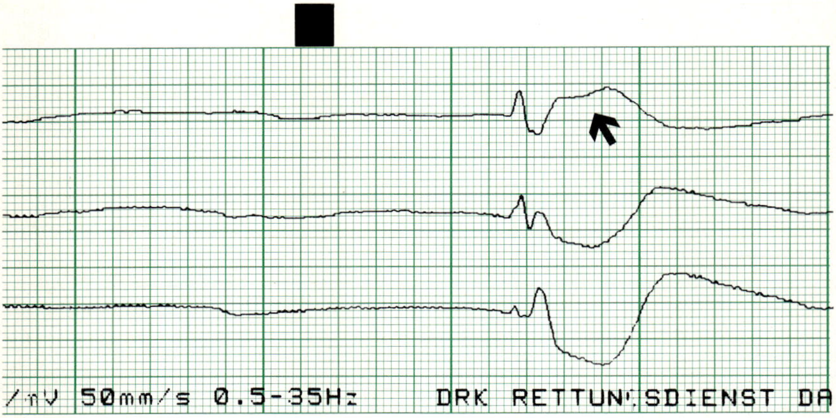

Frage: Diese Kurven wurden kurz nach der Situation der EKG-Kurve 74 abgeleitet. Welche Interpretation erfolgt?

Technik: Einthoven-Ableitungen I-III; 1 cm/mV, 50 mm/s; Klebeelektroden und 10poliges Ableitungskabel.

EKG: Fehlende P-Wellen in allen Ableitungen; 2 identische, deformierte und extrem breite QRS-Komplexe mit >0,2 s; Frequenz 25/min; plumpes S in I und hier ST-Hebung; tiefe, muldenförmige ST-Senkung in II und III.

Beachte: Die ST-Hebung in Ableitung I hat sich im Vergleich zur Kurve 73 deutlich ausgebildet.

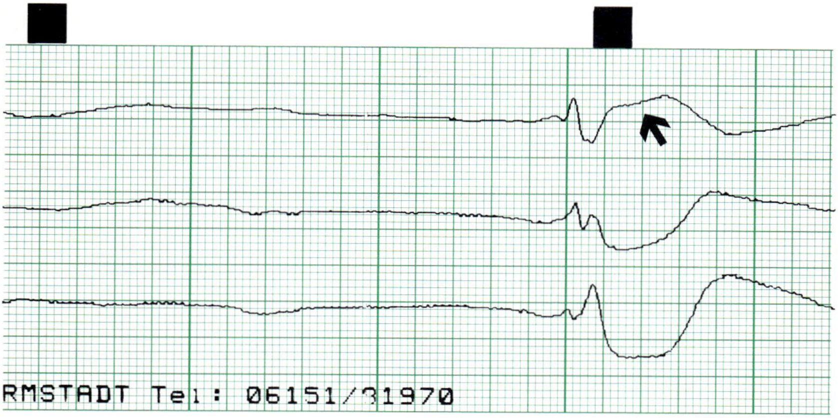

Merke: Die zunehmende Verbreiterung von QRS und der plumpe, unförmige Komplex sind typisch für eine EMD (elektromechanische Dissoziation) bei diesem sterbenden Herzen (s.S. 142, 191, 215).

Diagnose:
Bradykardie mit Grenzbefund zur Asystolie bei nur vereinzelten Kammereigenaktionen und elektromechanische Entkoppelung.

Kommentar: Hier steht das Rettungsteam in einem verzweifelten Kampf, denn der deletäre Ausgang dieser präklinischen Reanimation erscheint dem EKG-Verlauf nach als unabwendbar (vergleiche die Entwicklung in den Kurven 70, 73 und 74).

76 (PM, m, 51)

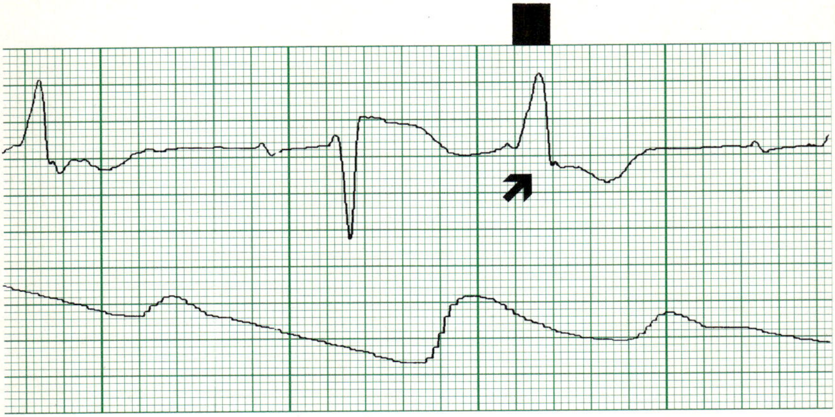

Frage: Welche Kurven wurden hier abgeleitet? Die Ableitungen wurden vom RTW-Team nach Eintreffen beim bewußtlosen Patienten registriert.

Technik: Simultan registrierte Brustwandableitung V_1 und SaO_2-Pulskurve von der Fingerbeere; Klebeelektroden und 4poliges Patientenkabel; Eichung *2 cm/mV*, 50 mm/s; einwandfreie Ableitungstechnik beider Kurven zum Monitoring.

EKG: Auf beiden Seiten sind abwechselnde QRS-Komplexe zu sehen; Bild gekoppelter ventrikulärer Extrasystolen; beim nach unten gerichteten Kammerkomplex geht eine P-Welle voraus, und die PQ-Zeit ist mit 0,22 s zum AV-Bl.ock I.° verlängert; angehobene ST-Strecke bei den Normalschlägen. – Die Pulswelle, die den VES zuzuordnen ist, weist gegenüber den Normalschlägen eine geringere Amplitude auf.

Beachte: Der breite Kammerkomplex, die Koppelung an den normalen vorausgehenden QRS-Komplex, die kompensatorische Pause und die fehlende P-Welle weisen auf die ventrikuläre Extrasystole hin; man spricht von einem Bigeminus (s.S. 36).

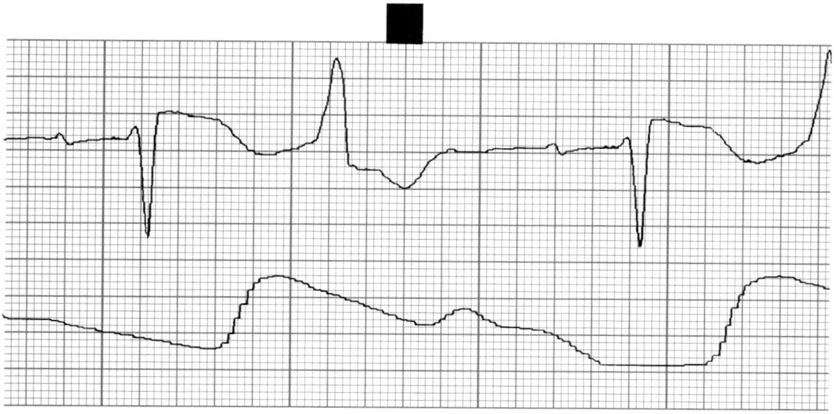

Merke: Die periphere Pulsfrequenz beträgt 46/min; die Pulswelle der Extrasystolen weist darauf hin, daß diese nur gering zum Herzzeitvolumen beitragen.

Diagnose:
Bradykardie mit ventrikulärem Bigeminus

Kommentar: Auch bei dieser auffälligen Rhythmusstörung ist ein sofortiger Rhythmisierungsversuch nur bei klinisch faßbarer, vitaler Bedrohung indiziert! Da die schwächere Pulswelle nach den VES palpatorisch nicht zu erfassen war, entschloß sich der Notarzt hier zur Atropingabe.

77 (TB, w, 60)

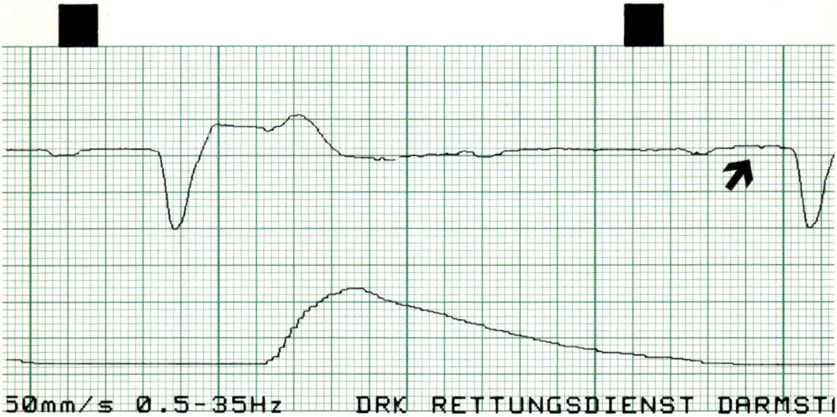

Frage: Aufgrund der Leitsymptomatik *Bewußtlosigkeit* wurde das RTW-Team im Rendevous mit dem Notarzt alarmiert. Bei Eintreffen zeigte der Patient einen kurzen Anfall mit Innenrotations- und Streckkrämpfen der Gliedmaßen. Die Rettungssanitäter leiteten sofort das EKG ab. Welcher Befund liegt vor?

Technik: Eichung *2 cm/mV*, Papiervorschub 50 mm/s; Brustwandableitung V1 und Registrierung der SaO2-Pulskurve von der Fingerbeere; Klebelektroden mit 4poligem Ableitungskabel.

EKG: In der Nullinie des EKG (oben) sind P-Wellen zu erkennen, die jedem Kammerkomplex vorausgehen (PQ-Zeit 0,28 s) und ohne Kammererregung zwischen den Herzzyklen stehen; die Ausmessung mit dem Zirkel weist auf verborgene P-Wellen in den Kammerkomplexen hin: P-Frequenz 108/min und QRS-Frequenz 36/min; es besteht eine 3:1-Überleitung; R-Verlust in V1 mit gehobener ST-Strecke und spitzer, aufgesetzter T-Welle.
Die Inzisur der Pulswellenkurve ist nicht zu sehen (nicht optimaler Sitz der Pulskapsel).

Beachte: Pathologisch verlängerte PQ-Zeit.

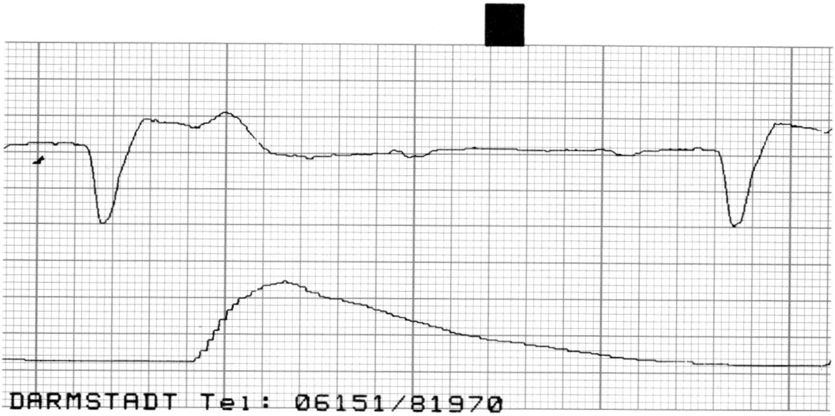

Merke: Höhergradige AV-Blockierungen im His-Bündel oder weiter distal davon, mit ein- oder mehrmaligem Ausfall der QRS-Komplexe bei normalem oder auch konstant verlängertem PQ-Intervall (3:1 oder 4:1 Block), werden nach WHO als *advanced second degree block* (AV-Block II°) bezeichnet und können Adam-Stokes-Anfälle auslösen.

Diagnose:
Regelmäßiger AV-Block II° Typ II mit 3:1 Überleitung; bradykarder Kammerrhythmus

Kommentar: Klinisch läßt sich bei dieser Kasuistik die Diagnose eines Morgani-Adams-Stokes-Anfalls stellen. Die durch Fremdanamnese ermittelten, gehäuften Anfälle dieser Art erhärten die kardiale Ursache für die Synkopen, wobei die klare EKG-Diagnose den Notarzt veranlaßte, für den Transport prophylaktisch den nicht invasiven Schrittmacher einzusetzen. Der Patient wurde in der Klinik mit einem implantierten Demand-Schrittmacher versorgt.

78 (AH, w, 78)

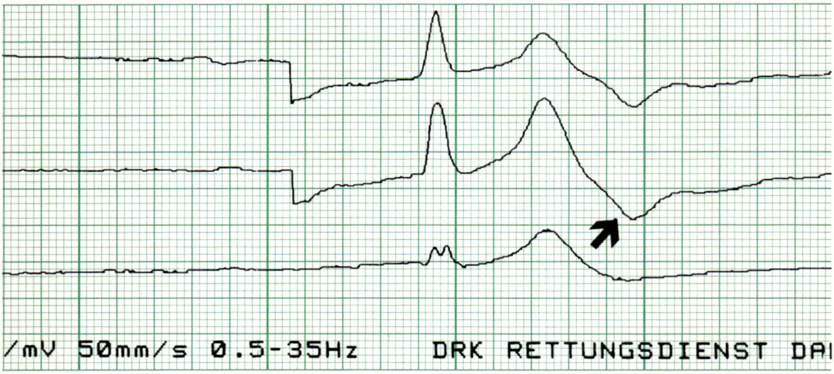

Frage: Die Patientin wurde wegen akutem Thoraxschmerz vom Notarztteam aufgesucht und mit präfinaler Schnappatmung vorgefunden. Die Haut war extrem kaltschweißig, zentrale Pulse waren nicht tastbar. Welche Erkenntnis liefert das kurz darauf abgeleitete EKG?

Technik: Periphere Ableitungen I-III über Klebeelektroden und 4poliges Patientenkabel registriert; 1 cm/mV, 50 mm/s.

EKG: Keine sicher erkennbaren P-Wellen; nur 2 Kammereigenerregungen auf dem EKG-Streifen dokumentiert, Frequenz 29/min. QRS auf 0,12 s verbreitert. Verdacht auf ST-Hebung und hohe T-Wellen in I und II mit biphasischer, breiter T-Welle.

➚ **Beachte:** Die T-Welle unterschreitet am Ende der Repolarisation die Nullinie; die elektrische Situation ist instabil. Häufig ist dies ein erstes Zeichen der elektromechanischen Entkoppelung, bei der die Erregung des Myokards nicht mehr zur koordinierten Kontraktion der Kammern führt.

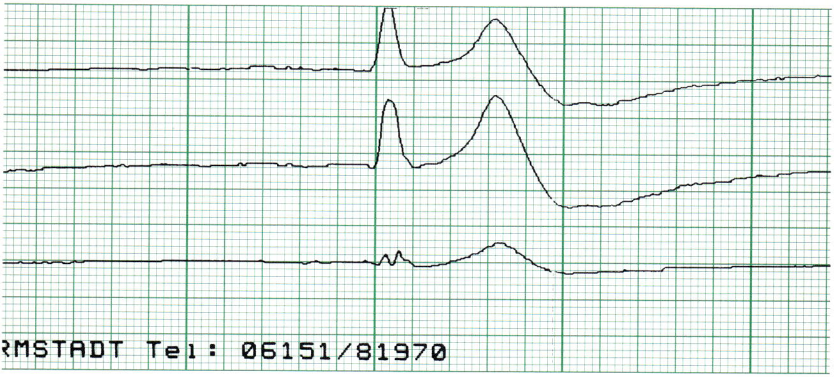

Merke: Eine EKG-Diagnose zur Ursache der Rhythmusstörung ist aus diesem Kurvenbild nicht möglich.

Diagnose:
Bradykarder Kammerersatzrhythmus (Kammereigenrhythmus), elektromechanische Entkopplung

Kommentar: Nach Schilderung des Notfallverlaufs und in Kenntnis der Vorgeschichte der Patientin besteht der Verdacht auf einen akuten Myokardinfarkt mit kardiogenem Schock. Die sofort eingeleitete Reanimation wurde nach 73 Minuten aufgrund persistierender Asystolie abgebrochen.

79 (JR, m, 56)

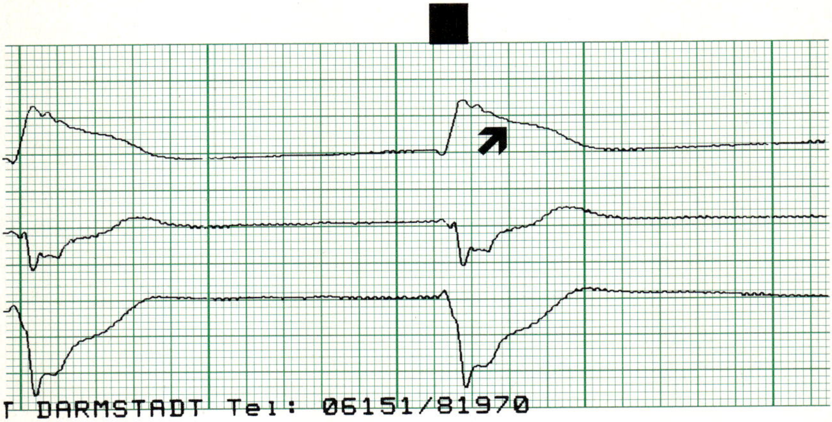

Frage: Welcher Rhythmus liegt hier vor und welche Aussagen liefert das EKG? Der Patient lag extrem zentralisiert, kaltschweißig und ansprechbar im Bett, nachdem er 30 Minuten vor Eintreffen des Notarztteams durch einen anhaltenden, retrosternalen Vernichtungsschmerz erwacht war.

Technik: Ableitungen I-III nach Einthoven und aVR-aVF nach Goldberger mit 10poligem Patientenkabel und Klebeelektroden; 1 cm/mV, 50 mm/s.

EKG: Regelmäßige Folge von extrem breiten, plumpen Kammerkomplexen, Frequenz 54/min; keine P-Wellen erkennbar, kleine Q-Zacke und monophasische ST-Hebung in I und aVL, Bild des akuten Seitenwandinfarkts, Senkung der ST-Strecke in II, III und aVF, überdrehter Linkstyp.

Beachte: Die Kammerkomplexe sind äußerst unförmig, und eine Abgrenzung der einzelnen Zacken von QRS und T ist nicht möglich. Die Dauer des Kammerkomplexes kann nicht mehr sicher bestimmt werden. Das Bild ist nicht auf einen Linksschenkelblock allein zurückzuführen, sondern auf eine umfassende Erregungsausbreitungsstörung, die vmtl. auch die Purkinje-Fasern betrifft.

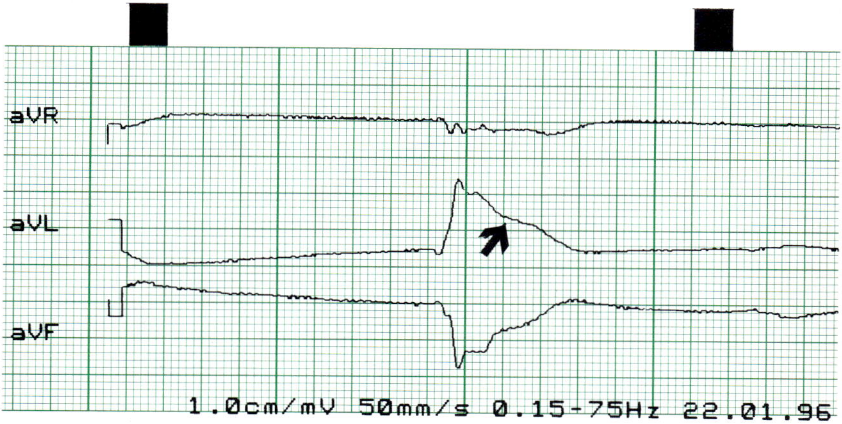

Merke: Der überdrehte Linkstyp paßt zum Bild eines kompletten Linksschenkelblocks.

Diagnose:
Kammerersatzrhythmus, Infarkt (in den vorliegenden Ableitungen auf die Seitenwand lokalisiert), Linksschenkelblock

Kommentar: Der akute Vorderseitenwandinfarkt (späterer Befund der Koronarangiographie) hat hier zu einer bedrohlichen Blockbildung mit tertiärem Rhythmus geführt; vorübergehend muß ein Schrittmacher gelegt werden. Ein lückenloses EKG-Monitoring mit Notarztbegleitung ist hier zwingend geboten.

80 (AS, w, 79)

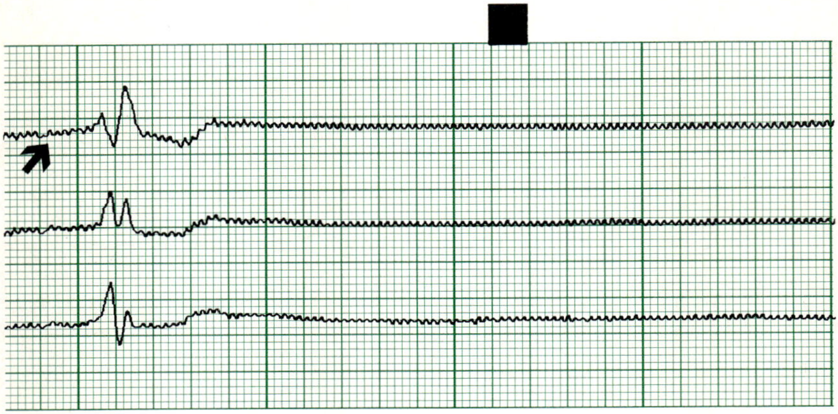

Frage: Die Patientin wurde vom Notarztteam im Kreislaufstillstand vorgefunden. Zentral konnte kein Puls getastet werden. Welche Diagnose läßt das dabei abgeleitete EKG mit Sicherheit stellen?

Technik: Ableitung von I-III nach Einthoven über Klebeelektroden und 4poliges Patientenkabel; 1 cm/mV, 50 mm/s.

EKG: Vor dem 1.QRS scheint eine P-Welle erkennbar zu sein; es folgt eine lange asystolische Phase von >2 s, in dem keine Erregung zu sehen ist; die Schwankung am Schluß des Bildes könnte eine Kammererregung darstellen; die gemessene Frequenz beträgt nur 15/min.

➚ **Beachte:** Die EKG-Kurve ist durch das unzureichend abgeschirmte Störsignal einer Wechselstromquelle überlagert; man meint eine isolierte P-Welle zu erkennen.

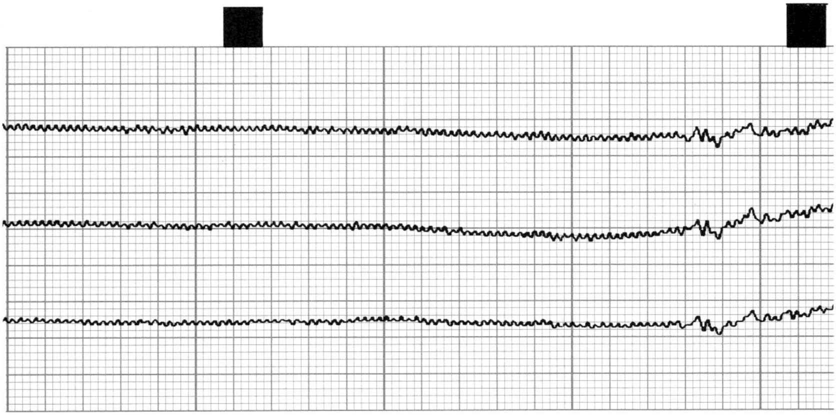

Merke: Die Diagnose einer elektromechanische Entkopplung stellt sich nur durch gleichzeitiges Ableiten des EKG und Tasten der zentralen Pulse.

Diagnose:
Bradyasystolie bei finalem Kammereigenrhythmus

Kommentar: Das EKG beweist als Ursache für die klinisch festgestellte Pulslosigkeit mit Sicherheit eine extreme Bradykardie, die in keiner Weise ein aureichendes Herzzeitvolumen ermöglicht. Es besteht ein kardiogener Schock. Läßt sich den QRS-Komplexen auch keine sichere Pulswelle zuordnen oder lassen sich auskultatorisch keine Herztöne feststellen, besteht der Verdacht auf eine elektromechanische Entkopplung.

6 Blockbildungen

Verzögerungen oder Unterbrechungen der normalen Erregungsleitung zeigen sich im EKG als Block: Verlängerung der Strecke zwischen Vorhoferregung und Überleitung auf die Kammern (AV-Block, s.S. 28)) oder längere Dauer des Kammerkomplexes (Schenkelblock, s.S. 30). Hier werden nur die Blockierungen besprochen, die zur Unterscheidung im Notfall wichtig sind.
Schenkelblöcke sind Ausdruck der Ausbreitungsstörung der Erregungsimpulse in den Kammern. Eine Kammerextrasystole weist immer das Bild eines kompletten Schenkelblocks auf, und der QRS-Komplex dauert länger als 0,1 s.
Für die EKG-Analyse ist wichtig, daß bei einem Linksschenkelblock die Zeichen eines Herzinfarkts im EKG verdeckt werden. Ein Linksschenkelblock allein rechtfertigt nicht die Diagnose eines akuten Infarkts, schließt diesen aber auch nicht aus.
Auch Verlängerungen der Überleitungszeit von den Vorhöfen auf die Kammern kann organische Ursachen haben. In jedem EKG, auch in einem Notfallstreifen, muß deshalb neben den Zacken der Kammerkomplexe auch nach P-Wellen gefahndet werden. Hierbei ist auf den Zusammenhang zwischen P-Wellen und R-Zacken zu achten: Wenn diese völlig unabhängig voneinander auftreten, schlagen die Vorhöfe und die Kammern ohne Koppelung zueinander. Es kann ein totaler AV-Block (AV-Block III. Grades) vorliegen. Die meist niedrige, also bradykarde Kammerfrequenz, kann zur plötzlichen Bewußtlosigkeit (Synkope) des Patienten führen. Die Ursache ist in den meisten Notfällen ein koronares Ereignis, das den Einsatz eines passageren Schrittmachers erfordert.

81 (WB, m, 42)

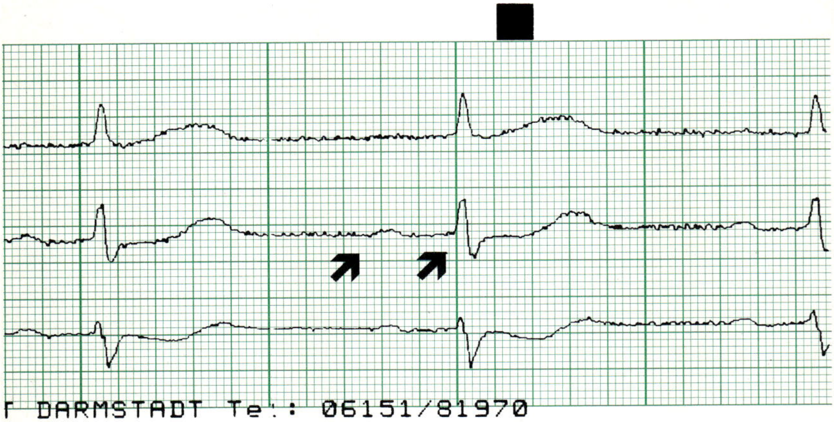

Frage: Der junge Mann klagte über aus heiterem Himmel erstmals auftretende heftige Thoraxschmerzen und alarmierte in panischer Angst den Rettungsdienst. Die Rettungsassistenten informierten den anfahrenden Notarzt über einen unauffälligen EKG-Befund, d.h. sie stellten keine Infarktzeichen im EKG fest. Welchen auffälligen Befund bietet das EKG dennoch?

Technik: Einwandfrei aufgezeichnete, simultan über Klebeelektroden und 4poliges Patientenkabel registrierte Ableitungen I-III (links) und aVR-aVF (rechts); Eichung 1 cm/mV, Geschwindigkeit 50mm/s.

EKG: Jedem Kammerkomplex geht eine P-Welle voraus; Sinusrhythmus mit 52/min; die PQ-Zeit ist auf 0,22 s verlängert; in II, III und aVF besteht eine diskrete ST-Senkung, aber keine Q-Zacken.

Beachte: PQ-Zeit: Beginn der P-Welle bis zum Beginn des QRS-Komplex.

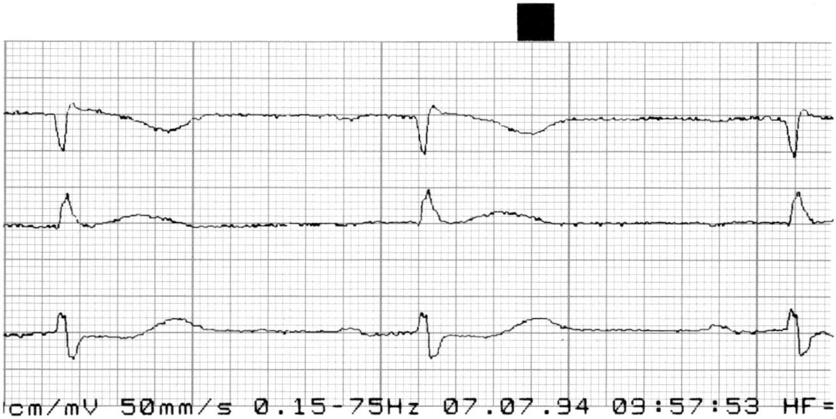

Merke: ST-Senkungen können die verschiedensten Ursachen haben und sind daher sehr vieldeutig. Die Ätiologie ist in dem meisten Fällen nur unter Einschluß der Anamnese und der sonstigen Befunde möglich.

Diagnose:
AV-Block I°

Kommentar: Die alleinige Ableitung der Extremitätenableitungen über ein 4poliges Kabel war bei dem Beschwerdebild mit Verdacht auf einen akuten Herzinfarkt nicht ausreichend. Der Notarzt registrierte zusätzlich noch die 6 Brustwandableitungen. Hier fanden sich die den Infarkt beweisenden, monophasischen ST-Hebungen von V2–5, die jetzt die ST-Streckenveränderungen in den Extremitätenableitungen erklärten. Auch der AV-Block war infarktbedingt entstanden.

82 (BS, w, 72)

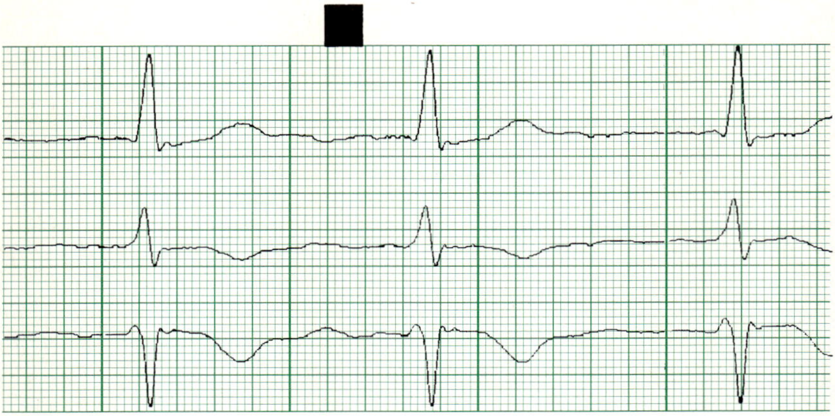

Frage: Die ältere Dame hatte in der Nacht zum Sonntag die Rettungsleitstelle wegen seit über 12 Stunden anhaltenden nitroresistenten Thoraxschmerzen alarmiert. Welche Information ergibt das EKG?

Technik: Eichung 1 cm/mV, Papiervorschub 50 mm/s; simultan registrierte Ableitungen I-III (links) und aVR-aVF (rechts) mit Klebeelektroden und 4poligem Patientenkabel.

EKG: In der unruhigen Nullinie sind P-Wellen nicht eindeutig erkennbar, die Kammerkomplexe folgen aber in regelmäßigen Abständen und sind überwiegend unauffällig; Frequenz 76/min; rechts wird eine ventrikuläre Extrasystole registiert (QRS-Komplex unförmig und breiter 0,1 s); gleichschenklig-negative T-Wellen in II, III und aVF; keine typischen Infarktzeichen.

➚ **Beachte:** Eine ventrikuläre Extrasystole wird nicht über das physiologische Erregungsleitungssystem fortgeleitet und erscheint daher mit schenkelblockartigem Bild im EKG (s.S. 26, 30 f.).

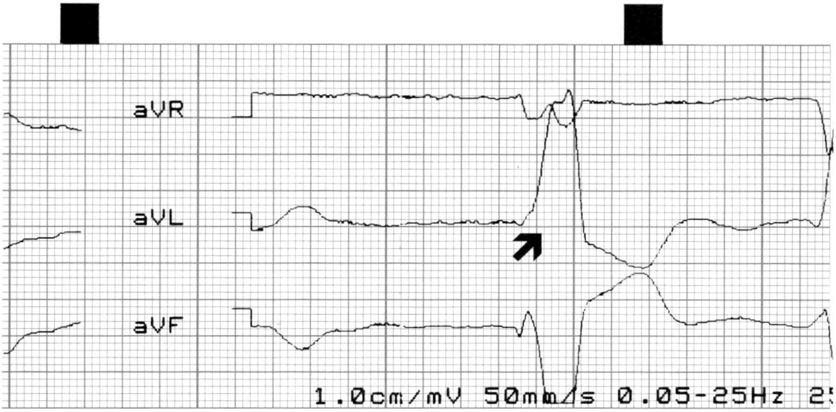

Merke: Die T-Negativierung mit Projektion auf die Hinterwand des Herzens sind bei bekannter Anamnese Ausdruck einer koronaren Herzkrankheit; trotz des unauffälligen EKG muß nach Infarktzeichen in den Brustwandableitungen gefahndet werden. Es gibt auch Infarkte die ohne pathologische Q-Zacke auftreten: *Intramurale* oder *Non-Q-wave-Infarkte.*

Diagnose:
Monotope VES (mit schenkelblockartigem QRS); Hinterwandischämie

Kommentar: Bei dem vorliegenden EKG ist ein Infarkt nicht ausgeschlossen. Die typische Symptomatik lässt an eine instabile Angina oder an einen nicht transmuralen Infarkt denken. Die Patientin wird unter fortwährendem Monitoring in die Klinik gebracht.

83 (MK, m, 28)

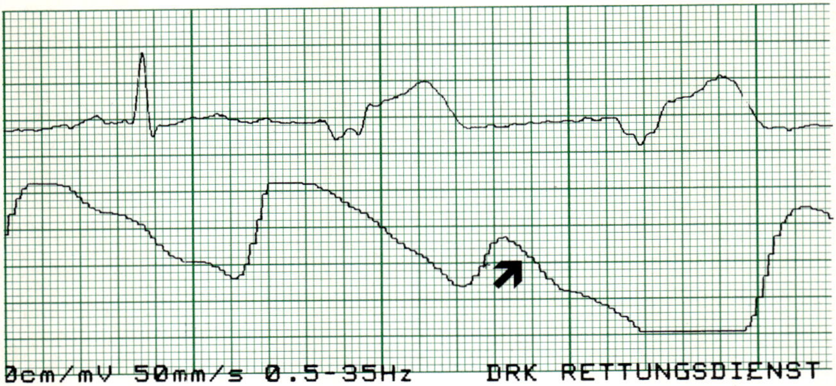

Frage: Der hochfiebernde, junge Mann hatte den Notarzt aufgrund der *Leitsymptomatik Thoraxschmerzen* angerufen. Bei der Auskultation des Herzens war ein deutliches Reibegeräusch zu hören. – Um welche Kurven handelt es sich hier und wie ist der Befund zu interpretieren?

Technik: Technisch einwandfreie Simultanaufzeichnung der Einthovenableitung I und der SaO2-Pulskurve über Klebeelektroden, 4poliges Patientenkabel und Fingerpulskapsel; 1 cm/mV, 50 mm/s.

EKG: Sinusgrundrhythmus mit einer Frequenz von 86/min; zwischen die normalen Kammerkomplexe sind schenkelblockartige QRS-Komplexe, die im Abstand der Normalschläge auftreten, interponiert (linke Seite 2 mal aufeinanderfolgend, rechte Seite 1 mal nach zwei Normalschlägen); der Kurvenverlauf ist sonst unauffällig; es handelt sich nicht um ventrikuläre Extrasystolen, sondern um einen intermittierenden Linksschenkelblock. – Unten ist die Pulswellenkurve mit typischer Inszisur registriert; nach dem ersten aberrierend übergeleiteten Kammerkomplex ist die Kurvenamplitude niedriger.

➚ **Beachte:** Extrasystolen oder Kammererregungen, die nicht über die physiologische Leitungsbahn geleitet werden, führen nicht zur gleichen Kammerfüllung und bewirken nicht dasselbe Schlagvolumen wie eine durch normale Erregung erzeugte Systole. Dies zeigt sich in der erniedrigten SaO2-Pulswellenkurve.

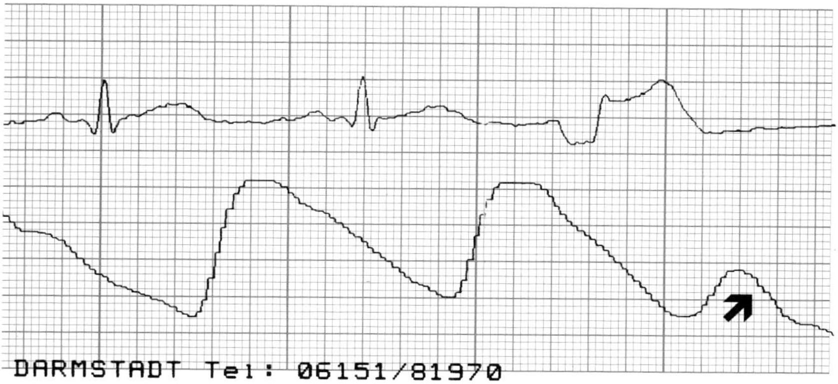

Merke: Ventrikuläre Extrasystolen bieten dasselbe Bild im EKG, zeigen aber meist eine kompensatorische Pause. Hier treten die schenkelblockartig verformten QRS-Komplexe im normalen Rhythmus auf, und es ist ein intermittierender Schenkelblock anzunehmen.

Diagnose:
Intermittierender Linksschenkelblock

Kommentar: Bei dem jungen Mann liegt eine akute Perimyokarditis vor. Der Auskultationsbefund spricht zum einen für eine akute Perikarditis, das EKG für eine Mitbeteiligung des Myokards. Eine intermittierende Blockade des kompletten linken Tawara-Schenkels (s.S. 33) ist ein Warnhinweis und indiziert die klinisch stationäre Behandlung. Die Diagnose einer Perikarditis im EKG ergibt sich durch ST-Hebungen in den Brustwandableitungen (V2–4); eine Myokarditis wird häufig von Rhythmusstörungen begleitet; die T-Wellen sind überwiegend abgeflacht.

84 (JR, m, 56)

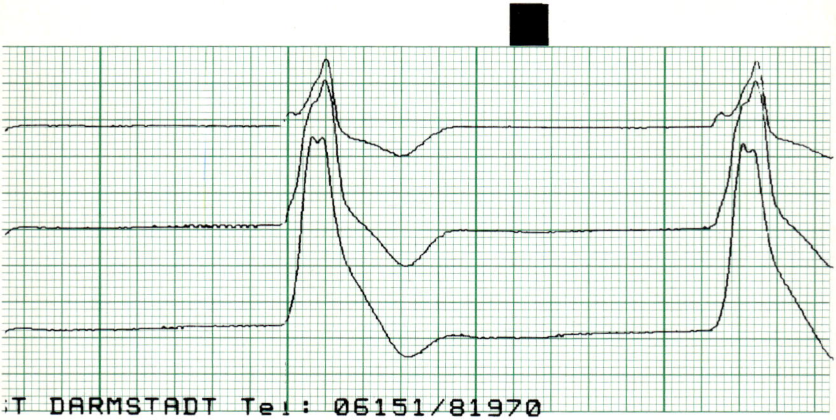

Frage: Welche Blockbildung tritt hier auf? Das zuerst am Notfallort eingetroffene RTW-Team hat dieses EKG bereits mit einem 10poligen Patientenkabel abgeleitet und vermittelt jetzt weitere EKG-Informationen per Funk an den anfahrenden Notarzt. Es handelt sich um den gleichen Patienten wie im Beispiel 79.

Technik: Brustwandableitungen V1-V6 (links: V1-3, rechts: V4-6); 1 cm/mV, 50 mm/s.

EKG: Keine P-Wellen zu unterscheiden; breite, plumpe QRS-Komplexe, die M-förmig gesplittert sind; in V1 0,12 s breit (der obere Umschlagpunkt liegt bei 0,12 s); Frequenz 54/min; Verdacht auf kompletten AV-Block; diskordantes ST rechtspräkordial; monophasische ST-Hebungen in V4-V6.

Beachte: In den links präkordialen Ableitungen liegt eine ausgeprägte ST-Hebung vor; das Bild des Schenkelblocks sieht aus wie ein kompletter Linksschenkelblock.

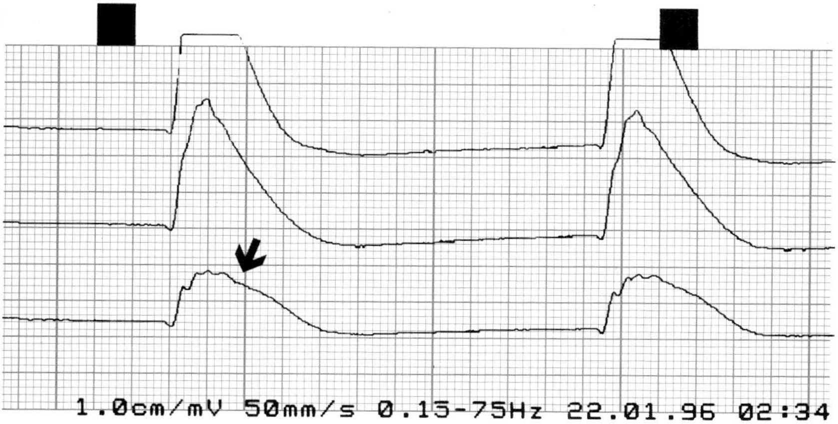

Merke: In diesem Fall liegen zwei bedrohliche Blockierungen vor: zum einen eine komplette Unterbrechung der AV-Überleitung (AV-Block III°) mit der Folge eines Kammereigenrhythmus und eine Unterbrechung des linken Faszikels.

Diagnose:
Linkschenkelblock, AV-Block III°

Kommentar: Die Ursache dieser Blockierungen war ein akuter Vorderseitenwandinfarkt (Extremitätenableitungen hierzu in Kurve 79). In den Brustwandableitungen läßt sich zusätzlich ein rechtsschenkelblockartiges Bild erkennen. Möglicherweise sind die beide Leitungsschenkel der Kammern betroffen. Das Herz schlägt im Kammereigenrhythmus. Es besteht eine absolute Schrittmacherindikation.

85 (KT, m, 61)

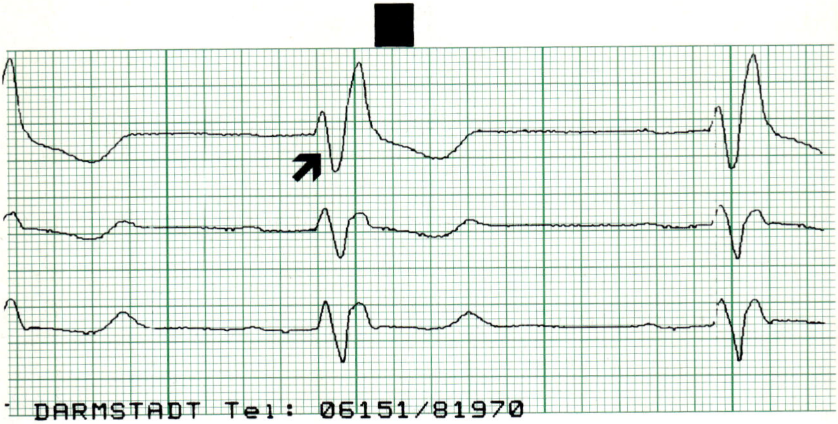

Frage: Finden sich hier Hinweise für einen akuten Myokardinfarkt? Es handelt sich um den gleichen Patienten, wie im Beispiel 69.

Technik: Brustwandableitungen V1-V6 (links: V1-3, rechts: V4-6), abgeleitet über Klebeelektroden und 10poliges EKG-Kabel; 1 cm/mV, 50 mm/s.

EKG: Im Gegensatz zur EKG-Kurve 69 sind hier die P-Wellen vor den QRS-Komplexen erkennbar; es stellt sich die Diagnose eines Sinusrhythmus mit 60/min; PQ-Zeit mit 0,21 s zum AV-Block I° verlängert;. der QRS-Komplex ist auf 0,16 s verbreitert. breite, plumpe S-Zacke in V6; kleine Q-Zacke in V5 und V6 mit geringer Anhebung der ST-Strecken; deszendierende Senkung der ST-Strecken in V1 und V2.

Beachte: Ein RR'-Komplex in V1 mit Verbreiterung von QRS sind Zeichen des Rechtsschenkelblocks. Die kleinen Q-Zacken in V5 und V6 mit der ST-Hebungen sind Zeichen des akuten Hinterwandinfarkts, der sich in den peripheren Ableitungen (III und aVF) am besten dokumentiert (s. Kurve 69).

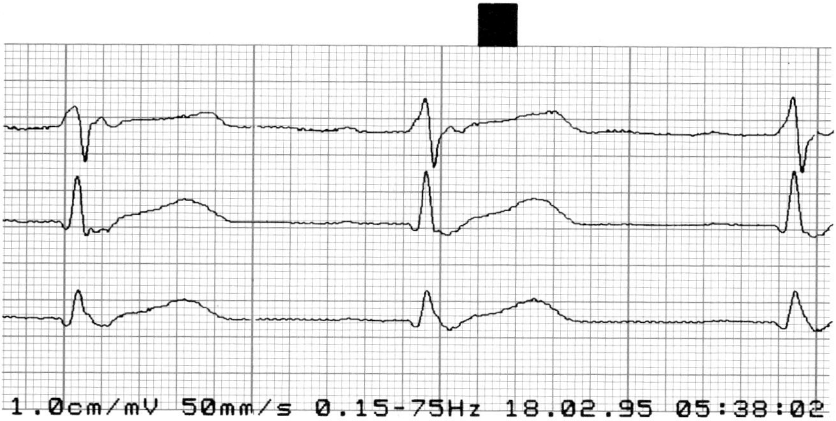

Merke: Bei Schenkelblock lassen sich in den typischen Ableitungen keine sicheren Infarktzeichen erkennen.

Diagnose:
Rechtsschenkelblock bei akutem Hinterwandinfarkt

Kommentar: Bei klinisch eindeutiger Infarkt-Symptomatik erweist sich die EKG-Diagnose eines frischen Hinterwandinfarktes bei komplettem Rechtsschenkelblock als äußerst schwierig. Hinterwandinfarkte können daher leicht übersehen werden.

86 (AS, w, 77)

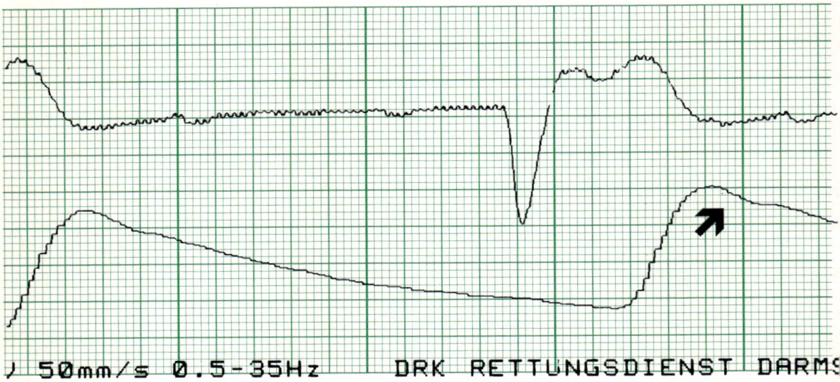

Frage: Seit Wochen treten bei der Patientin immer wieder Schwindelattacken mit Synkopen auf. Dabei kommt es nach Angaben der Angehörigen auch zu Krampfanfällen. Der Notarzt registriert diese beiden Kurven und behandelt zunächst mit 0,1 mg Atropin iv. Um welche Kurven handelt es sich und welche Informationen werden dadurch vermittelt?

Technik: Simultane Aufzeichnung der Wilson-Ableitung V1 und der SaO_2-Pulswellenkurve; 1 cm/mV, 50 mm/s.

EKG: Durchlaufende P-Wellen mit einer Frequenz von 112/min; breite QS-Komplexe in V1 mit unregelmäßiger Folge und einer Frequenz von 28–36/min; zwischen P-Wellen und Kammerkomplexen besteht kein logischer Zusammenhang für die Rhythmusbildung (AV-Block III°); QS-Komplex auf 0,12 s verbreitert; ausgeprägte ST-Hebung; Bild des Vorderwandinfarkts. – Die untere Kurve zeigt die Pulswellenkurve mit leicht verstrichener Inzisur.

Beachte: Der Gipfel der peripheren Pulswellenkurve liegt immer hinter dem simultan registrierten QRS-Komplex der EKG-Kurve.

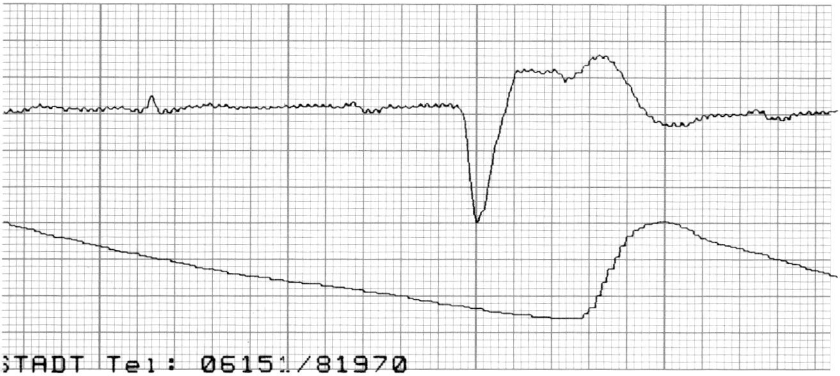

Merke: Bei vollständiger Unterbrechung der atrioventrikulären Leitung erscheinen P und QRS ohne Zusammenhang. Bei Kammerfrequenzen < 40/min und Schenkelblockform von QRS liegt eine tertiäre Automatie vor.

Diagnose:
AV-Block III°, tertiäre Automatie (Kammereigenrhythmus), Verdacht auf Vorderwandinfarkt

Kommentar: Wegen der höhergradigen Blockierung mit tertiärer Automatie besteht hier eine absolute Schrittmacherindikation. Der Notarzt kann in diesen Kurven die Art der Blockierung und die peripher noch wirksame Hämodynamik erkennen: der SaO2-Wert betrug zu diesem Zeitpunkt nur noch 77 %.

87 (HL, m, 48)

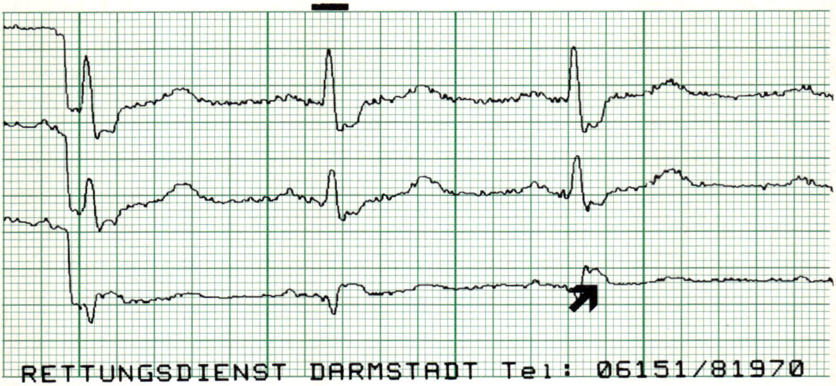

Frage: Welche Auffälligkeiten bietet dieses EKG? Vergleichen Sie hierzu die Kurve 88. Der Patient hatte vor einem Jahr einen Herzinfarkt überstanden und jetzt den Notarzt gerufen, da seit drei Stunden nitroresistente Schmerzen bestanden.

Technik: Einwandfrei über Klebeelektroden und 10poliges Patientenkabel abgeleitetes EKG, Eichung 1 cm/mV, Papiervorschub 50 mm/s; Ableitungen I–III (links) und aVR-aVF (rechts) simultan registriert.

EKG: Sinusrhythmus; jedem Kammerkomplex geht eine P-Welle voraus; Frequenz 89/min; Linkstyp; Q-Zacke in III und kleines Q in aVF; breite und tiefe S-Zacke in I, II und aVL, QRS-Dauer mit 0,12 s verlängert: Hinterwandnarbe und Rechtsschenkelblock (RSB).

➚ **Beachte:** Knotung des Kammerkomplex bei RSB; keine frischen Infarktzeichen.

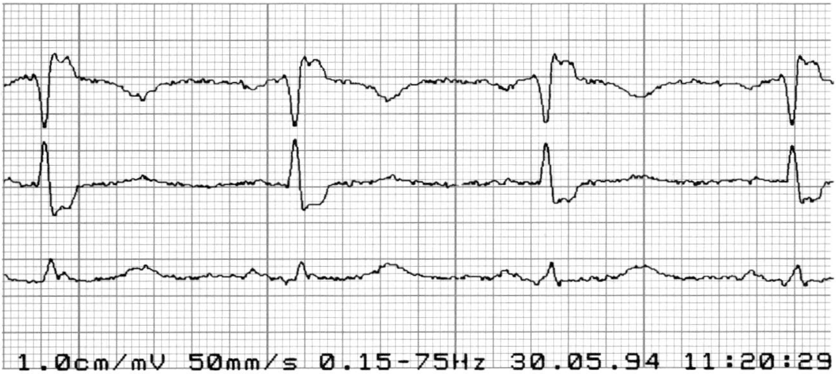

Merke: Bei einer Blockierung des rechten Schenkels verläuft die Erregung des Myokards vom linken Schenkel nach rechts: Die Erregung des Myokards verläuft in zwei aufeinanderfolgenden Schritten (s.S. 31). In V1 besteht eine M-förmige Splitterung des QRS-Komplexes, und V5-V6 zeigen eine deutliche S-Zacke (s. Kurve 88).

Diagnose:
Rechtsschenkelblock

Kommentar: Die signifikante Q-Zacke (Pardée-Q) in III weist auf den in der Anamnese angegebenen Herzinfarkt der Hinterwand hin. Die umfassende EKG-Diagnostik zum Ausschluß eines möglichen, frischen Infarkts erfordert die Ableitung der Brustwandwandableitungen.

88 (HL, m, 48)

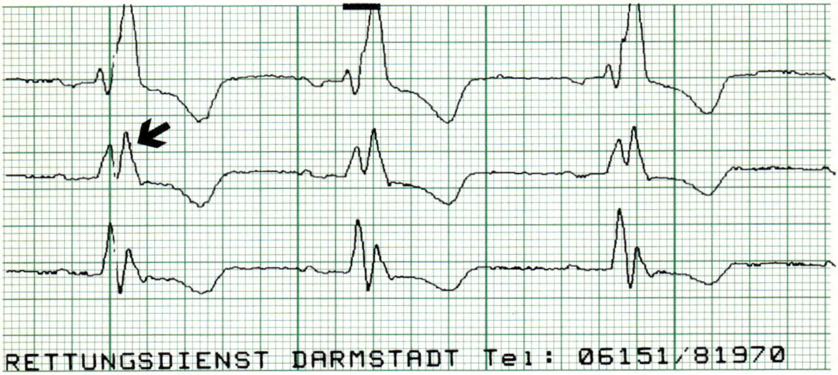

Frage: Beim selben Patienten, dessen EKG in Kurve 87 gezeigt wurde, leitete der Notarzt nun dieses EKG ab. Welche Ableitungen sind hier dargestellt? Welcher Befund ergibt sich hieraus?

Technik: Brustwandableitungen V1-6 nach Wilson; Klebeelektroden und 10poliges Patientenkabel; Eichung 1 cm/mV, Papiervorschub 50 mm/s.

EKG: Sinusrhythmus 87/min; jedem Kammerkomplex geht eine P-Welle voraus, PQ-Zeit unauffällig; der QRS-Komplex ist in V1-3 M-förmig gesplittert und dauert 0,12 s lang; negative T-Wellen einer gesenkten ST-Strecke schließen sich an; V5-6 findet sich eine deutliche S-Zacke: Rechtsschenkelblock.

Beachte: Der zweigipflige Kammerkomplex in der rR'-Konfiguration mit Dauer >0,1 s weist auf den Schenkelblock hin; da er sich in den rechtspräkordialen Ableitungen zeigt, handelt es sich um einen Rechtsschenkelblock; hier wird der rechte nach dem linken Ventrikel erregt; diese Verschiebung zeigt sich in dem M-förmigen Kammerkomplex.

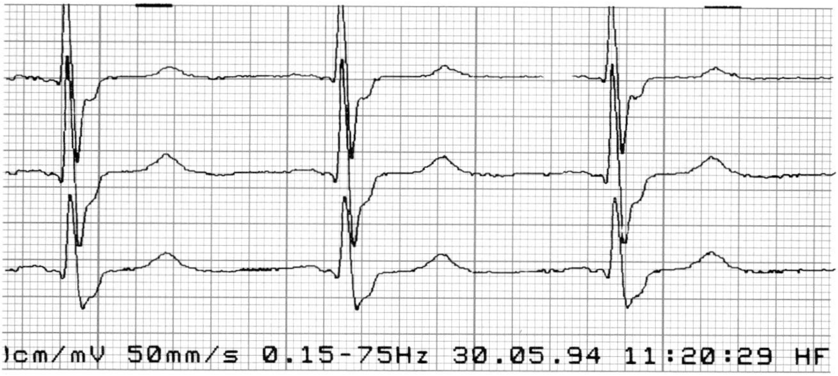

Merke: Als klassischen Rechtsschenkelblock (RSB) bezeichnet man einen RSB, der mit einem Rechtstyp oder einem überdrehten Rechtstyp einhergeht. Im EKG zeigt sich dabei ein *Spiegelbild* des Linksschenkelblocks!

Diagnose:
Rechtsschenkelblock bei Zustand nach Hinterwandinfarkt

Kommentar: Der Rechtsschenkelblock ist sowohl in den Extremitätenableitungen als auch in den Brustwandableitungen deutlich zu erkennen. Die Infarktnarbe im Hinterwandbereich zeigte sich in den Ableitungen der Kurve 87 und ist im Spiegeltest der Ableitung V1 zu sehen. Der Verdacht auf ein Infarktrezidiv bleibt bestehen, bis dieses durch Enzymbestimmungen in der Klinik sicher ausgeschlossen ist.

89 (AU, w, 66)

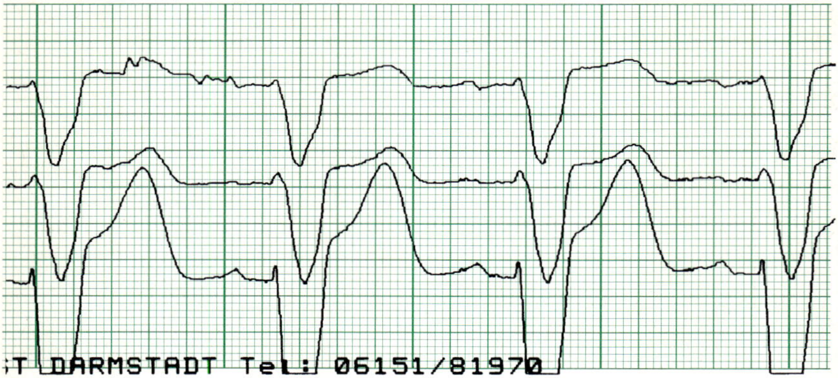

Frage: Bei der Patientin ist seit mehreren Jahren ein Hypertonus und eine koronare Herzkrankheit bekannt. Wegen anhaltender Stenokardien, die sich durch Nitrogabe nicht besserten, wurde die Rettungsleitstelle unter dem *Leitsymptom Brustschmerz* alarmiert. Welche Diagnose liefert das EKG (vgl. hierzu die Kurve 90)?

Technik: Einwandfreie Aufzeichnung der simultan registrierten Brustwandableitungen V1–3 (links) und V4–V6 (rechts) über Klebeelektroden und 10poliges Ableitungskabel; Eichung 1 cm/mV, Papiervorschub 50 mm/s.

EKG: Regelmäßiger Sinusrhyhtmus, Frequenz 93/min; PQ 0,14 s, QRS in V1 und V6 auf 0,16 s verbreitert, RS-Umschlag in V5; ST-Hebung in V1–4; kompletter Linksschenkelblock.

Beachte: Die deszendierende ST-Streckensenkung ist Zeichen der Blockade beider Faszikel des linken Schenkels.

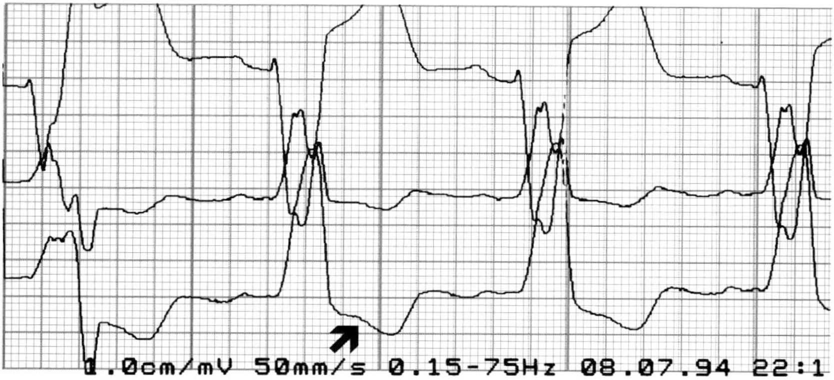

Merke: Ein kompletter Linksschenkelblock liegt vor, wenn in den Brustwandableitungen:

- QRS M-förmig gesplittert ist
- QRS > 0,12 s beträgt
- in V1/V2 ein kleines r und ein tiefes S vorliegen (hier meist keine Q-Zacke)
- ein (meist überdrehter) Linkstyp vorliegt.

Bei einem LSB kann ein Vorderwandinfarkt im EKG nicht sicher diagnostiziert werden!

Diagnose:
Linksschenkelblock

Kommentar: Die Wilsonableitungen lassen den vorliegenden LSB erkennen. Hierbei sind Hinweise auf einen klinisch möglichen Herzinfarkt nicht zu finden. Das RTW-Team leitet zur weiteren Abklärung die Extremitätenableitungen ab (vergleiche Kurve Nr. 90).

90 (AU, w, 66)

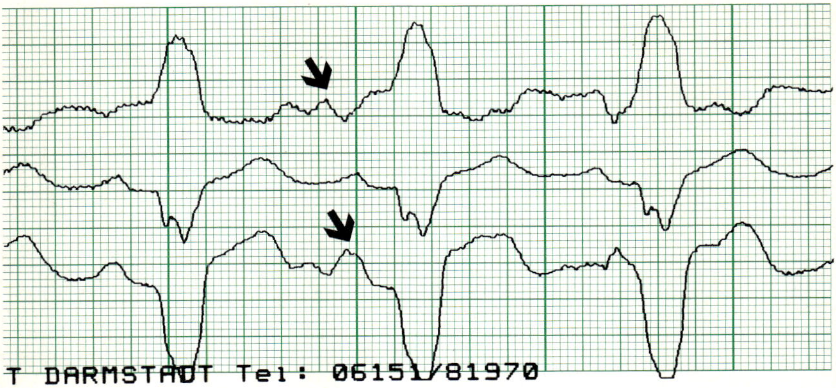

Frage: Welche typischen EKG-Veränderungen liegen vor? Es handelt sich um die gleiche Patientin der Kurve 89. Klinisch besteht Verdacht auf einen akuten Infarkt.

Technik: Eichung 1 cm/mV; 50 mm/s; simultan aufgezeichnete Ableitungen I–III (links) und aVR-aVF (rechts); Klebeelektroden und 10poliges Patientenkabel.

EKG: Regelmäßiger Sinusrhythmus; Frequenz 93/min; überdrehter Linkstyp, auffallend unförmige Kammerkomplexe mit QRS auf 0,14 s verbreitert: Linksschenkelblock.

➚ **Beachte:** Das ist die P-Welle; die Kurve wird durch Artefakte überlagert, die ein zweites Vorhofzentrum vortäuschen.

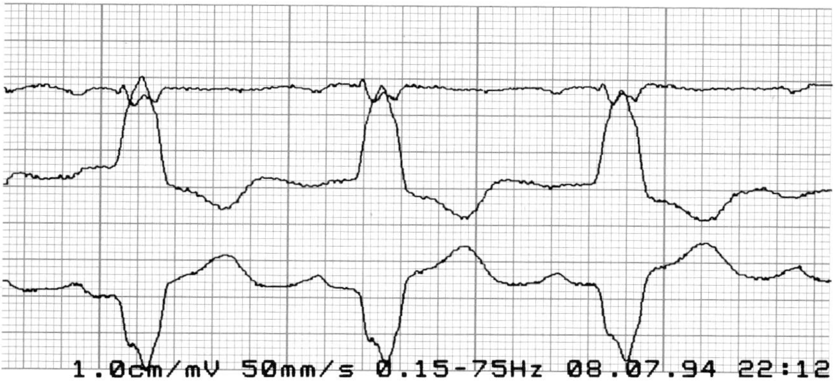

Merke: Die QRS-Verbreiterung in den Extremitätenableitungen mit > 0,12 s weisen bereits formal auf einen Leitungsblock in Höhe der Schenkel hin; der überdrehte Linkstyp, keine S-Zacke in I und keine R-Zacke in III sind typische Merkmale eines Linksschenkelblocks.

Diagnose:
Linksschenkelblock

Kommentar: Wegen des Linksschenkelblocks besteht kein verwertbarer Hinweis auf einen klinisch möglichen, akuten Myokardinfarkt. Dieser Verdacht bleibt bestehen! Den Beweis liefern die laborchemischen Untersuchungen in der Klinik.

91 (KH, 42, m)

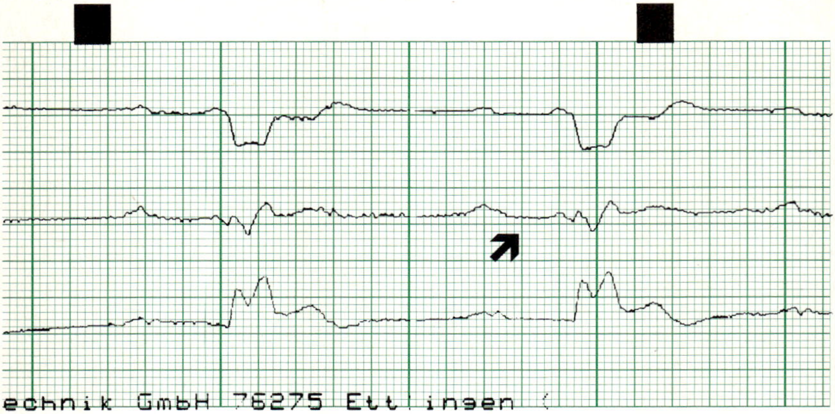

Frage: Ein plötzlich aufgetretener, vernichtender Schmerz hinter dem Brustbein mit anschließender Synkope lösten den Alarmruf in der Rettungsleitstelle aus. Welchen Befund liefert das EKG?

Technik: Technisch einwandfreie Aufzeichnung der simultan registrierten Ableitungen I–III (links) und aVR-aVF (rechts); Eichung 1 cm/mV, Papiervorschub 50 mm/s; Klebeelektroden und 10poliges Ableitungskabel.

EKG: Regelmäßiger Sinusrhythmus, Frequenz 65/min, überdrehter Rechtstyp (positiver Kammerkomplex in aVR!); PQ-Zeit 0,22 s; QRS auf 0,16 s verbreitert mit M-förmiger Splitterung von QRS in II, III, aVL und aVF, tiefes S in I und aVL, wobei eine kleine R-Zacke vorausgeht; ST-Strecke in III und aVF gehoben: Schenkelblock und Verdacht auf Hinterwandinfarkt.

Beachte: Die PQ-Zeit beträgt bei 50 mm/s mehr als 2 Kästchen von je 5 mm, also mehr als 0,2 s; bei dieser Dauer der atrioventrikulären Überleitung spricht man von einem AV-Block I. Grades.

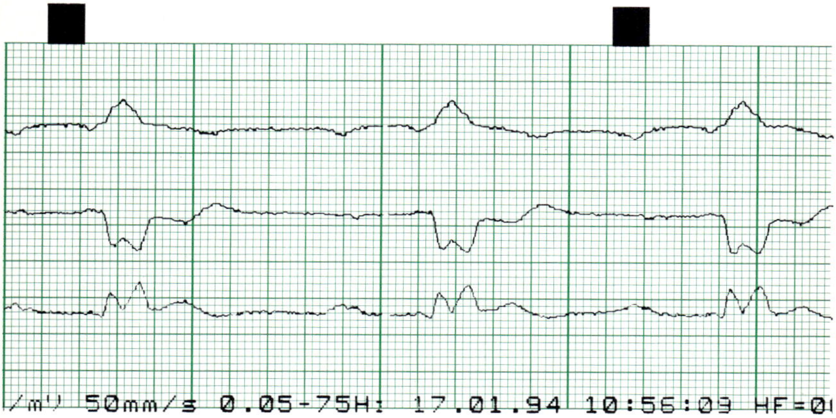

Merke: Die Lokalisation eines Schenkelblocks kann sicher in den Brustwandableitungen diagnostiziert werden.

Diagnose:
AV-Block I° und Schenkelblock, Verdacht auf Hinterwandinfarkt

Kommentar: Der überdrehte Rechtstyp und die angehobenen ST-Strecken in III und aVF müssen bei der vorliegenden Symptomatik als Zeichen eines Hinterwandinfarktes gedeutet werden. Ein akuter Infarkt kann einen AV-Block I.° und einen Schenkelblock auslösen. Der Befund löst den Einsatz des Notarztes aus.

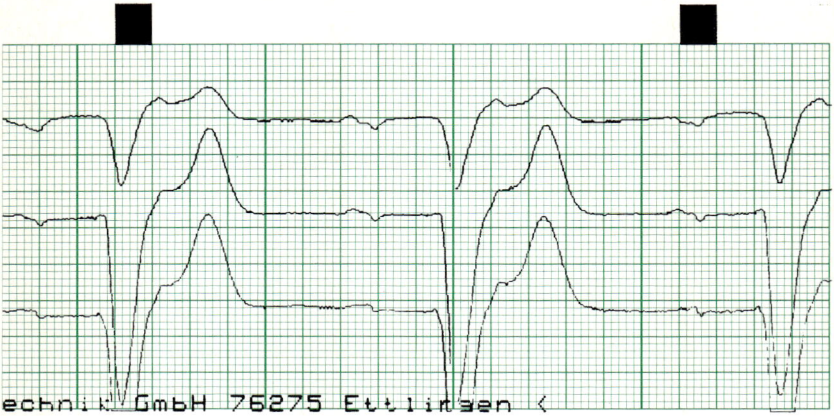

Frage: Welche zusätzlichen EKG-Informationen erhalten Sie aus diesen EKG-Ableitungen, die vom gleichen Patienten der Kurve 91 abgeleitet wurden.

Technik: Simultan aufgezeichnete Brustwandableitungen V1–3 (links) und V4-6 (rechts) in technisch einwandfreier Ableitung; Eichung 1 cm/mV, Papiervorschub 50 mm/s; 10poliges Patientenkabel und Klebeelektroden.

EKG: Regelmäßiger Sinusrhythmus, Frequenz 68/min, PQ-Zeit auf 0,22 s verlängert, QRS mit 0,16 s verbreitert bei QS-Komplexen V1–3 und Splitterung des Kammerkomplex linkspräkordial, hier ST-Senkung: AV-Block I.° und Schenkelblock.

Beachte: Der gesamte Kammerkomplex ist viel breiter als 5 mm: Diagnose Schenkelblock (Vorsicht mit einer Infarktdiagnose aus dem EKG!).

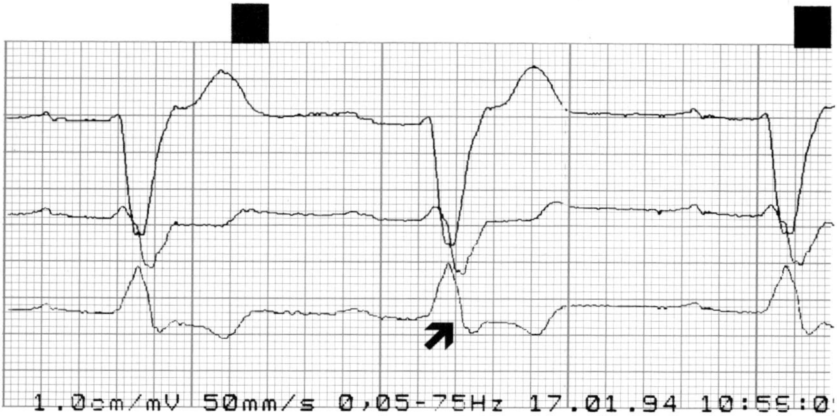

Merke: Ein Kammerkomplex, der länger als 0,12 s dauert bei einem überdrehten Linkstyp (s.S. 33) weist auf einen Linksschenkelblock hin; ein Linksschenkelblock ist ein bifaszikulärer Block mit Unterbrechung der Leitung im vorderen und hinteren Faszikel des linken Leitungsbündels.

Diagnose:
AV-Block I°, Linksschenkelblock

Kommentar: Sofern die hier erkennbare Verzögerung der Erregung des linken Ventrikels im Rahmen der akuten Symptomatik aufgetreten ist, können der Lagetyp, der AV-Block I.° und die ST-Hebung in III und aVF (vergleiche hierzu die Kurve 91) als akute Infarktzeichen mit drohendem trifaszikulärem Block interpretiert werden. Die Diagnosesicherung ist jedoch nur unter stationären Bedingungen (Labor, Angiographie) möglich.

93 (BS, w, 69)

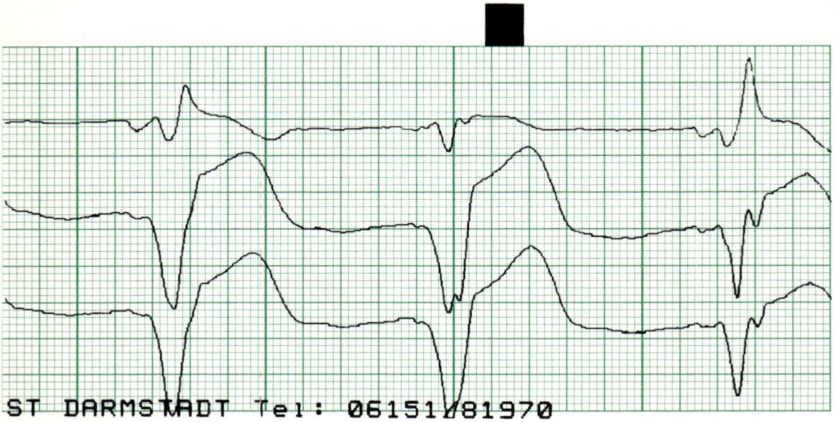

Frage: Die Patientin erwachte aus dem Schlaf heraus mit heftigsten Schmerzen in der Brust, erlitt einen kalten Schweißausbruch und kollabierte auf dem Weg zur Toilette. Welchen Befund liefert dieses EKG (vgl. auch Kurve 94)?

Technik: Einwandfreie, simultane Aufzeichnung der Brustwandableitungen V1–3 und V4–6 mit Klebeelektroden und über 10poliges Patientenkabel; 1 cm/mV, 50 mm/s.

EKG: P-Wellen nicht eindeutig vor jedem QRS zu erkennen; in V1 ist der Kammerkomplex M-förmig und auf 0,14 s verbreitert, Frequenz 89/min; monophasisch gehobene ST-Strecke von V2 bis V5; breites S bis V6: Rechtsschenkelblock (RSB) bei akutem Vorderwandinfarkt.

Beachte: Verlust der R-Zacke von V2 bis V6 als Zeichen des akuten Infarkts der Vorderwand.

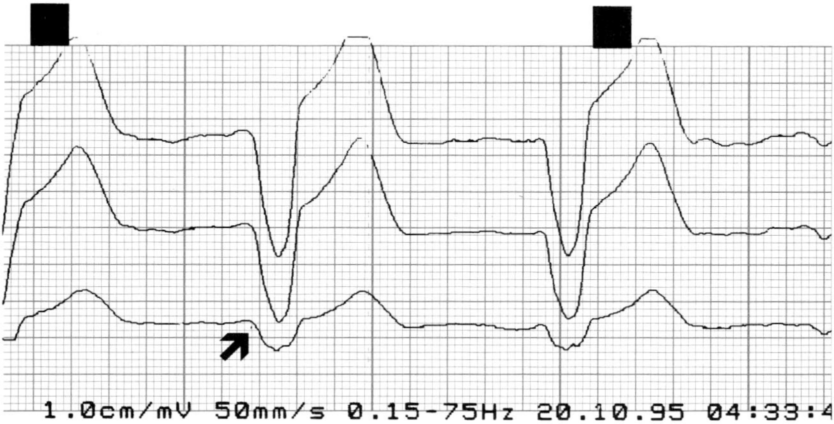

Merke: Der 2. Zyklus auf der linken Seite unterscheidet sich formal von den anderen Schlägen; gegen eine ventrikuläre Extrasystole spricht das konstante RR-Intervall und das Fehlen einer kompensatorischen Pause. Die Veränderung kommt durch eine variierende Überleitung des frisch ausgeprägten RSB zustande.

Diagnose:
Rechtsschenkelblock bei akutem Vorderwandinfarkt

Kommentar: Die R-Reduktion über die gesamte Vorderwand und die ST-Hebungen lassen den akuten Infarkt als Ursache für das klinische Bild erkennen. Dabei spricht der Rechtsschenkelblock für einen Verschluß des R. descendens anterior der linken Koronararterie.

94 (BS, w, 69)

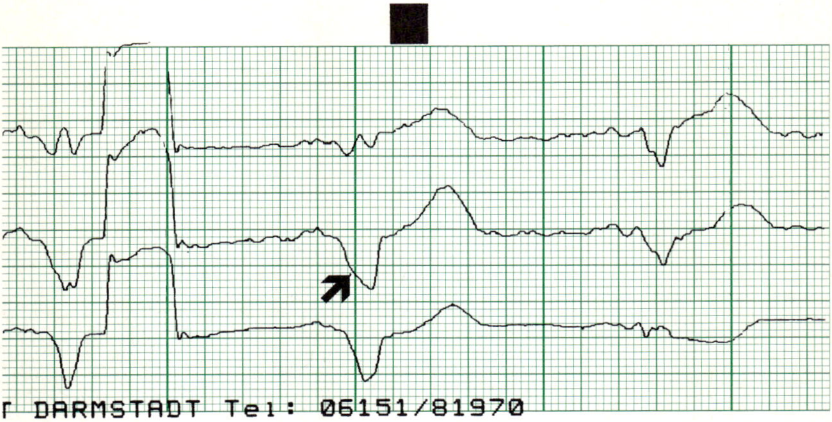

Frage: Welche Interpretation ergibt sich aus diesem EKG? Es sind Kurven der gleichen Patientin wie in Nr. 93.

Technik: Durch Störungen überlagerte Aufzeichnungen der Extremitätenableitungen I–III (links) und aVR-aVF (rechts); 1 cm/mV, 50 mm/s.

EKG: P-Wellen nicht eindeutig erkennbar, Frequenz der plumpen, breiten QRS-Komplexe 76/min; der jeweils dritte Kammerkomplex links und rechts unterscheidet sich von den anderen Schlägen, und die Varianz wird durch die frische Blockade eines Schenkels der Erregungsleitung erzeugt; in I und aVL besteht eine ST-Hebung, der eine geknotete Q-Zacke vorausgeht: Rechtsschenkelblock und Infarktzeichen in Projektion auf die Seitenwand.

Beachte: Kammerkomplex breiter als 0,12 s; R-Verlust (durch Infarkt) und plumpe S-Zacke (durch Leitungsblockade rechts).

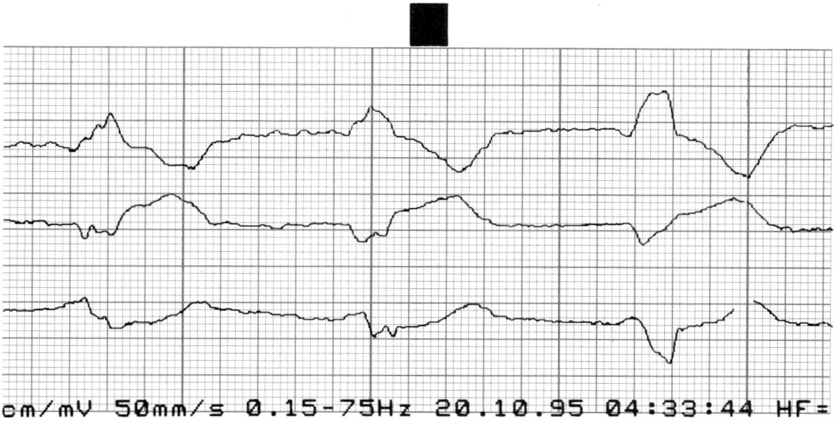

Merke: Der Rechtsschenkelblock wird in Verbindung mit einem linksanteriorem Hemiblock (überdrehter Linkstyp) zum bisfaszikulären Block.

Diagnose:
Rechtsschenkelblock, Verdacht auf (Vorder)Seitenwandinfarkt

Kommentar: Die EKG-Befundung läßt sich sicher nur aus dem gesamten Ableitungsprogramm der peripheren und Brustwandableitungen durchführen. Der überdrehte Linkstyp und der Rechtsschenkelblock unter Vergleich mit den Kurven 93 weisen auf einen akuten Vorderwandinfarkt mit bifaszikulärem Block hin.

7 Schrittmacher

Wenn bradykarde Rhythmusstörungen zu kardialen oder zerebralen Symptomen führen, wird eine Schrittmacherbehandlung notwenig. Die Aufgabe des elektrischen Impulsgebers ist der Ersatz der physiologischen Depolarisation zur Erregungsschwelle durch Stimulation des Herzmuskelgewebes für wenige tausendstel Sekunden, um dadurch eine Erregungsausbreitung mit nachfolgender Kontraktion zu erzielen.
Entscheidend ist die korrekte Positionierung der Elektroden, die immer wieder geübt werden muß ebenso wie die Handhabung des Schrittmachers selbst. Nach dem 3-Buchstaben-Code genügt für den Notfalleinsatz ein VOO-Schrittmacher. Die Geräte müssen robust und gegen Defibrillationen bis 400 J unempfindlich sein.

3-Buchstaben-Code für Herzschrittmacher

Erster Buchstabe – Stimulation (Impulsabgabe, Pacing)
- V – Ventrikel
- A – Atrium (Vorhof)
- D – Double (sequentielle Stimulation von A und V)

Zweiter Buchstabe – Registrierung (der spontanen Depolarisation, Sensing)
- V – Ventrikel
- A – Atrium (Vorhof)
- D – double
- O – keine Funktion

Dritter Buchstabe – Verhalten des Schrittmachers bei Anstieg der Herzeigenfrequenz über Schrittmacherfrequenz
- I – Inhibierung (keine Impulsabgabe)
- T – Triggerung (Impulsabgabe während QRS)
- O – starrfrequenter Schrittmacher
- D – doppelt (Inhibition und Triggerung)

95 (RM, m, 76)

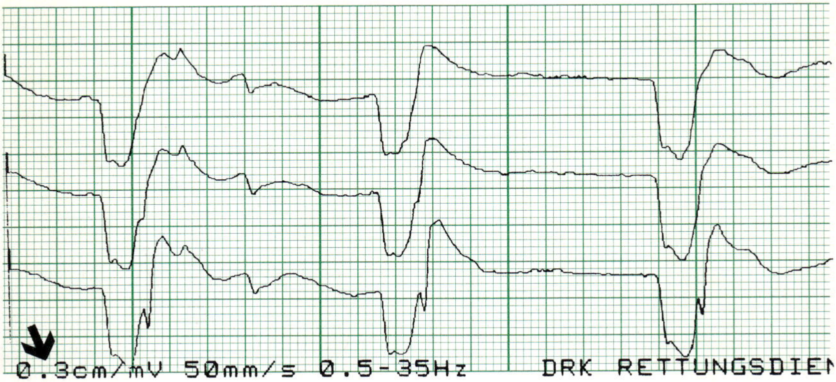

Frage: Woran ist in diesen Kurven die transkutane Lage des Schrittmachers zu erkennen? Vergleiche auch mit den Beispielen 72 und 97.

Technik: Brustwandableitungen V1-V3 nach Wilson; Klebeelektroden und Schrittmacher Defigard (s.S. 95); Verstärkung 0,3 cm/mV, 50 mm/s Papiervorschub.

EKG: Zwischen dem 1. und 2. QRS-Komplex ist eine P-Welle zu erkennen; den Kammerkomplexen gehen regelmäßig Schrittmacher-Spikes voraus, und die QRS-Komplexen wirken breit und schenkelblockartig deformiert; die initiale fast rechteckige negative Zacke zu Beginn des Kammerkomplexes stellt das eigentliche Schrittmachersignal dar; Frequenz 62/min.

Beachte: Die EKG-Verstärkung ist auf 0,3 cm/mV zurückgenommen worden.

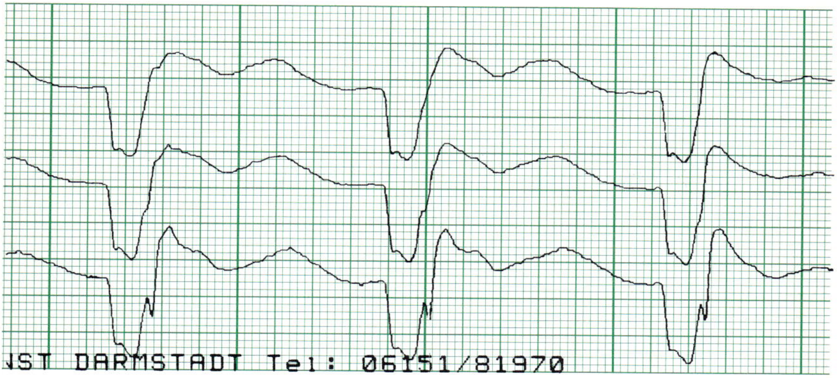

Merke: Der Reizimpuls bei diesem transkutanen Schrittmacher hat eine Dauer von ca. 40 ms. Die darauf erfolgte Reizantwort wird auch als Capture bezeichnet.

Diagnose:
Einwandfrei stimulierender transkutaner Schrittmacher

Kommentar: Die zugrundeliegende AV-Blockierung ist hier nicht mehr eindeutig zu erkennen. Deutlich ist dagegen der breite, negative und rechteckförmige Spike des transkutanen Schrittmachers zu sehen, aus dem heraus sich der QRS-Komplex entwickelt.

96 (AG, m, 73)

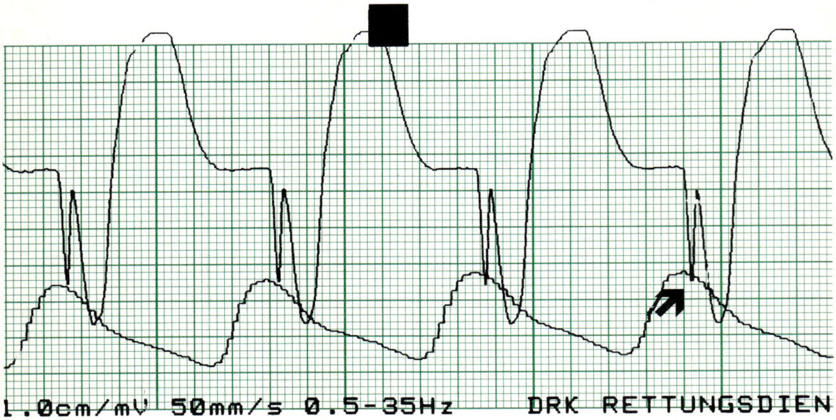

Frage: Nach einem Auffahrunfall hatte sich der Patient ein Gurttrauma ohne nennenswerte Symptomatik zugezogen. Die Rettungssanitäter hatten diese Kurven abgeleitet und standen vor der Frage, ob der Einsatz des Notarztes erforderlich sei. Welchen Hinweis geben die Kurven?

Technik: Simultane Darstellung von SaO2-Pulswellenkurve und der Brustwandableitung V4 über das 10polige Patientenkabel und Klebeelektroden, 1 cm/mV, 50mm/s.

EKG: Tachykarde, regelmäßige Folge von breiten QRS-Komplexen ohne erkennbare P-Wellen; das tiefe Q ist eindeutig als Teil des Schrittmacher-Spikes zu identifizieren; Frequenz um 110/min.

Beachte: Der Stimulationsimpuls erscheint hier im EKG als nahezu senkrechter Strich; die Elektrode liegt in der rechten Kammer, die zeitlich *vor* der linken depolarisiert wird. Die Erregung breitet sich wie bei einem Linksschenkelblock über das Kammermyokard aus, und der QRS-Komplex nimmt die Form eines Linksschenkelblocks an.

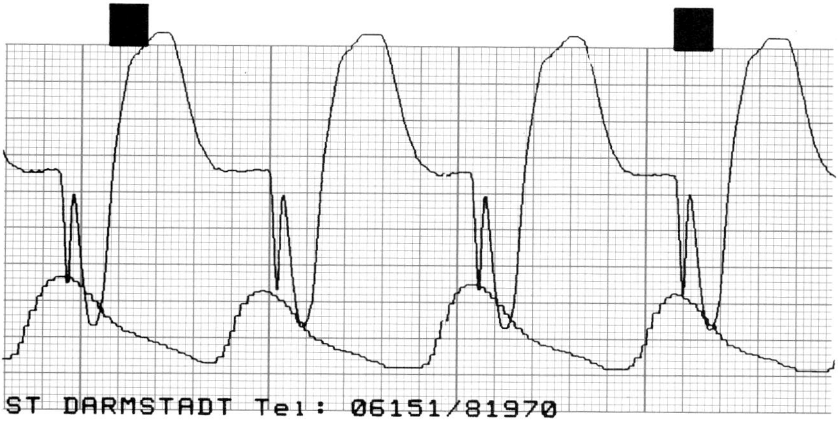

Merke: Eine genaue Analyse des Schrittmacher-EKG ist nur nach Ausschalten des Aggregates über einen speziellen Magneten möglich.

Diagnose:
Einwandfrei stimulierender interner Schrittmacher

Kommentar: Thoraxtraumen bei Schrittmacherträgern führen leicht zu Kabelbrüchen oder Dislokation des implantierten Gerätes. Folglich besteht zum Ausschluß gefährdender Komplikationen die Indikation zum Einsatz des Notarztes. Eine Überprüfung der Schrittmacherfunktion sollte bei derartigen Verletzungen immer erfolgen. Bei diesem Patienten handelt es um einen Schrittmacher mit der Kodierung DDD (s.S. 295).

97 (RM, m, 76)

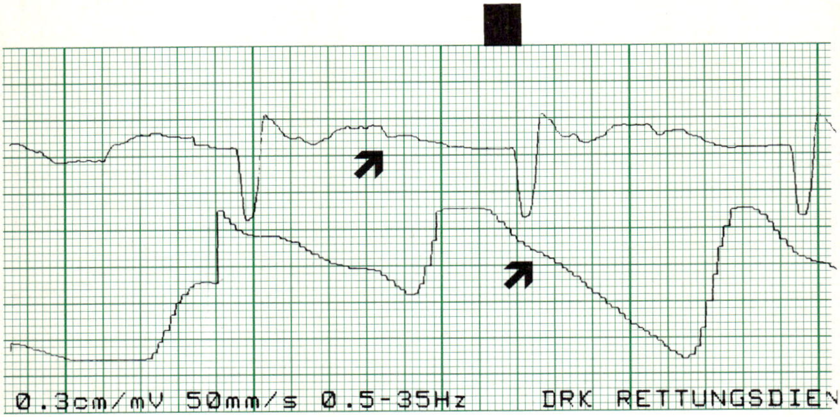

Frage: Welche Informationen liefern diese beiden Kurven? Es handelt sich um den gleichen Patienten, dessen EKG in der Kurve Nr. 72 gezeigt wurde. Der Patient wurde hier bereits vom Notarzt akut versorgt.

Technik: Die untere Kurve stellt die SaO2-Pulswellenkurve dar, die von der Fingerbeere abgeleitet wurde. Bei der oberen Kurve wurde simultan die Einthoven-Ableitung II über Klebeelektroden und den transkutanen Schrittmacher abgeleitet. Zur besseren Darstellung der Kurven wurde die Verstärkung auf 0,3 cm/mV zurückgenommen, Registrierung mit 50 mm/s.

EKG: P-Wellen sind nicht sicher erkennbar (die T-Welle ist doppelgipflig, und hierbei könnte es sich um eine P-Welle handeln, die allerdings eine ungewöhnlich lange AV-Überleitung nach sich ziehen würde); regelmäßige Folge von breiten QRS-Komplexen, Frequenz 80/min; der Kammerkomplex entwickelt sich aus dem breiten, negativen und fast rechteckförmigen Q, das dadurch als Schrittmacher-Spike zu identifizieren ist.

Beachte: Die Inzisur der peripheren Pulswellenkurve liegt deutlich hinter dem Ende von T der vorangegangenen Herzaktion.

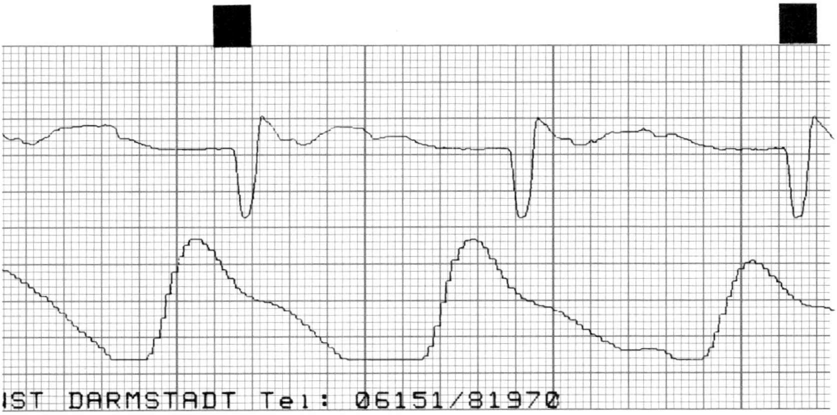

Merke: Der Schrittmacherimpuls beim transkutanen Pacing hat eine Dauer von ca. 20 ms, während der Reizimpuls beim transvenösen Pacing wesentlich kürzer ist und bei ca. 1,5 ms liegt.

Diagnose:
Transkutaner, einwandfrei stimulierender Schrittmacher

Kommentar: Nachdem im Verlauf der präklinischen Infarktversorgung der bestehende AV-Block III° des Patienten der Kurve 72 medikamentös nicht beherrscht werden konnte, wurde mit Erfolg der transkutane Schrittmacher eingesetzt. Durch dieses Verfahren, das gegenüber dem transvenösen Pacing eine nichtinvasive Schrittmachertherapie ist, konnte der Patient anschließend präklinisch lysiert werden.

98 (DG, m, 62)

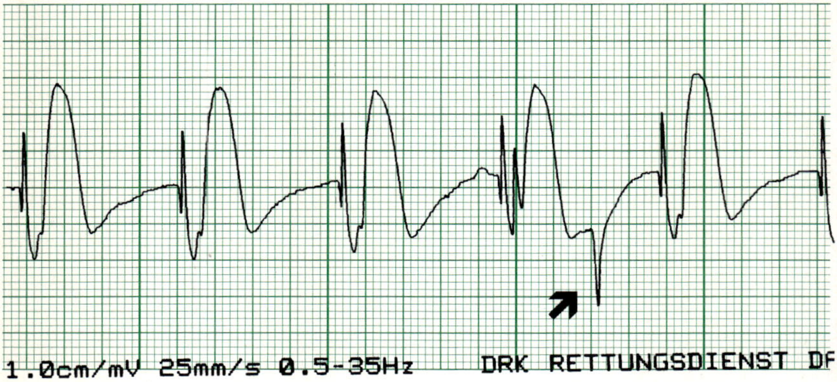

Frage: Der Patient, bei dem diese Kurve abgeleitet wurde, hatte ein stumpfes Thoraxtrauma bei einem Auffahrunfall erlitten und war vom RTW-Team bewußtlos angetroffen worden. Welche Information vermittelt das EKG?

Technik: Eichung 1 cm/mV, Papiervorschub 25 mm/s; Einkanal-EKG mit bipolarer Ableitung über die Paddles des Defibrillators.

EKG: Keine P-Wellen erkennbar, regelmäßig schmale Schrittmacher-Spikes, aus dem absteigenden Schenkel entwickelt sich immer ein breiter, identischer QRS-Komplex, starre Frequenz des SM von 70/min.

➚ **Beachte:** Bei dieser Zacke handelt es sich um einen Artefakt.

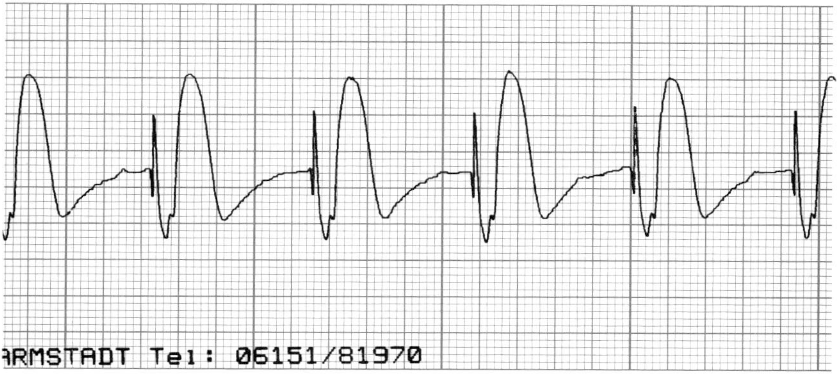

Merke: Neben der *starrfrequenten Schrittmacherfunktion* kann das Herz auch in der *Demandfunktion* stimuliert werden. Dabei werden Eigenaktionen vom Aggregat erkannt und der Spike gegebenenfalls unterdrückt.

Diagnose:
Implantierter, transvenöser, starrfrequenter Schrittmacher

Kommentar: Die regelmäßigen, schmalen Spikes des transvenösen Schrittmachers und die regelmäßigen captures schließen bei diesem Schrittmacherträger nach stumpfem Thoraxtrauma mögliche SM-Defekte, Elektrodenbrüche oder Elektrodendislokation mit Sicherheit aus.

99 (AS, w, 79)

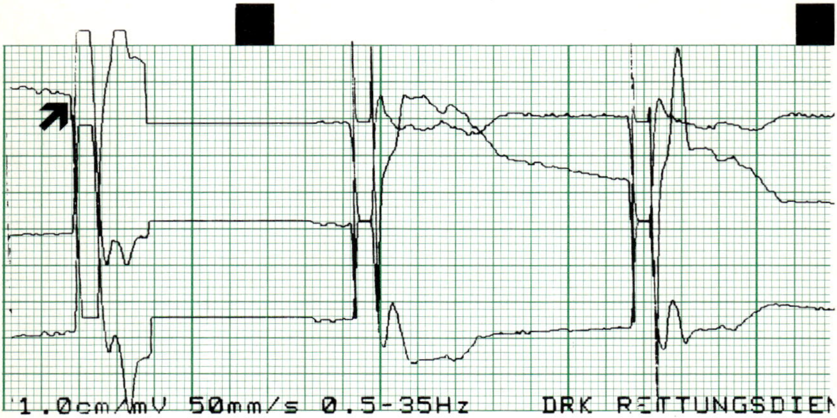

Frage: Was erkennen Sie in diesen EKG-Kurven auf den ersten Blick? Im Rahmen eines präklinischen Reanimationsversuchs bei Kreislaufstillstand, Vorderwandinfarkt und elektromechanischer Entkopplung starrt das Rettungsteam gebannt auf den Monitor, um sich rasch von dem Erfolg oder der Erfolglosigkeit des letzten, therapeutischen Schrittes zu überzeugen.

Technik: Papiervorschub 50 mm/s, Eichung 1 cm/mV; Ableitungen I-III über 4poliges Patientenkabel und Klebeelektroden; Stimulation über große Schrittmacher-Klebeelektroden in anterior-posteriorer Position und Einsatz eines Transkutanschrittmachers: Impulsfrequenz 80/min, Reizenergie 105 mA, Schrittmachermodus *Fix-Stimulation.*

EKG: In keiner Ableitung erkennbare P-Wellen; regelmäßig rechteckförmige Komplexe mit hoher Amplitude, Frequenz 80/min; aus dem absteigenden Schenkel des Rechteckimpulses entwickelt sich unmittelbar ein breiter, immer gleicher Kammerkomplex.

➚ **Beachte:** Rechteckiger Schrittmacher-Spike von 40 ms Dauer; typisches Merkmal für einen transkutan stimulierenden Schrittmacher.

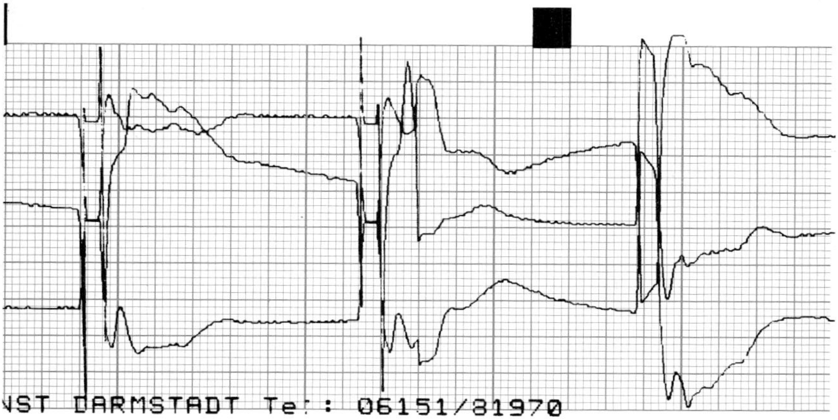

Merke: Die erfolgreiche, transkutane Stimulation des Herzens ist im EKG an den schenkelblockartig verbreiterten QRS-Komplexen, die sich direkt an den rechteckigen SM-Spike anschließen, zu erkennen. Dies wird auch als *capture* bezeichnet.

Diagnose:
Transkutan stimulierender Schrittmacher

Kommentar: An den rechteckigen Impulsen sind die transkutanen Schrittmacher-Spikes zu erkennen; diesen folgen, regelmäßig die captures mit der eingestellten Frequenz. Bei dem schweren organischem Myokardschaden durch den akuten Infarkt konnte die erfolgreiche elektrische Stimulation jedoch keine hämodynamisch wirksame Pumpaktion mehr auslösen, und der Reanimationsversuch blieb leider erfolglos (vergleiche hierzu die Kurven 70, 73, 74 und 75).

100 (IK, w, 38)

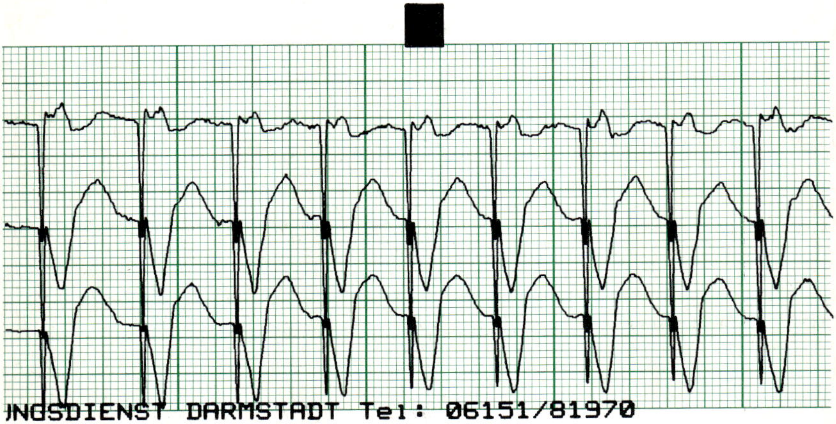

Frage: Aufgrund einer schweren Intoxikation mit trizyklischen Antidepressiva, Digitalis und Diuretika die in suizidaler Absicht eingenommen wurden, hatte sich der Notarzt bereits präklinisch zu einer seltenen, aber vertretbaren Standby-Therapie entschlossen. Diese EKG-Kurven dokumentieren die Strategie im RTW. Was zeigen die Kurven?

Technik: Eichung 1 cm/mV, Papiervorschub 25 mm/s; einwandfreie Ableitung der bi- und unipolaren Extremitätenableitungen I, II und III (links) und aVR, aVL und aVF (rechts) in simultanter Registrierung.

EKG: In den Ableitungen nach Einthoven (I-III) finden sich eine regelmäßige, tachykarde Folge von schmalen, hohen SM-Spikes mit sich anschließenden breiten QRS-Komplexen, Frequenz 124/min. – In den Goldbergerableitungen (aVR-aVF) kommt es nach einzelnen SM-induzierten Kammerkomplexen zweimal zu Eigenaktionen der Vorhöfe, die teilweise übergeleitet werden. Dabei kommte es dann zur Fusion des SM-Spikes mit einer normalen Sinuserregung und anschließendem Normalschlag, SM-Frequenz hier 130/min.

Beachte: Die Vorhofaktion wird zu einem Normalschlag übergeleitet und fusioniert mit dem Schrittmacher-Spike.

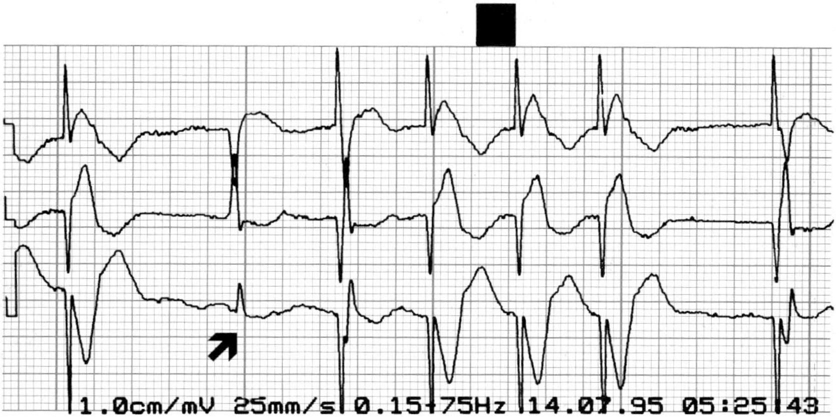

Merke: Im Ventrikel bewegliche Stimulationssonden ergeben im EKG-Bild bei erfolgreichen *captures* unterschiedliche Kammerkomplexe.

Diagnose:
Passagerer, transvenöser Demand-Schrittmacher, Tachykardie

Kommentar: Durch die Kombination der genannten Medikamente kann es zur lebensbedrohlichen Intoxikation mit Rhythmusstörungen kommen. Der prophylaktische Einsatz eines passageren Schrittmachers in Standby-Funktion war in diesem Fall lebensrettend.

8 Algorithmen

Akuter Brustschmerz

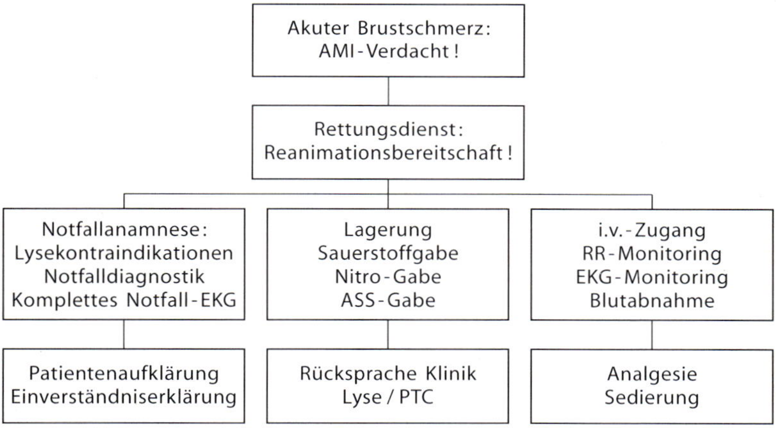

AMI-Algorithmen

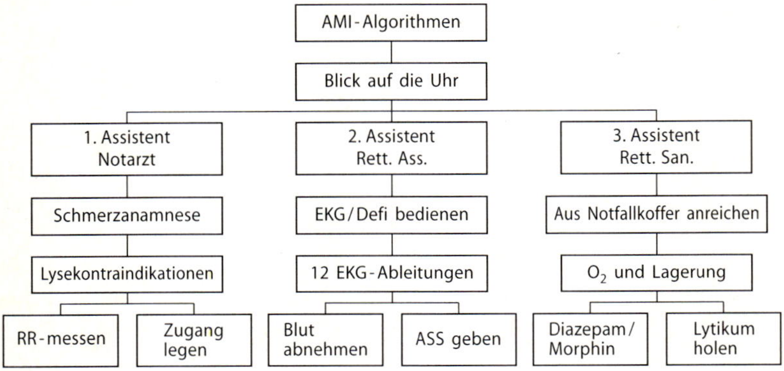

Brustschmerz, Engegefühl, Dyspnoe

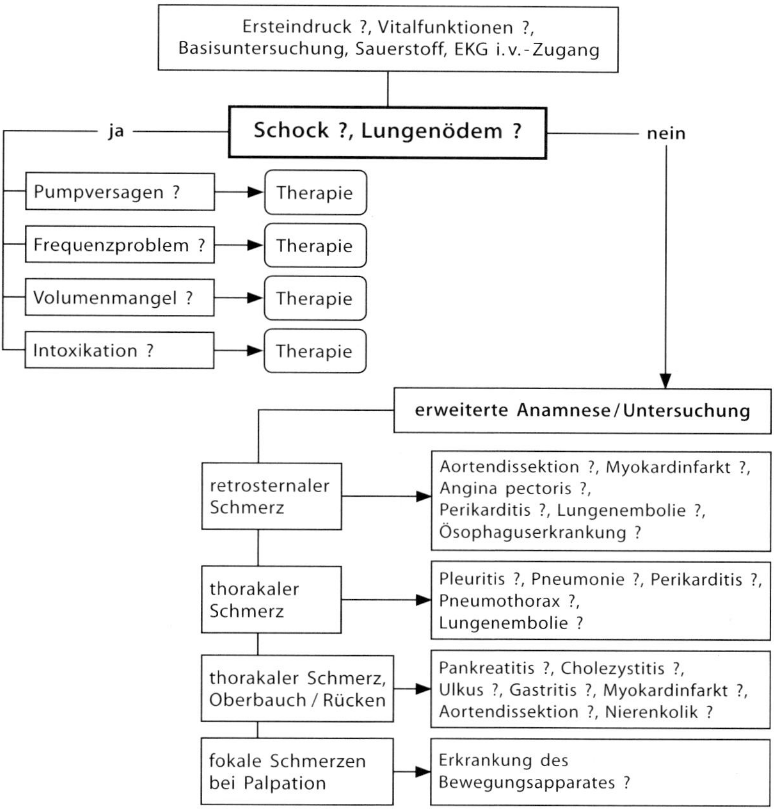

Angina pectoris, Myokardinfarkt

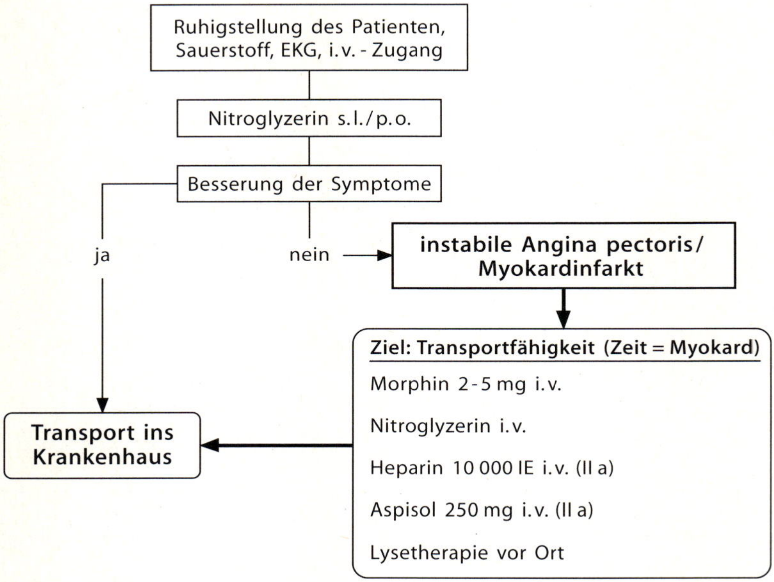

Rhythmusstörungen

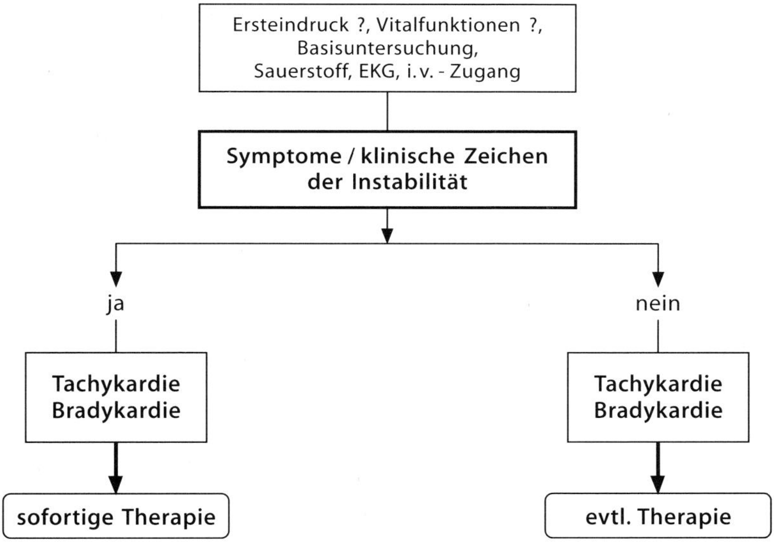

Bradykardie

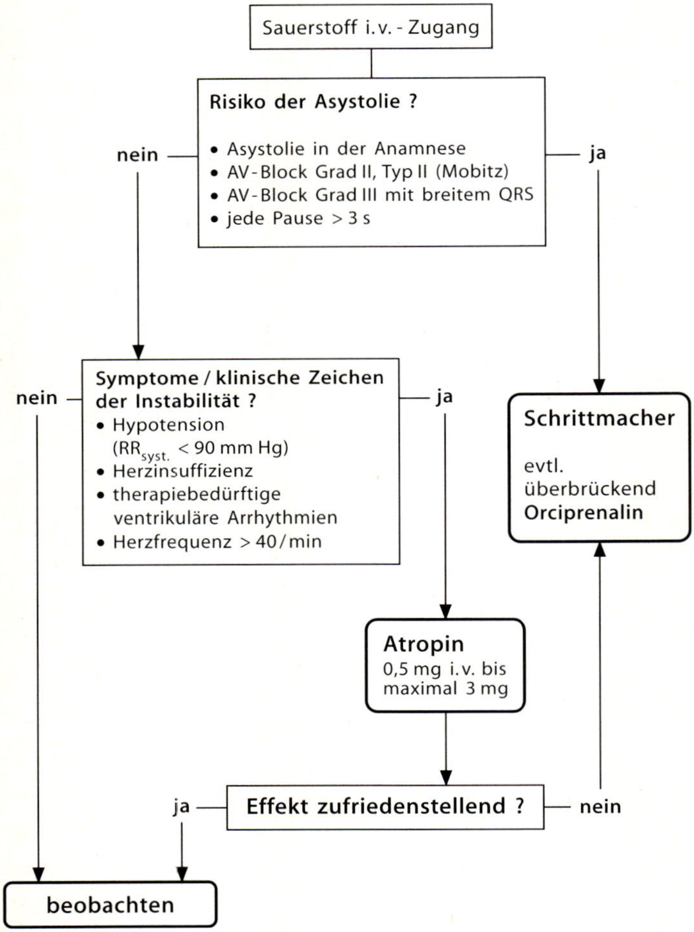

Kardioversion

Tachykardie

mit
Symptomen/klinischen Zeichen der Instabilität[1]

Bei Kammerfrequenz > 150/min:
Vorbereitung zur sofortigen Kardioversion.

Evtl. kurzer Versuch der Pharmakotherapie, abhängig von der Art der Rhytmusstörung,

Bei Kammerfrequenzen < 150/min ist meist keine Kardioversion notwendig.

Reanimationsbereitschaft !

- ausreichend Personal
- Beatmungsbeutel, Maske
- Intubationsset
- Medikamente

Sedierung

z.B. Midazolam, Diazepam, Etomidat, Thiopental, Methohexital, Ketamin, evtl. in Verbindung mit Opiat

synchronisierte Kardiversion[2]

- VT[3]
- PSVT
- Vorhofflimmern, -flattern

200 - 200 - 360 J

[1] Stenokardien, Atemnot, $RR_{syst} < 90$ mmHg, Herzinsuffizienz, Bewußtseinsstörungen.
[2] Falls Verzögerungen bei der Synchronisation auftreten oder der Zustand des Patienten sich verschlechtert: sofortiger unsynchronisierter Schock.
[3] Polymorphe VT (unregelmäßige QRS-Form und Frequenz): Behandlung wie Kammerflimmern.

Auffinden einer leblosen Person

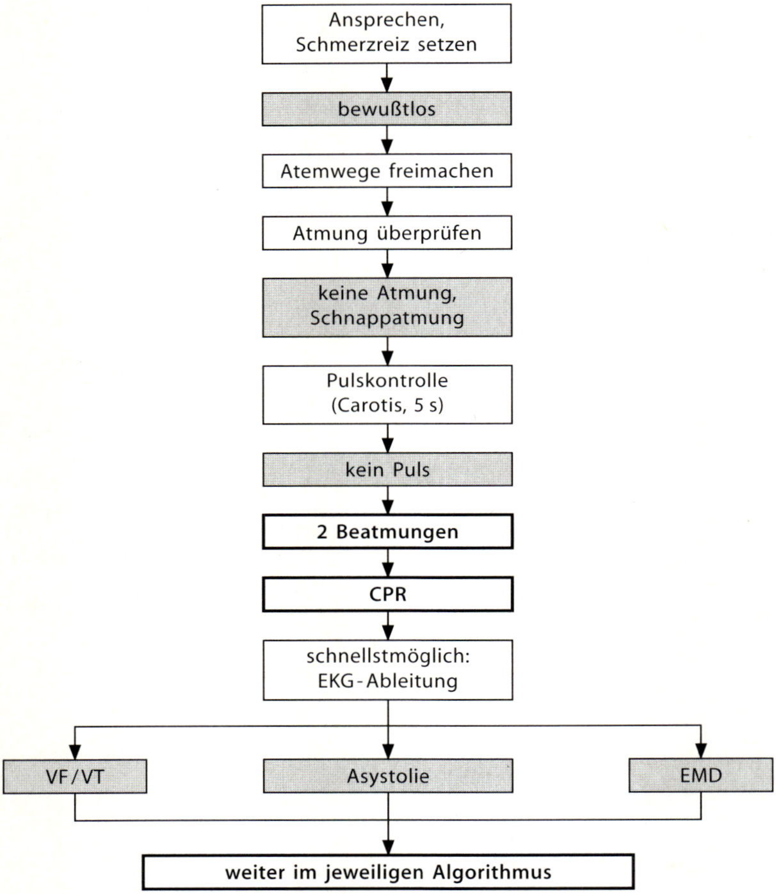

Asystolie

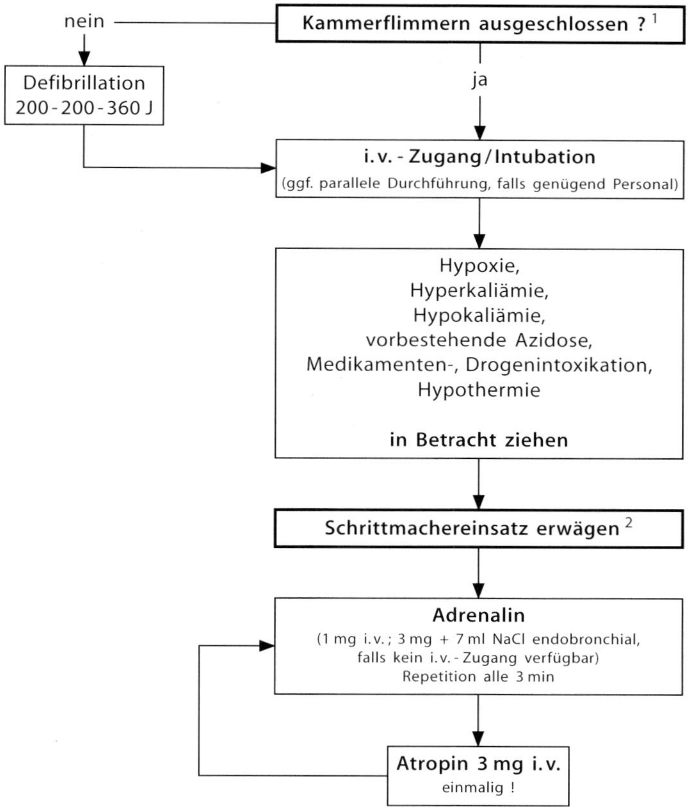

[1] Verifizierung der Asystolie in 2 Ableitungen mit maximaler Amplitude, da feines Flimmern als Asystolie maskiert sein kann.

[2] Falls der Einsatz eines transkutanen Schrittmachers erwogen wird, sollte dies ohne Zeitverzögerung – parallel zur medikamentösen Therapie – erfolgen.

Elektromechanische Dissoziation (EMD)

i. v. - Zugang / Intubation
(ggf. parallele Durchführung, falls genügend Personal)

↓

Hypovolämie,
Herzbeuteltamponade,
Spannungspneumothorax,
Hypoxie,
Azidose,
Lungenembolie,
Hypothermie,
Medikamenten-, Drogenintoxikation,
Hypokaliämie

in Betracht ziehen

↓

Adrenalin
(1 mg i.v.; 3 mg + 7 ml NaCl endobronchial,
falls kein i.v. - Zugang verfügbar)
Repetition alle 3 min

Eventuell:

Adrenalin höher dosiert (5 mg),
Vasopressoren,
alkalisierende Substanzen

in Betracht ziehen

Kammerflimmern

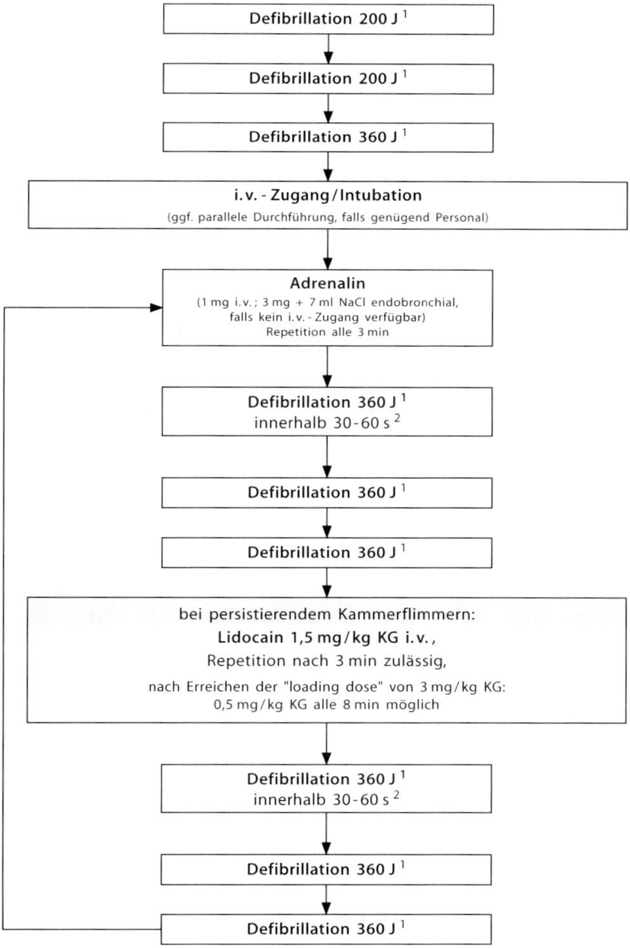

[1] Nach jeder Defibrillation Rhythmuskontrolle.
Falls Kammerflimmern nach vorheriger erfolgreicher Konversion erneut auftritt: Defibrillation mit der zuletzt erfolgreichen Energie.

[2] Defibrillation jeweils 30–60 s nach einer Medikamentenapplikation.

9 EKG-Übungsbeispiele

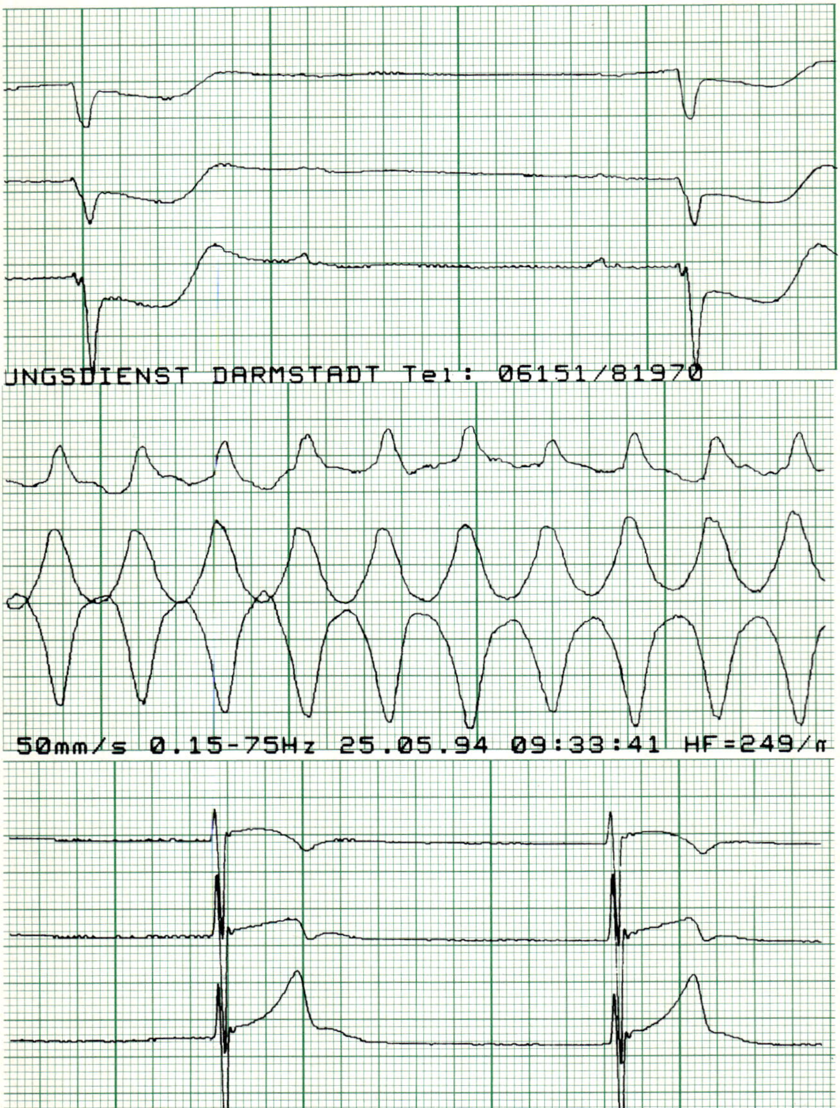
JNGSDIENST DARMSTADT Tel: 06151/81970
50mm/s 0.15-75Hz 25.05.94 09:33:41 HF=249/
JNGSDIENST DARMSTADT Tel:06151/81970

Regelmäßiger AV-Block II°, (Typ Mobitz-II-Block) Bradykardie, indirekte Infarktzeichen der Hinterwand

Technik: Wilson-Ableitungen V1 – 3, 1,0 cm/mV, 50 mm/s

EKG: PQ = 0,23 s, PP = 74/min, RR = 37/min, 2 : 1 Überleitung, ST-Senkung rechtspräkordial, (spiegelbildliche Hebung)

Tachykardie ventrikulären Ursprungs

Technik: Goldberger-Ableitungen aVR – aVF, 1,0 cm/mV, 50 mm/s

EKG: QRS-Frequenz = 272/min, QRS-Breite = 0,10 s

Bradykardie, AV-junktionaler Rhythmus

Technik: Wilson-Ableitungen V1 – 3, 1,0 cm/mV, 25 mm/s

EKG: keine erkennbaren P-Wellen, QRS-Frequenz = 29/min, ST-Hebung V1 – 3

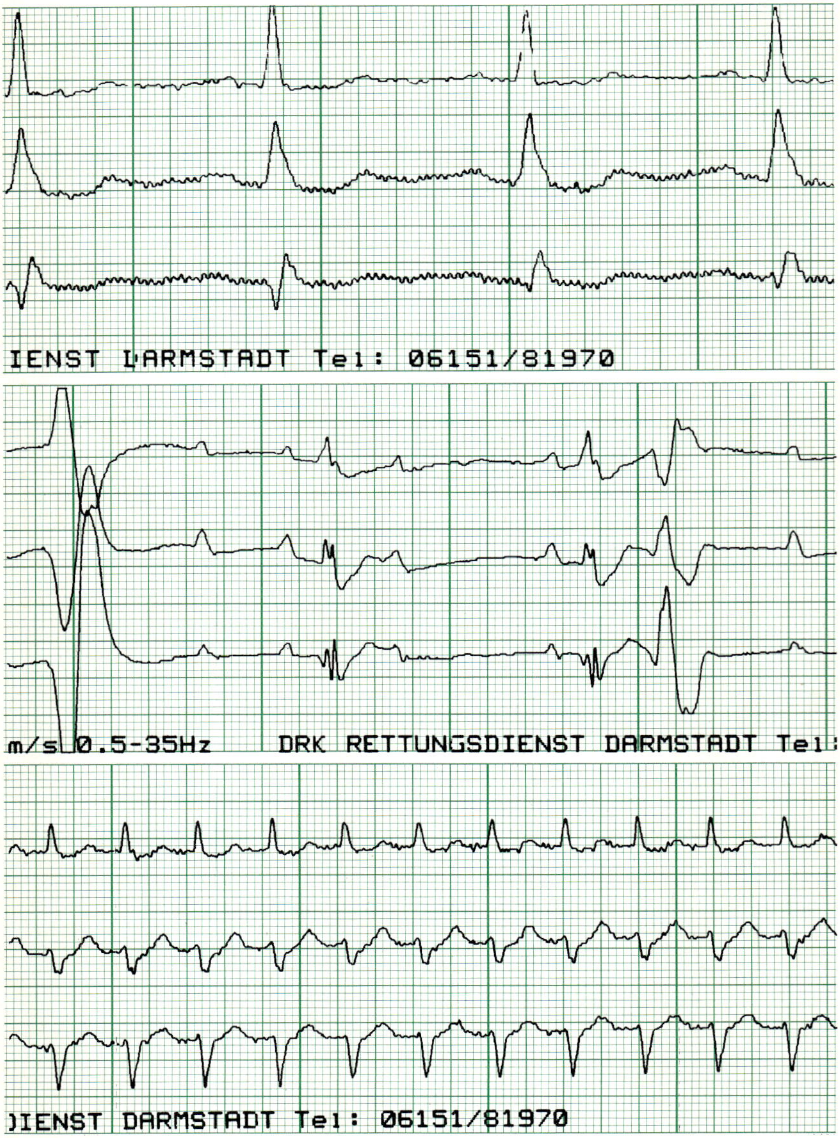
IENST DARMSTADT Tel: 06151/81970
m/s 0.5-35Hz
DRK RETTUNGSDIENST DARMSTADT Tel:
DIENST DARMSTADT Tel: 06151/81970

Atemabhängiges Q-III, Artefakte, kein Hinweis auf Hinterwandnarbe, regelmäßiger Sinusrhythmus

Technik: Einthoven-Ableitungen I, II, III; 1,0 cm/mV, 50 mm/s
Muskelzittern und Wechselstrom-Überlagerung

EKG: PQ = 0,19 s, QRS-Frequenz = 89/min, Normaltyp, muldenförmige ST-Senkung in I, II und III.
Der Q-Vektor wird bei Einatmung größer, bei Ausatmung kleiner.

Polytope, ventrikuläre Extrasystolen 2 :1 -AV-Blockierung, Bradykardie

Technik: Einthoven-Ableitungen I – III; 1,0 cm/mV, 25 mm/s

EKG: PQ = 0,10 s, QRS = 0,16 s, Frequenz um 50/min,
1 Couplet VES, 2 × 2 : 1 Überleitung, 1 VES

Regelmäßige, supraventrikuläre Tachykardie

Technik: Einthoven-Ableitungen I – III; 1,0 cm/mV, 25 mm/s

EKG: keine sicher erkennbaren P-Wellen, QRS-Frequenz = 150/min, schmale QRS-Komplexe, überdrehter Linkstyp,
Niedervoltage RI+RII+RIII = 0,6 mV.

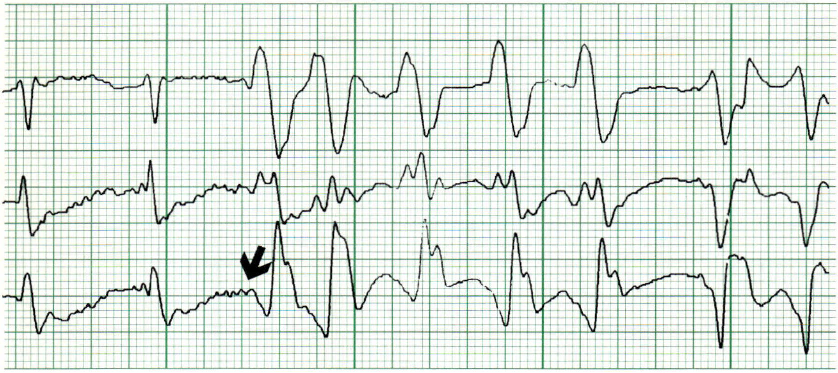

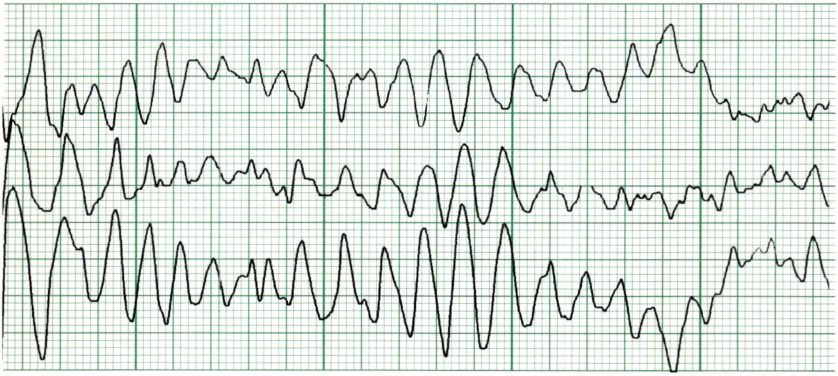

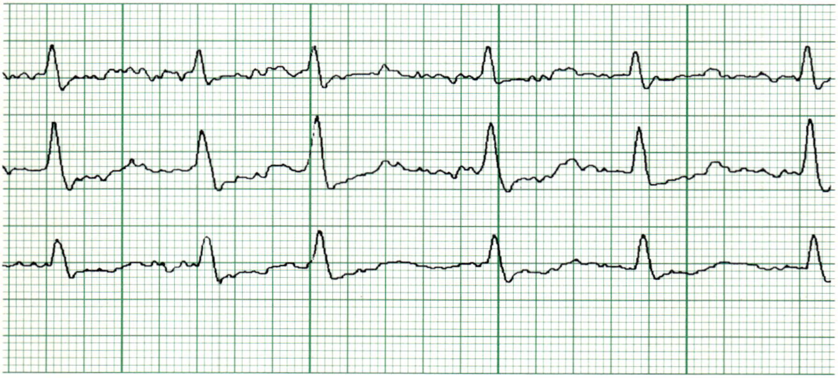

Sinusgrundrhythmus, Salven polytoper VES Reperfusionsanhythmie

Technik: Wilson-Ableitungen V1 – 3; 1,0 cm/mV, 50 mm/s

EKG: 2 × Sinusgrundrhythmus 98/min, 1 × SVES, 1 × R-auf-T (siehe Pfeil), polytope VES

Kammerflattern (Torsade de pointes)

Technik: Einthoven-Ableitungen I – III; 1,0 cm/mV, 25 mm/s

EKG: Anfangs sinusartige QRS-Komplexe um 240/min mit hoher Amplitude. Übergang in spindelförmige Komplexe, typisch für Torsades de pointes, mit Zu- und Abnahme der Amplituden

Absolute Arrhythmie bei Vorhofflimmern

Technik: Einthoven-Ableitungen I – III; 1,0 cm/mV, 50 mm/s

EKG: keine erkennbaren P-Wellen, QRS-Frequenz zwischen 61 und 86/min, Mitteltyp

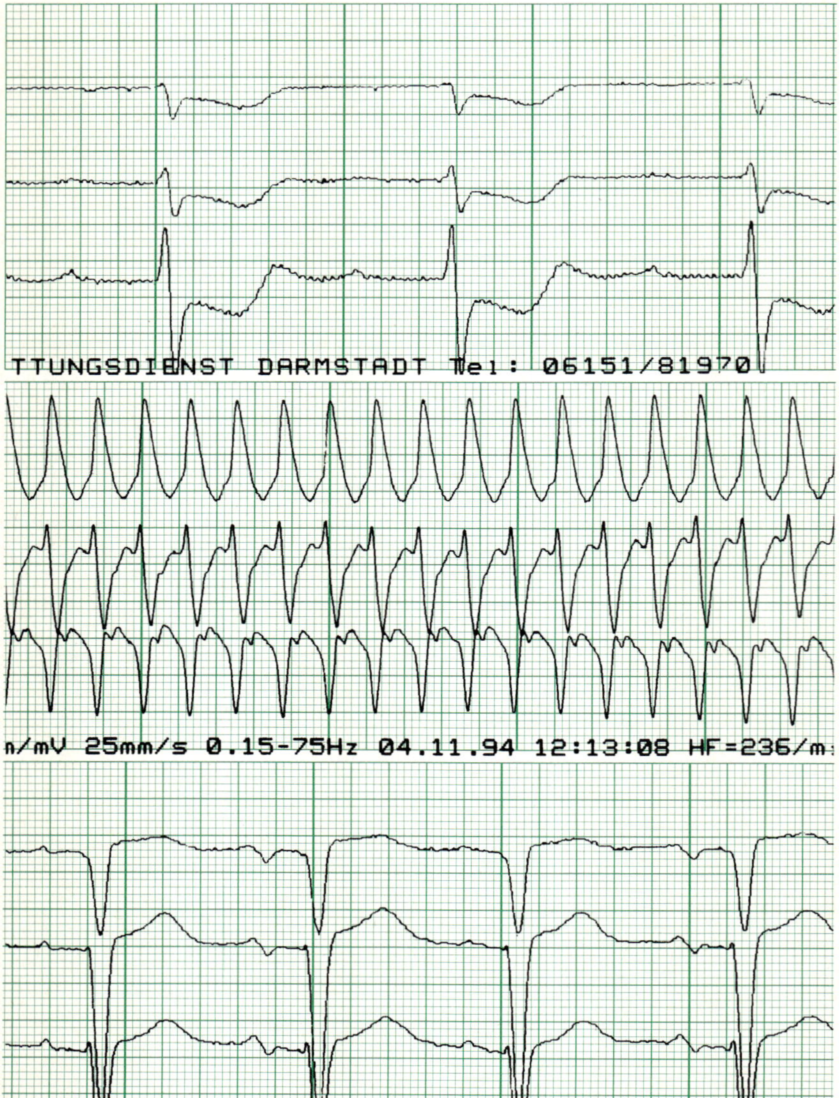
TTUNGSDIENST DARMSTADT Tel: 06151/81970
n/mV 25mm/s 0.15-75Hz 04.11.94 12:13:08 HF=236/m
RETTUNGSDIENST DARMSTADT Tel: 06151/81970

AV-Block I° bei akutem Hinterwandinfarkt

Technik: Wilson-Ableitungen V1 – 3; 1,0 cm/mV, 50 mm/s

EKG: PQ = 0,26 s, PP = RR, Frequenz 78/min, ST-Senkung rechtspräkordial, spiegelbildlich als indirekte Zeichen bei akutem Hinterwandinfarkt

Paroxysmale ventrikuläre Tachykardie

Technik: Goldberger-Ableitungen aVR, aVL, aVF; 1,0 cm/mV, 25 mm/s

EKG: Regelmäßige, schnelle Folge von breiten QRS-Komplexen 0,12 s, P-Wellen nicht sicher erkennbar, Frequenz 240/min, R in aVR verspätet

Wechsel von 2 Vorhofzentren Tachyarrhythmie

Technik: Wilson-Ableitungen V1 – 3; 1,0 cm/mV, 50 mm/s

EKG: PQ = 0,12 s wenn P monophasisch, PQ = 0,16 s wenn P biphasisch, QRS = 0,08 s normal breit, Frequenz 108/min

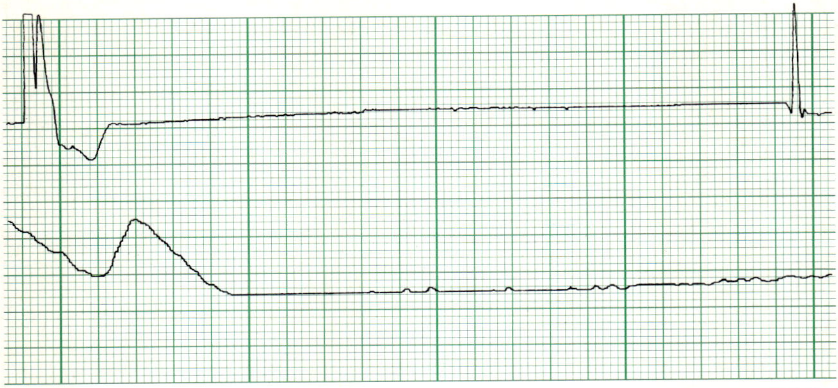

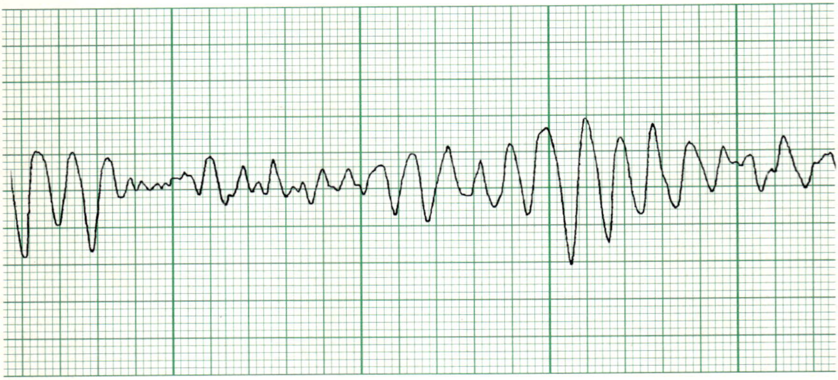

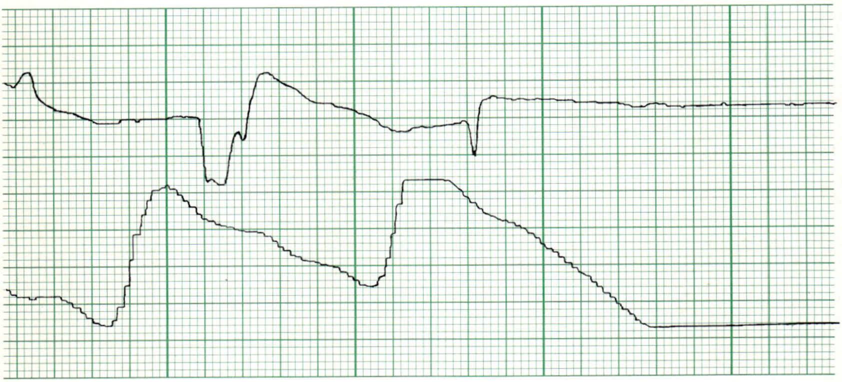

Bradyasystolie und ein Capture-QRS bei transkutanem Pacer

Technik: Einthoven-Ableitung I; 1,0 cm/mV, 50 mm/s
SaO2-Pulskurve simultan zu EKG registriert

EKG: positiver, rechteckiger SM-Spike in I von 0,04 s Dauer, gefolgt von schenkelblockartigem QRS-Komplex mit Pulswelle. Eine hämodynamisch wirksame, junktionale Eigenaktion.

Torsades de pointes Ventrikuläre Tachykardie

Technik: EKG-Ableitung über die Defi-Paddles; 1,0 cm/mV, 50 mm/s

EKG: Spindelförmiges An- und Abschwellen der QRS-Amplitude. Der QRS-Vektor schraubt sich um die Nullinie herum.

Transkutaner Schrittmacher Effektive Stimulation – Ausschalten durch Rücknahme der Reizenergie

Technik: Wilson-Ableitung V1; **0,3 cm/mV**, 50 mm/s
SaO2-Pulskurve, simultan zu EKG registriert.

EKG: Regelmäßige, rechteckige SM-Spikes von 0,04 s Dauer, Frequenz 82/min, gefolgt von Kammer-Komplexen. Die fehlende Pulswelle nach dem zu schwachen SM-Spike beweist die Ineffektivität

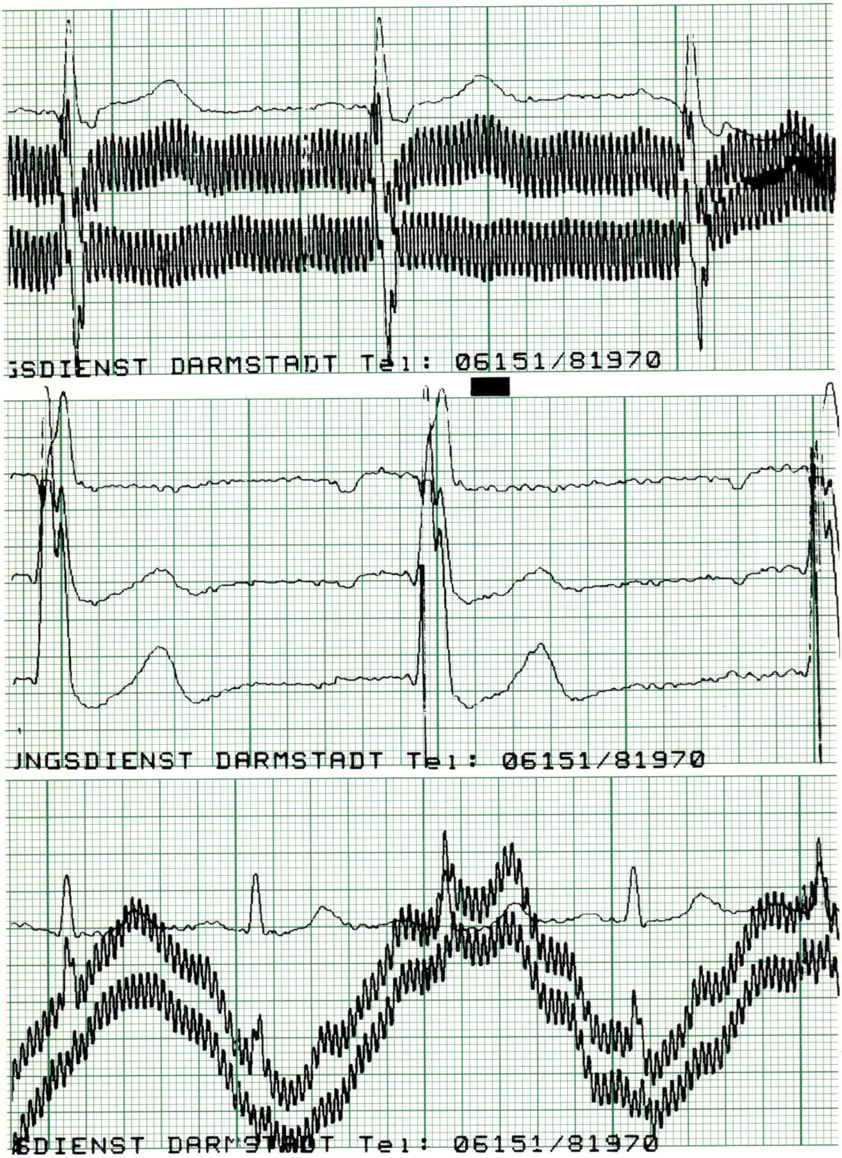
SDIENST DARMSTADT Tel: 06151/81970
NGSDIENST DARMSTADT Tel: 06151/81970
DIENST DARMSTADT Tel: 06151/81970

Normfrequenter Sinusrhythmus
Wechselstromüberlagerung, trockene Klebeelektroden

Technik: Einthoven-Ableitung I, II, III; 1,0 cm/mV, 50 mm/s
Ableitung über 10 poliges Patientenkabel

EKG: PP = RR, Frequenz 73/min, schmales QRS = 0,11 s, breites S in I

Geringgradige Sinusarrhythmie, AV-Block I°,
Rechtsschenkelblock, Artefakt-Spike, kein Schrittmacher-EKG!

Technik: Wilson-Ableitungen V1 – 3; **2,0 cm/mV,** 50 mm/s

EKG: PQ-Zeit = 2,2 s, rR in V2, QRS = 0,12 s, Frequenz 58 – 63/min,
OUP in V2 = 0,08 s

Regelmäßige Sinustachykardie
Locker sitzende Elektroden

Technik: Einthoven-Ableitungen I, II, III; 1,0 cm/mV, 50 mm/s

EKG: PP = RR, PQ = 0,14 s, QRS = 0,06 s, Frequenz 120/min

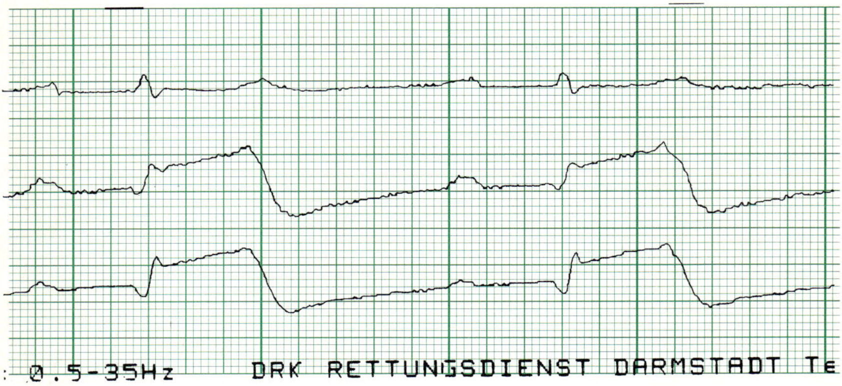
0.5-35Hz DRK RETTUNGSDIENST DARMSTADT

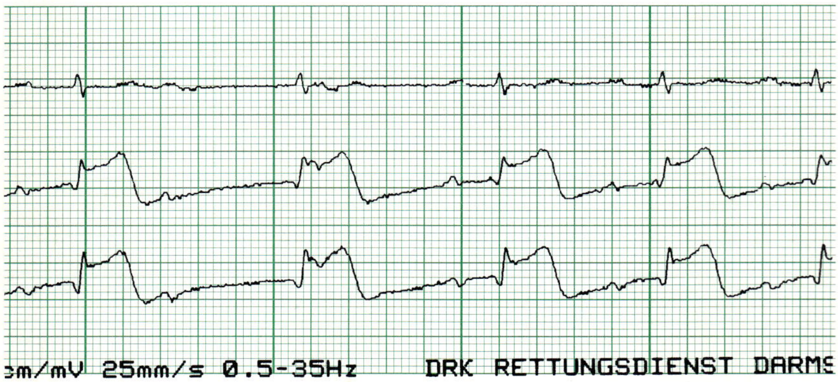
m/mV 25mm/s 0.5-35Hz DRK RETTUNGSDIENST

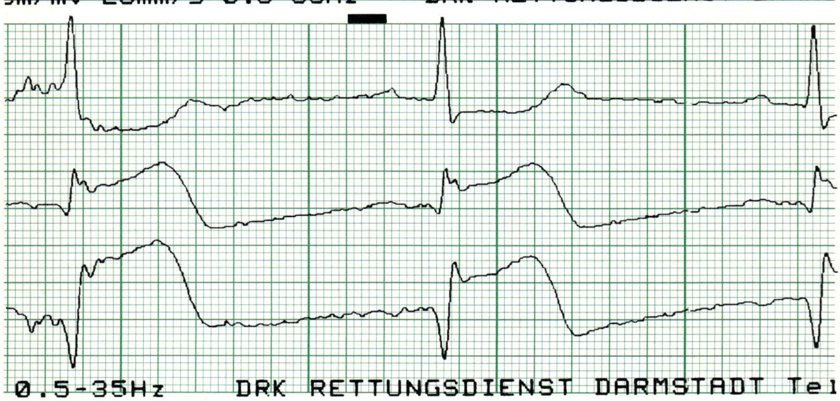
0.5-35Hz DRK RETTUNGSDIENST DARMSTADT

AV-Block I°, akuter großer Hinterwandinfarkt, Bradykardie

Technik: Einthoven-Ableitung I, II, III; 1,0 cm/mV, 50 mm/s
Ableitung über 10-poliges Patientenkabel

EKG: PP = RR, Frequenz 54/min, PQ = 0,28 s, Q in II und III, monophasische ST-Hebung in II und III

AV-Block II°, Typ I Wenckebach, akuter Hinterwandinfarkt, Arrhythmie

Technik: Einthoven-Ableitungen I, II, III; 1,0 cm/mV, 25 mm/s
Ableitung über 4poliges Patientenkabel

EKG: Konstante PP-Abstände, ein QRS-Ausfall, Frequenz 57/min
Q in II und III, ST-Hebung in II und III, Rechtstyp

Akuter großer Hinterwandinfarkt Sinusrhythmus

Technik: Einthoven-Ableitungen I, II, III; 1,0 cm/mV, 50 mm/s

EKG: PP=RR, Frequenz 60/min, Pardee-Q in III, ST-Senkung in I, ST-Hebung in II und III

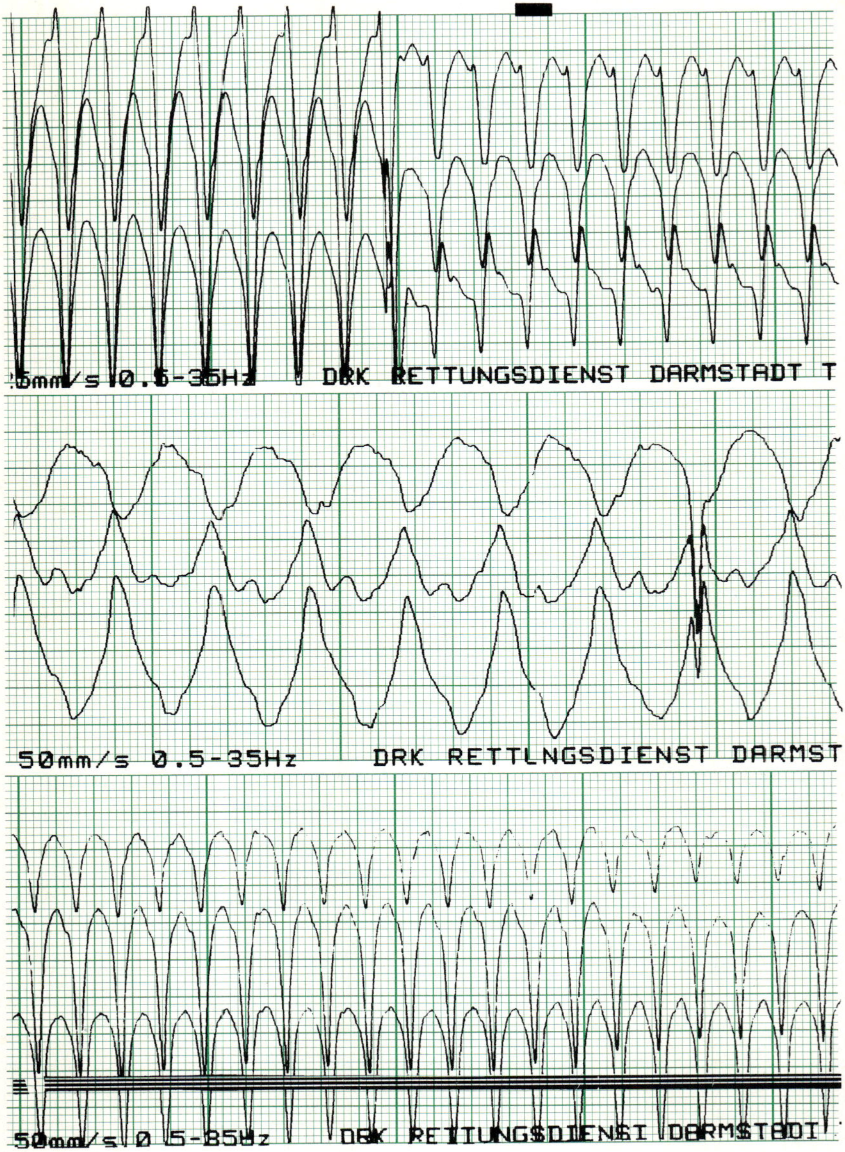
DRK RETTUNGSDIENST DARMSTADT T
50mm/s 0.5-35Hz
DRK RETTLNGSDIENST DARMST

Paroxysmale ventrikuläre Tachykardie

Technik: Einthoven-Ableitung I, II, III; 1,0 cm/mV, 25 mm/s
Ableitung über 10poliges Patientenkabel

EKG: Regelmäßige Tachykardie Frequenz 240/min, rSR-Komplexe 0,14 s breit, Q in III, ST-Hebung in III

Paroxysmale ventrikuläre Tachykardie

Technik: Einthoven-Ableitungen I, II, III; 1,0 cm/mV, 50 mm/s
Ableitung über 4poliges Patientenkabel

EKG: Regelmäßige Folge von 0,14 s breiten QRS-Komplexen mit Frequenz von 240/min, Capture-beats

Paroxymale ventrikuläre Tachykardie

Technik: Wilson-Ableitungen V1 – 3; 1,0 cm/mV, 25 mm/s

EKG: Regelmäßige Folge von QRS-Komplexen mit einer Frequenz von 272/min

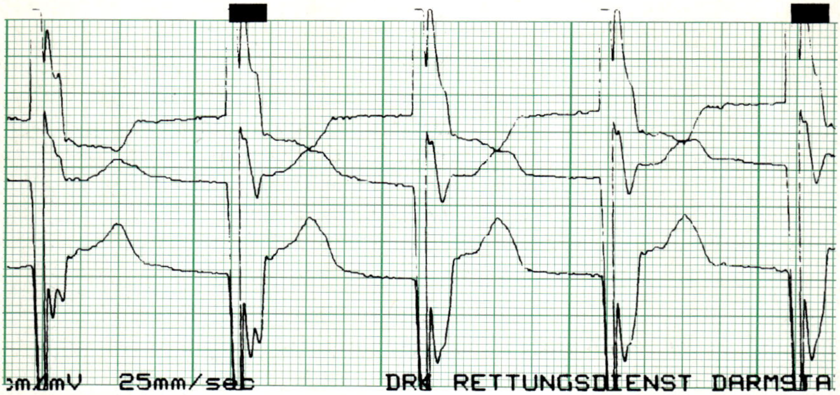
25mm/sec
RETTUNGSDIENST

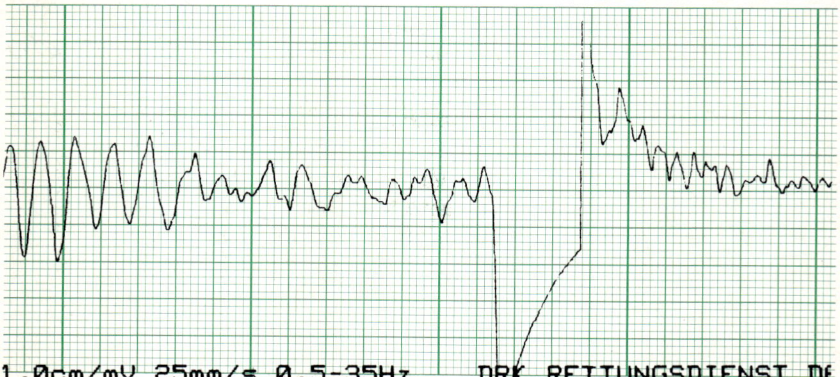
25mm/s
RETTUNGSDIENST

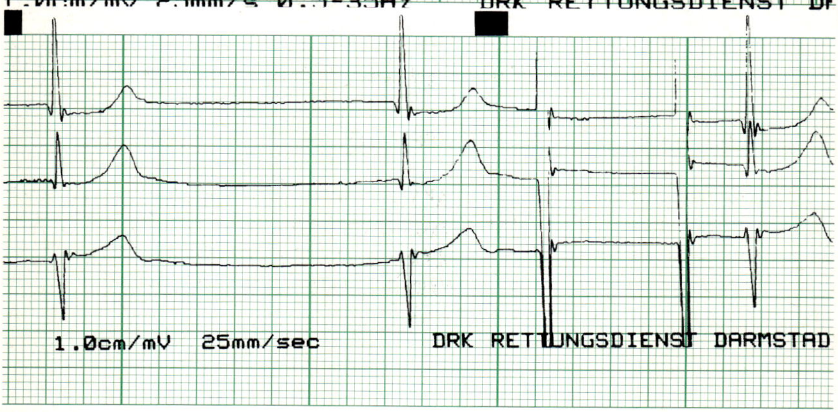
1.0cm/mV 25mm/sec
DRK RETTUNGSDIENST

Effektiv stimulierender Pacer
Transkutane Stimulation in FIX-Funktion

Technik: Einthoven-Ableitung I, II, III; 1,0 cm/mV, 25 mm/s
Ableitung über 2poliges Kabel plus Schrittmacher-Elektroden.

EKG: Regelmäßige, rechteckige SM-Spikes von 0,02 s Dauer, gefolgt von schenkelblockartigen QRS-Captures.

Erfolglose Defibrillation mit 200 J, IP=031A
bei Kammerflattern-Kammerflimmern

Technik: Ableitung über die Defi-Paddles; 1,0 cm/mV, 25 mm/s

EKG: Nach dem Stromstoß von 200 J kurze Folge von sägezahnähnlichen Schwankungen, die in feine Schwankungen übergehen und einem feinen Kammerflimmern ähneln.

Ineffektiv stimulierender Pacer
Transkutane Stimulation in DEMAND-Funktion

Technik: Einthoven-Ableitungen I, II, III; 1,0 cm/mV, 25 mm/s

EKG: Nach einer knotennahen Eigenaktion mit schmalem QRS folgen zwei ineffektive SM-Spikes ohne QRS-Capture, gefolgt von der nächsten Eigenaktion. Diese erkennt der Demand-pacer und gibt seine Impuls entsprechend später ab. SM-Frequenz 70/min. Der Abstand R zu SM-Spike entspricht der SM-Frequenz.

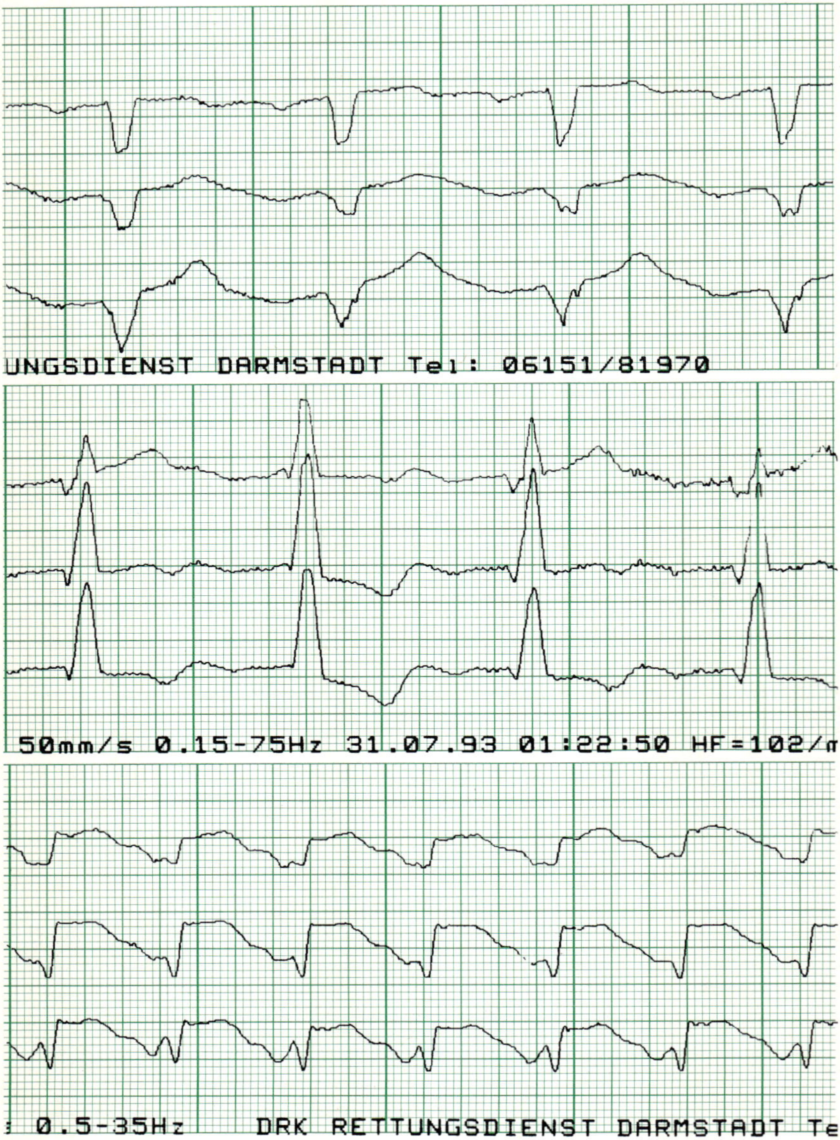
UNGSDIENST DARMSTADT Tel: 06151/81970
50mm/s 0.15-75Hz 31.07.93 01:22:50 HF=102/m
0.5-35Hz DRK RETTUNGSDIENST DARMSTADT Te

Akuter Vorderwandinfarkt

Technik: Wilson-Ableitung V1 – 3; 1,0 cm/mV, 50 mm/s
Ableitung über 10poliges Patientenkabel

EKG: Sinustachykardie 102/min, R-Verlust bis V3,
QRS = 0,10 s normalbreit, Kerbung im aufsteigenden Schenkel von S, geringe ST-Elevation von V1 – 3.

Akuter Vorderwandinfarkt

Technik: Wilson-Ableitung V4 – 6 über 10poliges Patientenkabel; 1,0 cm/mV, 50 mm/s

EKG: Sinusrhyhtmus 102/min, eine interponierte VES
ST-Hebung in V4 und V5, OUP in V6 = 0,06 s, QRS = 0,10 s, verzögerter R-Anstieg in V6.

Akuter Vorderwandinfarkt; paroxysmale supraventrikuläre Tachykardie

Technik: Wilson-Ableitungen V1 – 3; 1,0 cm/mV, 50 mm/s

EKG: PP = RR, Frequenz 180/min, QRS-Komplex = 0,08 s,
R-Verlust und ST-Hebung in V1 – 3.

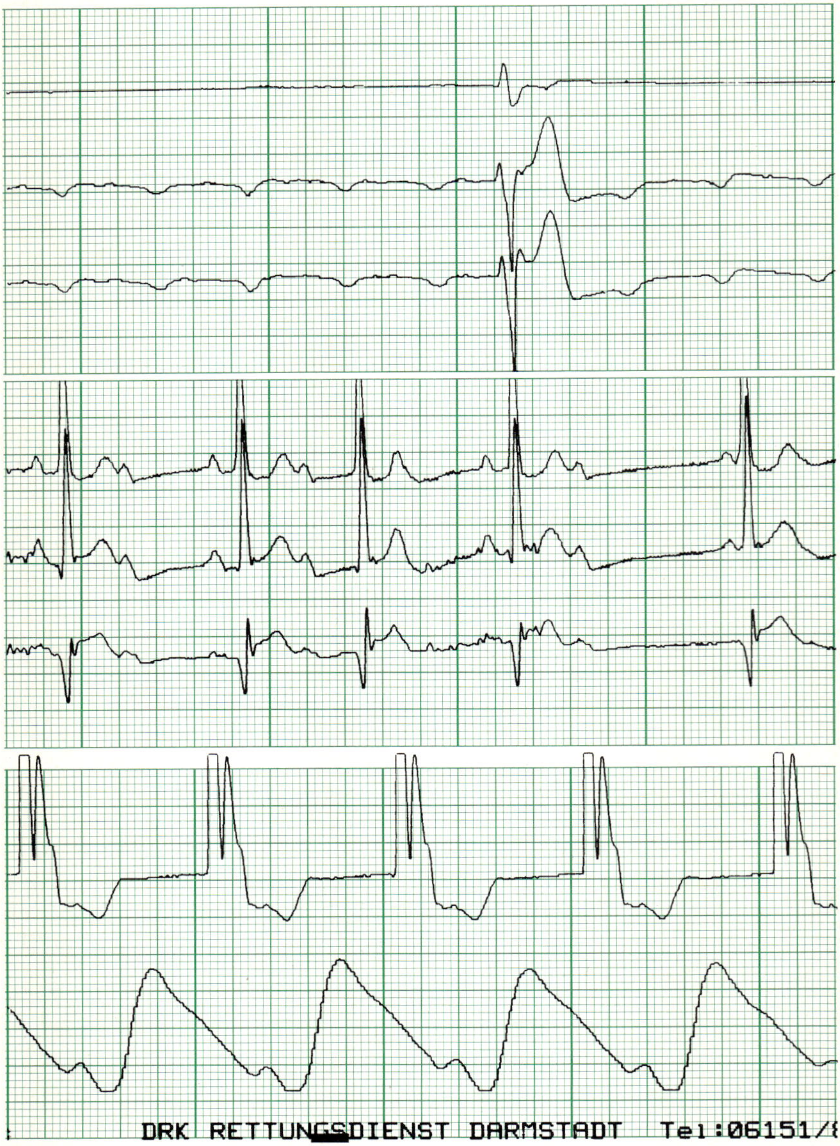
DRK RETTUNGSDIENST DARMSTADT Tel:06151/8

Bradyasystolie

Technik: Einthoven-Ableitung I, II, III; 1,0 cm/mV, 25 mm/s
Ableitung über 10poliges Patientenkabel

EKG: In Ableitung II und III durchlaufende P-Wellen, Frequenz 120/min, eine knotennahe Eigenerregung, schmaler QRS-Komplex.

Akutes Infarktrezidiv im Hinterwandnarbenbereich AV-Block II°, Typ Mobitz

Technik: Einthoven-Ableitungen I, II, III über über 10poliges Patientenkabel; 1,0 cm/mV, 25 mm/s

EKG: Anfangs 2 : 1 Überleitung, 2 × PP = 1 × RR, eine 1 : 1 Überleitung, dann 2 : 1. Nach der nächsten P-Welle kein QRS, Frequenz 66–74/min. Pardée-Q in III. ST-Senkung in I, ST-Hebung in II und III.

Effektiv stimulierender Schrittmacher, transkutan, in FIX-Funktion 60/min

Technik: Einthoven-Ableitung I; 1,0 cm/mV, 25 mm/s
SaO2-Pulskurve simultan zum EKG registriert.

EKG: Regelmäßig einfallende, breite SM-Spikes, die alle von QRS-Komplexen gefolgt werden = Captures. Frequenz 60/min. Die SaO2-Pulskurve beweist die Effektivität des transkutanen Schrittmachers.

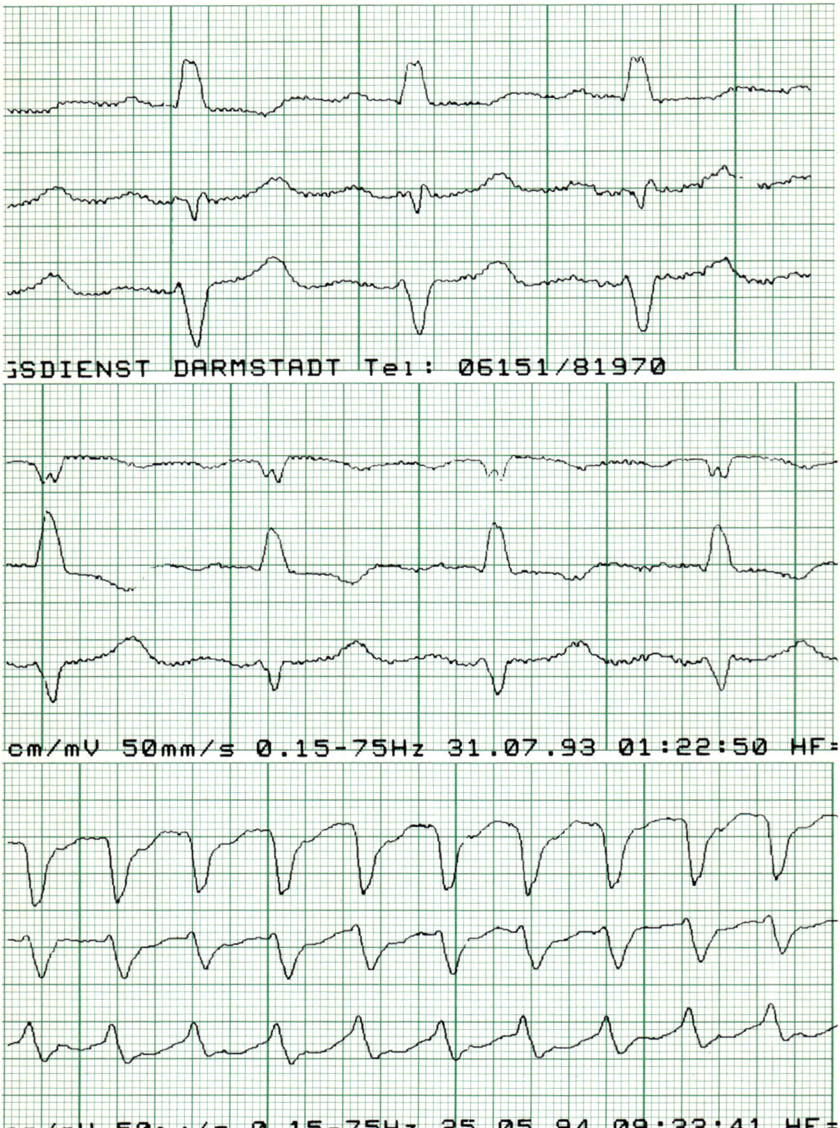

GSDIENST DARMSTADT Tel: 06151/81970
cm/mV 50mm/s 0.15-75Hz 31.07.93 01:22:50 HF=
cm/mV 50mm/s 0.15-75Hz 25.05.94 09:33:41 HF=

Sinustachykardie, überdrehter Linkstyp, Linksanteriorer Hemiblock

Technik: Einthoven-Ableitung I, II, III; 1,0 cm/mV, 25 mm/s
Ableitung über 10poliges Patientenkabel

EKG: PQ = 0,20 s grenzwertig, QPR = 0,10 s, Frequenz 101/min, kleines Q und hohes R in I, kein Q in III und kleine r-Zacken

Überdrehter Linkstyp, linksanteriorer Hemiblock

Technik: Goldberger-Ableitung aVR, aVL, aVF über 10poliges Patientenkabel; 1,0 cm/mV, 50 mm/s

EKG: kleines Q und hohes R in aVL, in aVF keine Q-Zacken, in aVF T-Welle konkordant

Paroxysmale ventrikuläre Tachykardie

Technik: Wilson-Ableitung V1 – 3; 1,0 cm/mV, 50 mm/s
Ableitung über 10poliges Patientenkabel

EKG: Regelmäßige Folge von QRS-Komplexen, Frequenz 272/min. QRS = 0,10 s, QRS negativ konkordant, kleine R-Zacken V5 – 6, breite S-Zacke in V6

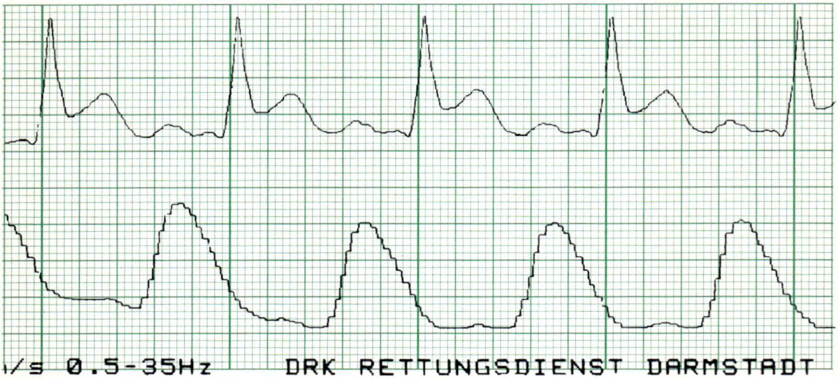
/s 0.5-35Hz
DRK RETTUNGSDIENST DARMSTADT

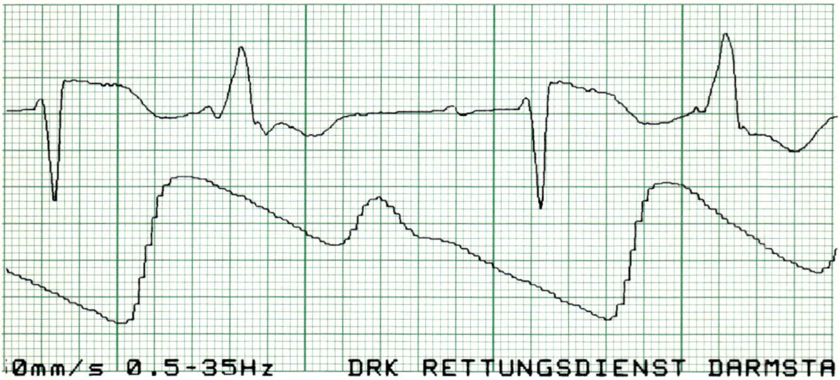
0mm/s 0.5-35Hz
DRK RETTUNGSDIENST DARMSTA

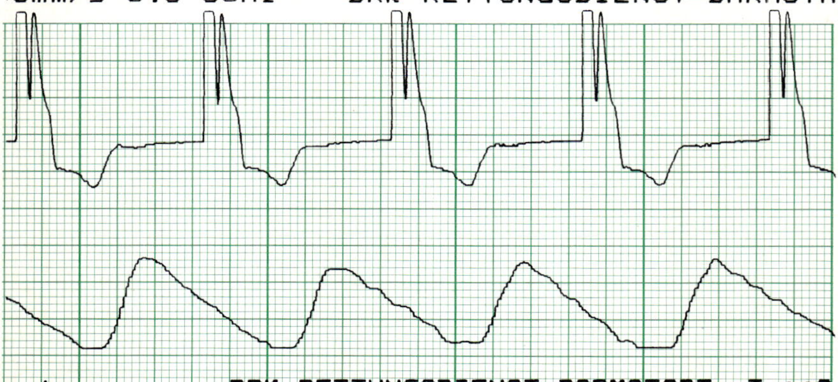
m/sec
DRK RETTUNGSDIENST DARMSTADT
Tel:0

Akuter Hinterwandinfarkt, regelmäßige Sinustachykardie, normale Pulswellenkurve

Technik: Einthoven-Ableitung I; 1,0 cm/mV, 50 mm/s
Ableitung über 10 poliges Patientenkabel; simultan registrierte SaO2-Pulswellenkurve

EKG: PP = RR, Frequenz 120/min, PQ = 0,16 s, QRS = 0,11 s, QT = 0,28 s, kleines Q in III und monophasische Hebung in III.

Bigeminus, Verdacht auf Vorderwandinfarkt (Keine ausreichende Ventrikelfüllung nach VES)

Technik: Wilson-Ableitung V1 über 10poliges Patientenkabel; 1,0 cm/mV, 50 mm/s. Simultan registrierte SaO2-Kurve.

EKG: PP = RR, Frequenz 46/min, PQ = 0,20 s grenzwertig, QRS bei übergeleitetem Komplex 0,08 s, bei VES = 0,12 s breit.
OUP in V1 = 0,08 s verspätet. VES fix gekoppelt mit kompensatorischer Pause. Kleinere Amplitude der Pulswellenkurve nach VES.

Transkutaner Schrittmacher Effektive Stimulation

Technik: Einthoven-Ableitung I; 1,0 cm/mV, 25 mm/s
Ableitung über 10poliges Patientenkabel.
Simultan registrierte Pulswellenkurve SaO2.

EKG: Regelmäßige Folge von QRS-Komplexen nach rechteckigen Schrittmacherspikes. QRS schenkelblockartig. Frequenz 59/min.
Die Pulswelle nach jedem SM-induzierten QRS-Komplex beweist die SM-Effektivität.

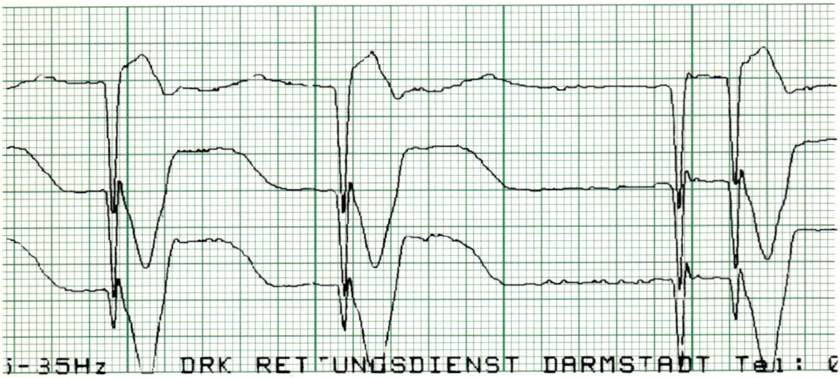
-35Hz DRK

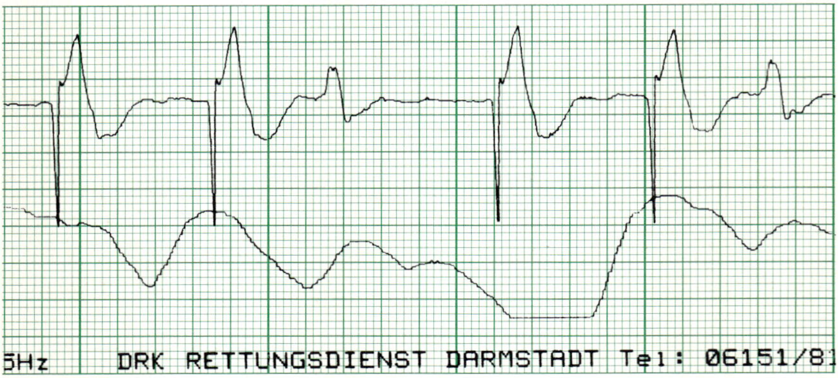
5Hz DRK RETTUNGSDIENST DARMSTADT Tel: 06151/81

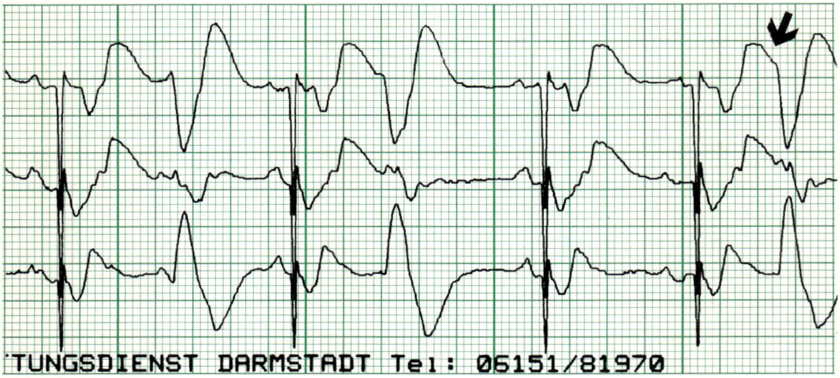
TUNGSDIENST DARMSTADT Tel: 06151/81970

Implantierter DDD-Schrittmacher bei Verdacht auf totalen AV-Block

Technik: Einthoven-Ableitungen I, II, III; 1,0 cm/mV, 50 mm/s

EKG: Negativ gerichtete SM-Spikes für Kammer- und Vorhofstimulation, die regelmäßig beantwortet werden. Von der Kammerstimulation erkannte P-Wellen mit wechselnder Überleitung.
Frequenz 97/min. QRS immer identisch.

Implantierter Schrittmacher Bigeminus, 2 :1 Extrasystolie

Technik: Einthoven-Ableitung I; 1,0 cm/mV, 25 mm/s
Simultan registrierte SaO2-Pulswellenkurve

EKG: In Abl. I tief negative SM-Spikes, beantwortet von schenkelblockartigen Kammerkomplexen.
Durchlaufende P-Wellen, Frequenz 170/min, Fix-gekoppelte VES mit kompensatorischer Pause. Flache Pulskurve nach den Extrasystolen.

Implantierter DDD-Schrittmacher, 2 Vorhofzentren, Tachykardie

Technik: Einthoven-Ableitungen I, II, III; 1,0 cm/mV, 50 mm/s

EKG: Senkrecht nach unten gerichtete SM-Spikes, von identischen QRS-Komplexen beantwortet, nach denen monotope VES mit unterschiedlicher Frühzeitigkeit einfallen. SM-Frequenz bei 170/min.
PP um 170/min. Zwei verschiedene P-Wellen Ein R-auf-T-Phänomen (siehe Pfeil).

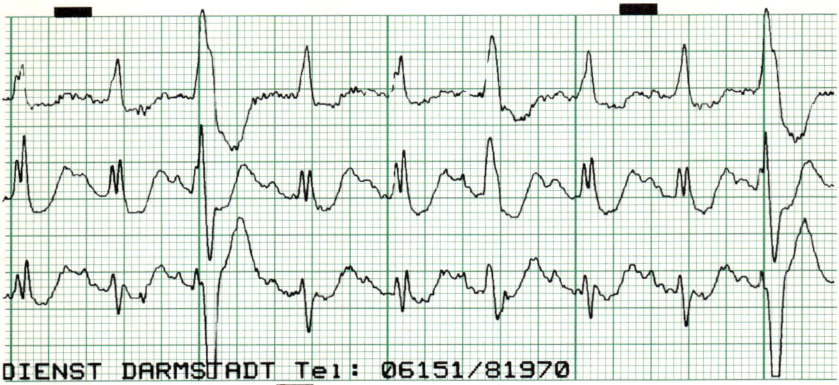
DIENST DARMSTADT Tel: 06151/81970

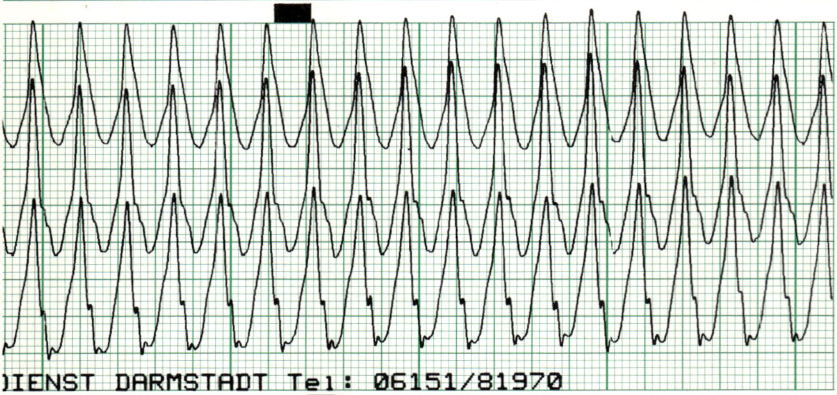
IENST DARMSTADT Tel: 06151/81970

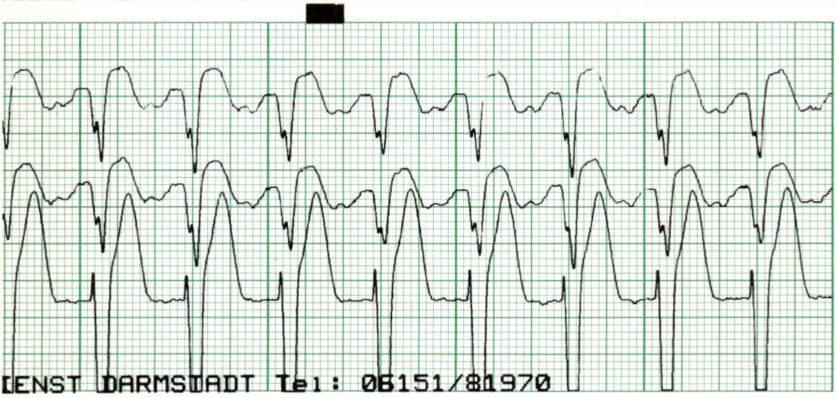
IENST DARMSTADT Tel: 06151/81970

Supraventrikuläre Tachykardie (Vorhofflattern)
2 : 1 Überleitung, Linkstyp

Technik: Einthoven-Ableitungen I, II, III; 1,0 cm/mV, 25 mm/s

EKG: PP = 240/min, RR = 120/min, 2 polytope VES, PQ = 0,18 s, QRS = 0,11 s, QT = 0,32 s normal. R in I hochpositiv, QRS in III negativ, RI größer als RII.

Ventrikuläre Tachykardie

Technik: Wilson-Ableitungen V1 – 3; 1,0 cm/mV, 25 mm/s

EKG: Regelmäßige Folge von QRS-Komplexen, Frequenz 240/min.

Vorhofflattern, 2 : 1 Überleitung, Tachykardie

Technik: Wilson-Ableitungen V1 – 6; 1,0 cm/mV, 25 mm/s

EKG: 2 : 1 übergeleitete P-Wellen, PP = 240/min. RR = 120/min. QS in V1 und V2 mit versenktem R und ST-Elevation. QRS = 0,11 s.

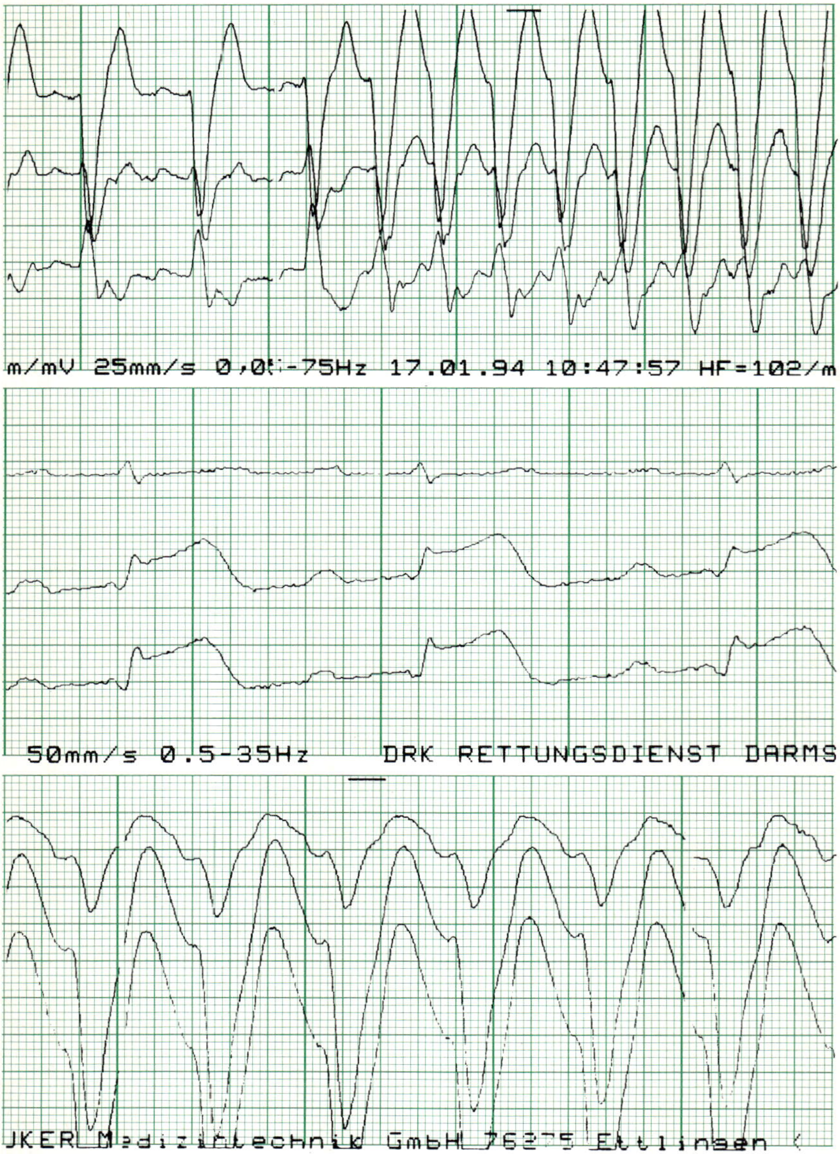
m/mV 25mm/s 0,05-75Hz 17.01.94 10:47:57 HF=102/m
50mm/s 0.5-35Hz
DRK RETTUNGSDIENST DARMS
JKER
GmbH
Ettlingen

Paroxysmale ventrikuläre salvenförmige Tachykardie

Technik: Wilson-Ableitungen V4 – 6; 1,0 cm/mV, 25 mm/s

EKG: Nach 3er-Salve zwei übergeleitete, sinusausgelöste Kammerkomplexe, dann löst eine knotennahe VES wieder eine längere ventrikuläre Tachykardie aus. Frequenz von 100 – 180/min.

AV-Block I°, großer Hinterwandinfarkt, Rechtstyp

Technik: Einthoven-Ableitungen I, II, III; 1,0 cm/mV, 50 mm/s

EKG: PQ = 0,28 s, PP = RR, Frequenz 77/min, kleines Q in II und III sowie monophasische ST-Hebung, QRS-Hauptvektor in Richtung III, isoelektrisch in I.

Ventrikuläre Tachykardie

Technik: Wilson-Ableitungen V1 – 3; 1,0 cm/mV, 50 mm/s

EKG: Regelmäßige Folge gleicher rS-Komplexe, Frequenz 180/min. Keine P-Wellen erkennbar. QRS = 0,12 s verbreitert.

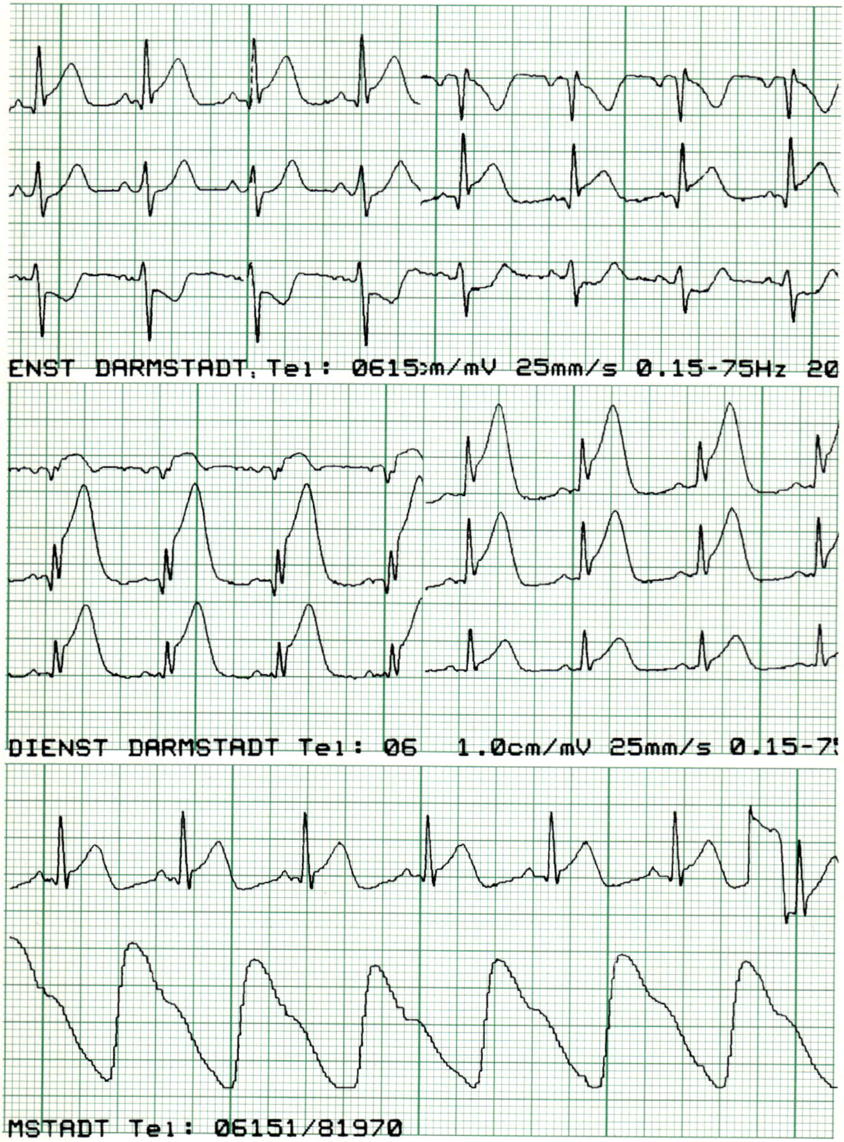
ENST DARMSTADT, Tel: 0615:m/mV 25mm/s 0.15-75Hz 20
DIENST DARMSTADT Tel: 06 1.0cm/mV 25mm/s 0.15-7
MSTADT Tel: 06151/81970

Ausgedehnter akuter Vorderwand-Infarkt, Linkstyp

Technik: Extremitäten-Ableitungen I, II, III (links) und Goldberger-Ableitungen aVR, aVL, aVF (rechts); 1,0 cm/mV, 25 mm/s

EKG: Regelmäßige Sinustachykardie 100/min, in I und aVL höchster positiver Ausschlag und monophasische ST-Hebung. In III und aVF negativer Vektor. Senkung der ST-Strecken in II, III und aVF als indirekte Zeichen des frischen Vorderwand-Infarkts.

Akuter, ausgedehnter Vorderwandinfarkt

Technik: Wilson-Ableitungen V1 – 6; 1,0 cm/mV, 25 mm/s

EKG: PP = RR, regelmäßige Frequenz von 98/min. PQ-, QRS- und QT-Zeiten im Normbereich. R-Reduktion bis V3 mit RS-Umschlag in V4. Kleine Q-Zacke in V1 – 3. Monophasische ST-Hebung von V1 – 5.

Akuter Vorderwandinfarkt
Normale Pulswellenkurve

Technik: Einthoven-Ableitung I; 1,0 cm/mV, 25 mm/s
Simultan registrierte SaO_2-Pulswellenkurve

EKG: PP = RR, Frequenz 93/min, PQ, QRS und QT im Normbereich.
Monophasische ST-Elevation in Abl. I.
Regelmäßige Amplituden mit Inzisur der SaO_2-Kurve

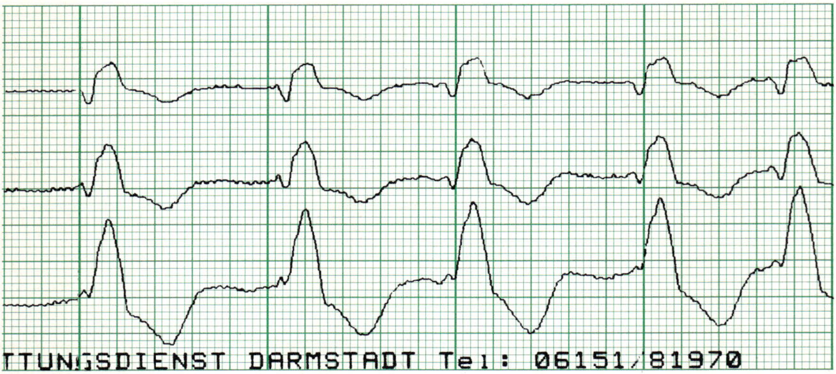
TTUNGSDIENST DARMSTADT Tel: 06151/81970

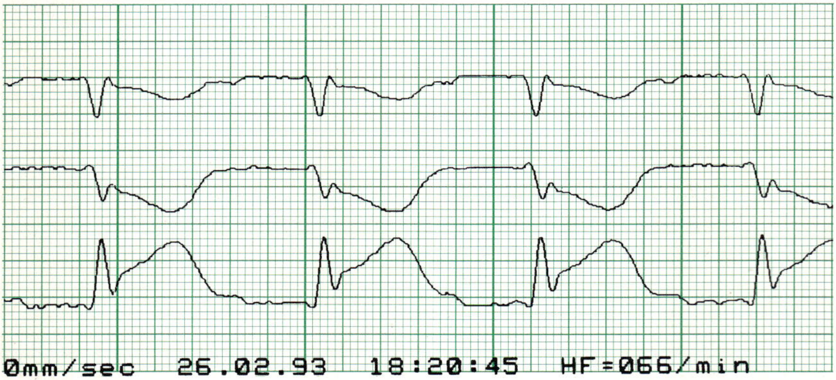
0mm/sec 26.02.93 18:20:45 HF=066/min

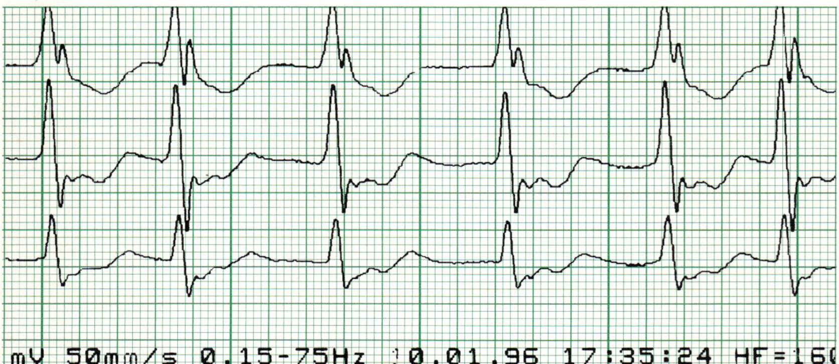
mV 50mm/s 0.15-75Hz 0.01.96 17:35:24 HF=16

Absolute Tachyarrhyhtmie, Rechtsschenkelblock

Technik: Wilson-Ableitungen V1 – 3; 1,0 cm/mV, 50 mm/s

EKG: Keine P-Wellen erkennbar. Absolut arrhythmische Folge von Kammerkomplexen. QRS = 0,14 s verbreitert.
OUP in V1 = 0,08 s verlängert. rsR in V1.

Akuter Hinterwandinfarkt, AV-Block I°

Technik: Wilson-Ableitungen V1 – 3; 1,0 cm/mV, 50 mm/s.

EKG: PP = RR, Frequenz 102/min. QRS = 0,10 s, QT = 0,34 s. Monophasische ST-Hebung in aVF und Senkung in Ableitung aVL als indirekte Infarktzeichen

Absolute Tachyarrhythmie, Rechtsverspätung

Technik: Wilson-Ableitungen V4 – 6; 1,0 cm/mV, 50 mm/s

EKG: Keine P-Wellen erkennbar, unregelmäßige Folge (150 – 170/min) von QRS-Komplexen, QRS = 0,10 s, breite S-Zacke in V6.

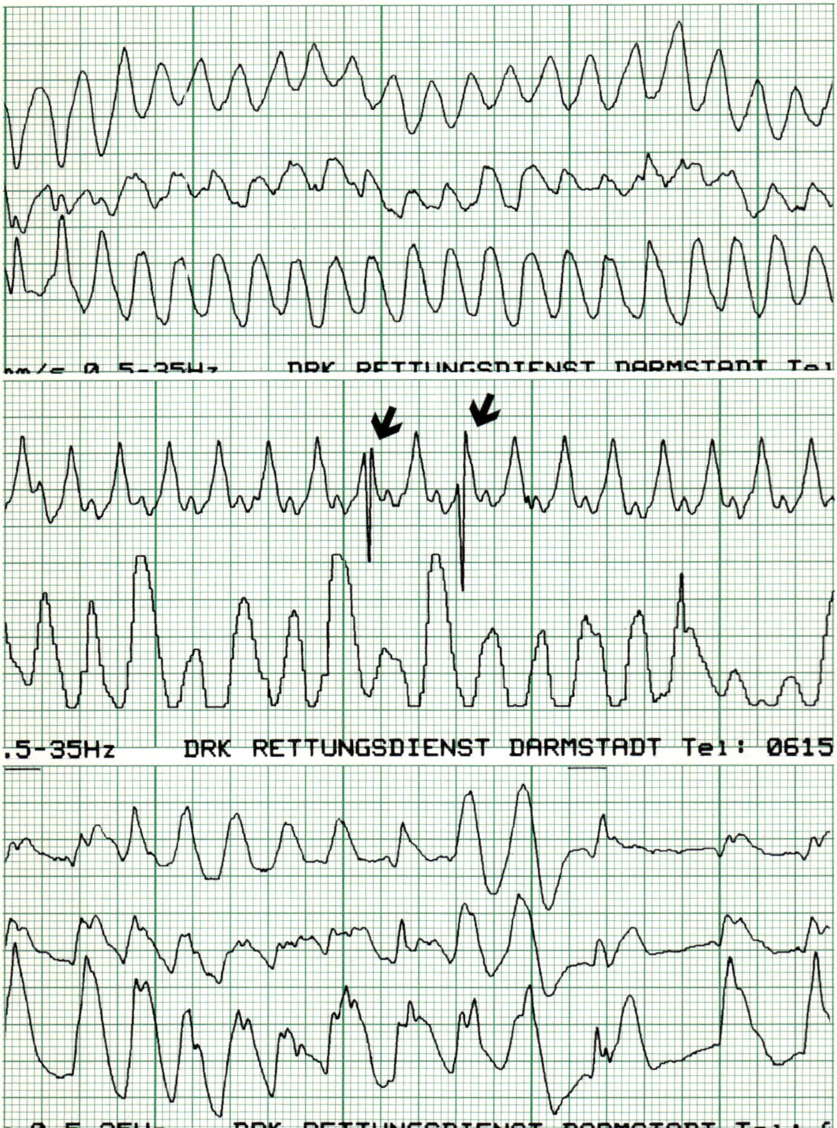
.5-35Hz DRK RETTUNGSDIENST DARMSTADT Tel: 0615
0.5-35Hz DRK RETTUNGSDIENST DARMSTADT Tel:

Kammerflattern

Technik: Wilson-Ableitungen I, II, III; 1,0 cm/mV, 50 mm/s
Ableitung über 4poliges Patientenkabel

EKG: Zunächst schnelle, arrythmische Folge von unterschiedlichen QRS-Komplexen, dann Übergang in Kammerflattern. Frequenz über 400/min. Die sägezahnartigen Oszillationen scheinen sich um die isoelektrische Linie zu winden.

Ventrikuläre Tachykardie mit Capture beats; normale Pulswelle peripher

Technik: Einthoven-Ableitungen II; 1,0 cm/mV, 50 mm/s

EKG: Regelmäßige Kammerfrequenz über 400/min.
QRS verbreitert, capture beats (Siehe Pfeil).

Ventrikuläre Tachykardie

Technik: Wilson-Ableitungen V1 – 3; 1,0 cm/mV, 50 mm/s

EKG: Schnelle Folge von unregelmäßigen, breiten QRS-Komplexen. Frequenz um 300/min.

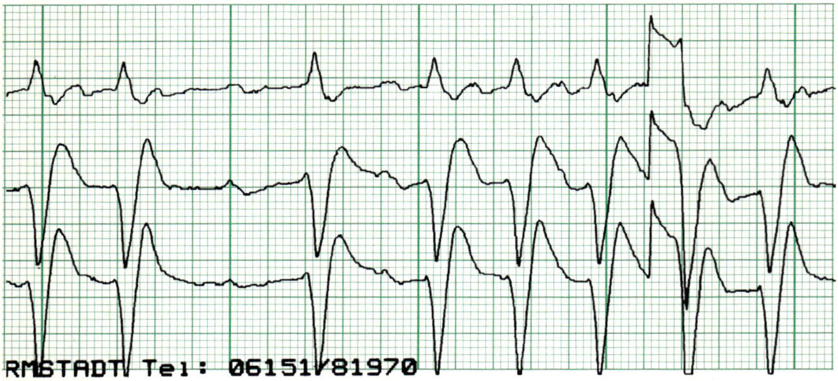
RMSTADT Tel: 06151/81970

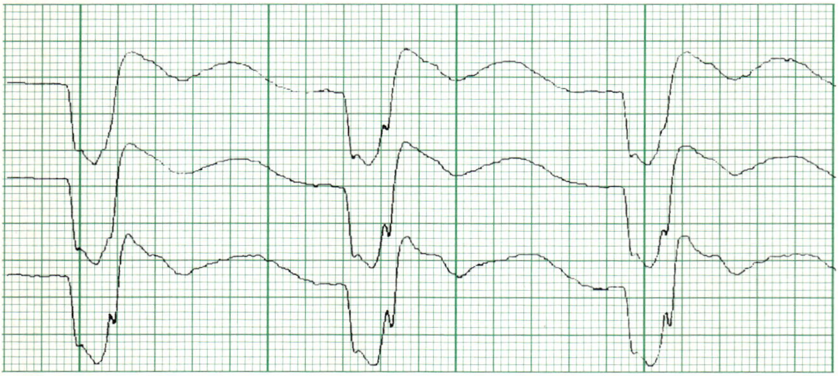

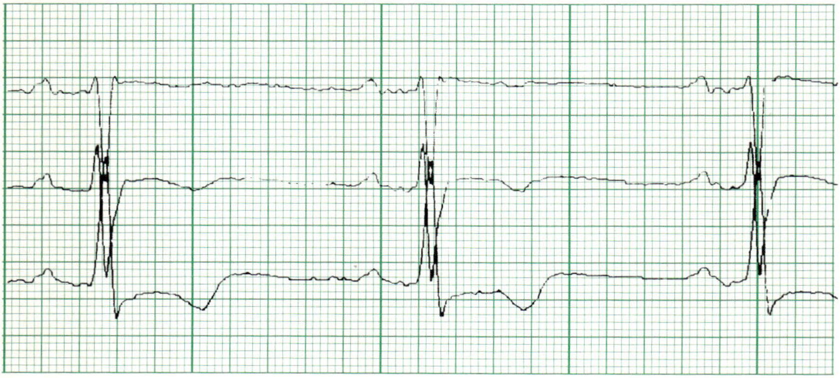

Ventrikuläre Tachykardie

Technik: Einthoven-Ableitungen I, II, III; 1,0 cm/mV, 50 mm/s

EKG: Nicht ganz regelmäßige, schnelle Folge von breiten QRS-Komplexen. Frequenz um 270/min. Durchlaufende P-Wellen in I.

Schrittmacher-EKG, einwandfreie Funktion
Transkutane Stimulation im FIX-Betrieb

Technik: Wilson-Ableitungen V1 – 3; 1,0 cm/mV, 50 mm/s. Ableitung über Klebeelektroden und 10poligem Patientenkabel. Reizenergie 95 mA, Impulsfrquenz auf 80/min eingestellt.

EKG: Keine P-Wellen erkennbar. Rechteckige, negative SM-spikes, aus denen sich symmetrische, schenkelblockartige Kammerkomplexe entwickeln. Frequenz 84/min.

Regelmäßiger Sinusrhythmus, Rechtsverspätung
P-dextroatriale?

Technik: Wilson-Ableitungen V1 – 3; 1,0 cm/mV, 50 mm/s. Ableitung über 10poligem Patientenkabel und Klebeelektroden.

EKG: PP = RR, Frequenz 68/min. Hohes, spitzes P in V1 – 3. Präterminal negatives T in V2 und V3. Konvexbogig gesenktes T in V3.
In V1 rSr-Komplex. PQ, QRS und QT normalbreit.

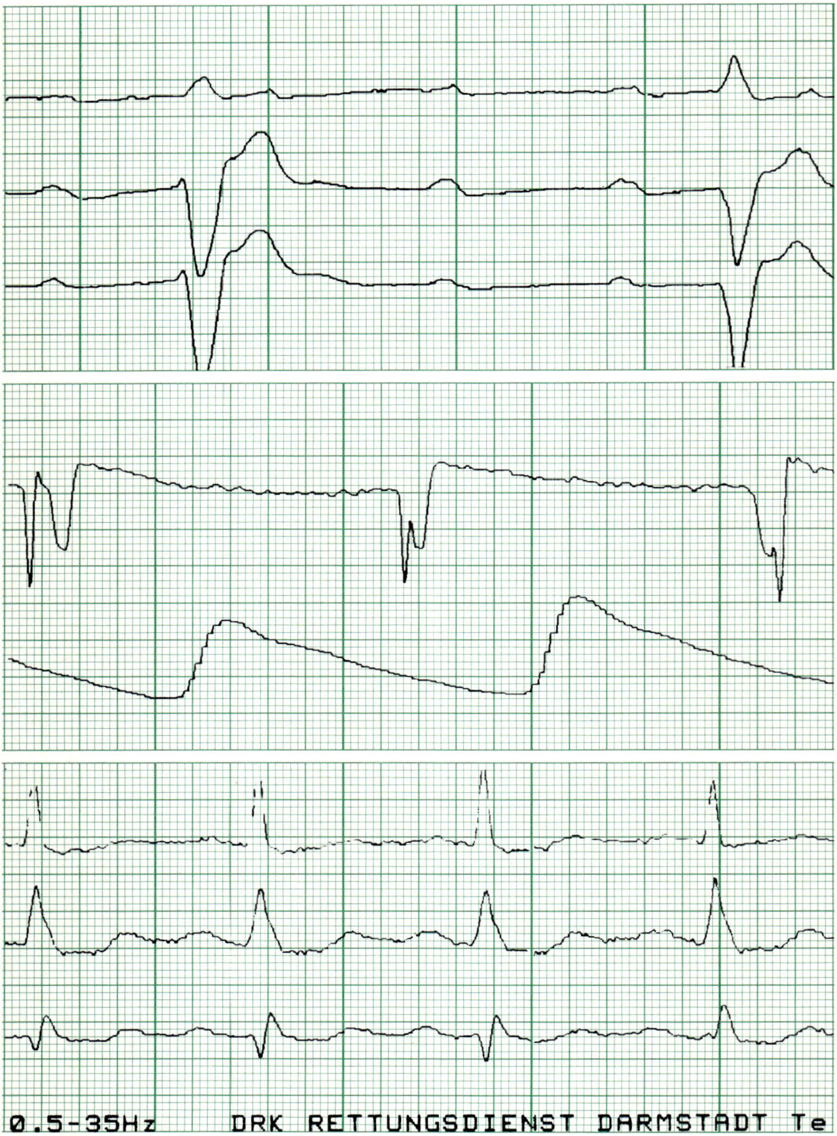
0.5-35Hz DRK RETTUNGSDIENST DARMSTADT Te

AV-Block III°,
Tertiäre Automatie

Technik: Wilson-Ableitungen V1 – 3; 1,0 cm/mV, 50 mm/s

EKG: Durchlaufende P-Wellen, Frequenz 124/min.
QRS = 0,12 s.

Passagerer, transvenöser Schrittmacher
Ineffektive Stimulation

Technik: Einthoven-Ableitungen II; 1,0 cm/mV, 50 mm/s

EKG: Regelmäßige SM-Spikes, Frequenz 60/min.
Die Distanz der Pulswellen-Inzisur zum QRS-Vektor stellt die Ineffektivität des Schrittmachers unter Beweis.

Atemabhängiges QIII, Sinusarrhythmie

Technik: Einthoven-Ableitungen I, II, III; 1,0 cm/mV, 50 mm/s

EKG: PP = RR, Frequenz um 100/min. PQ = 0,18 s. QRS = 0,08 s.
QT = 0,32 s. QIII bei Einatmung, dabei RI>RII = Linkstyp.
Bei Ausatmung verschwindet QIII.

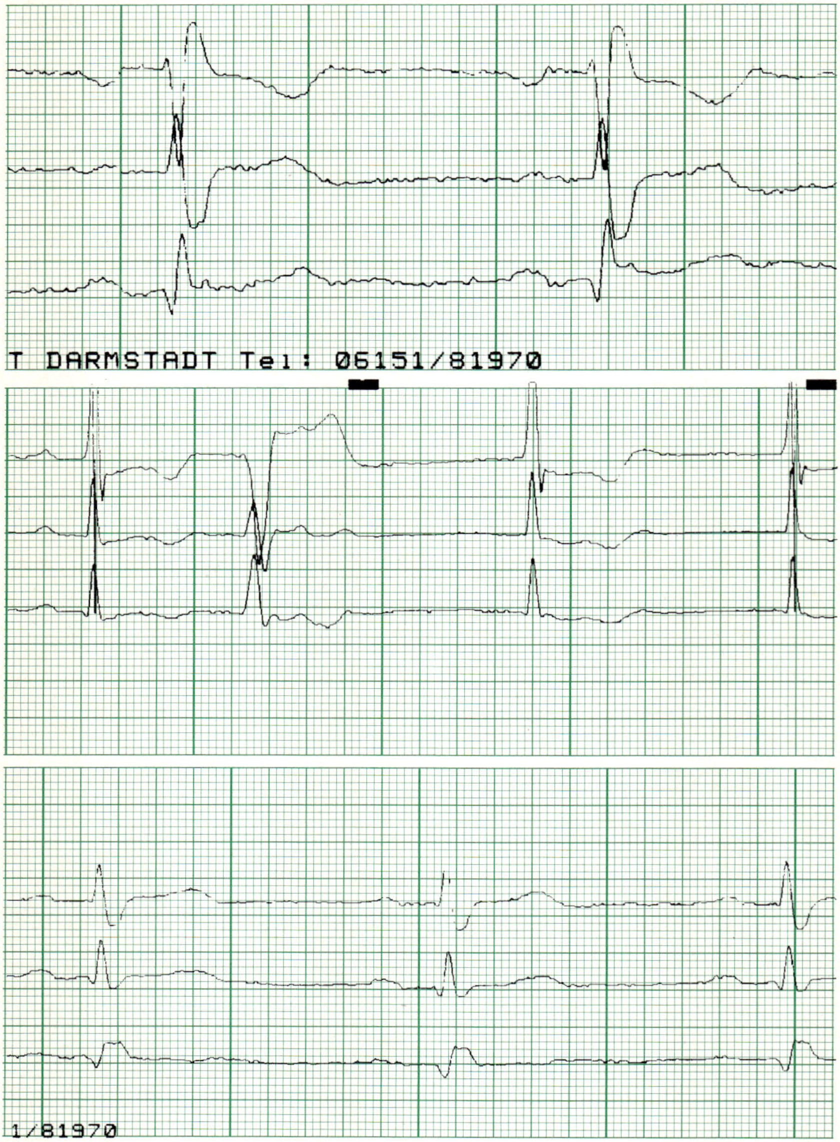
T DARMSTADT Tel: 06151/81970
1/81970

AV-Block I°, Rechtsschenkelblock, Hinterwandinfarkt, Rechtstyp

Technik: Goldberger-Ableitungen aVR – aVF; **2,0 cm/mV, 50 mm/s**

EKG: Beachte die Verstärkung auf 2,0 cm/mV! PQ = 0,22 s, QRS = 0,14 s, QT = 0,44 s, Frequenz 53/min. Pardée-Q in III mit ST-Elevation in III.

AV-Dissoziation

Technik: Wilson-Ableitungen V4 – 6; 1,0 cm/mV, 50 mm/s

EKG: Zuerst eine übergeleitete Sinuserregung, dann eine VES, wobei P in die ST-Strecke fällt. Dann ist P für die nächsten beiden Kammererregungen im QRS verschwunden. PP = RR. Frequenz 72/min. Kurzfristig fehlt eine Relation zwischen P und QRS: Im 1. und 4. QRS-Komplex ist ein Artefakt-spike enthalten!

Sinusbradyarrhythmie, AV-Block I°, Linkstyp-Rechtsschenkelblock. Hinterwandnarbe?

Technik: Einthoven-Ableitungen I, II, III; 1,0 cm/mV, 50 mm/s

EKG: PP = RR. Frequenz um 51/min. PQ = 0,22 s. QT = 0,44 s. QRS = 0,14 s. S breit und tief in I. RI>RII

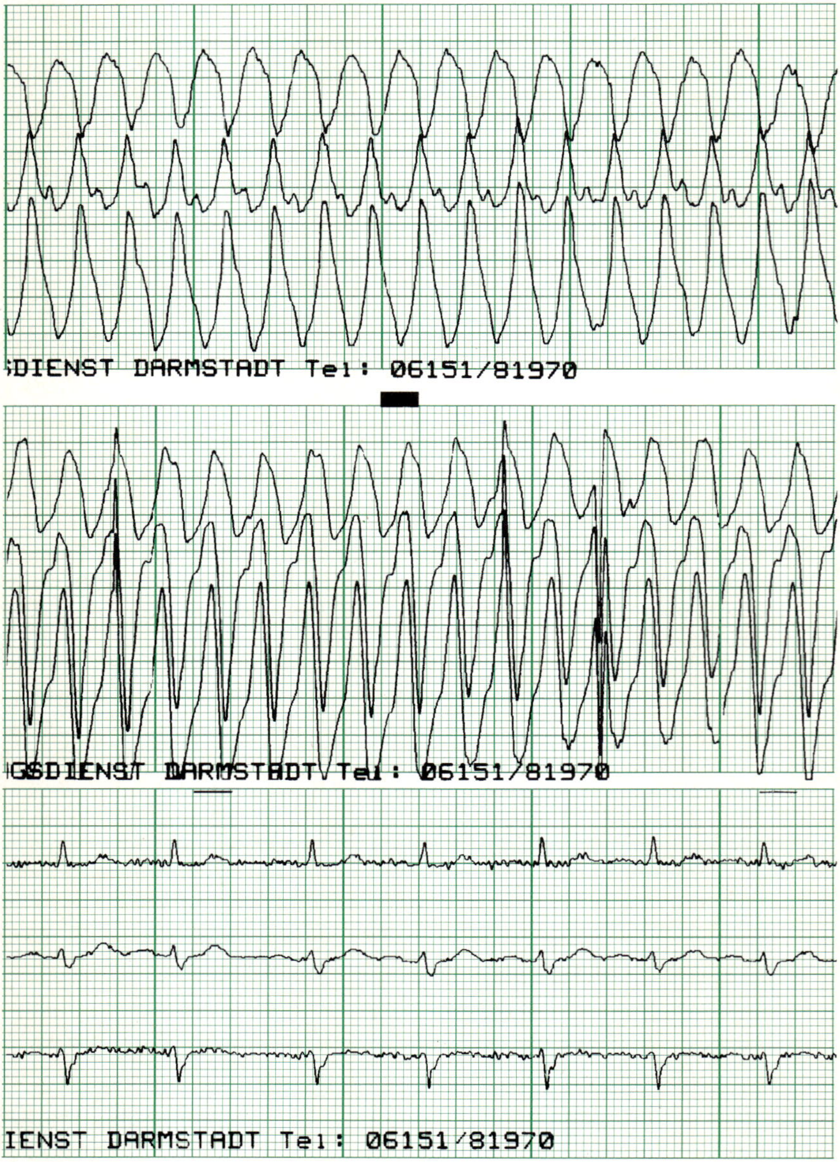
DIENST DARMSTADT Tel: 06151/81970
GSDIENST DARMSTADT Tel: 06151/81970
IENST DARMSTADT Tel: 06151/81970

Ventrikuläre Tachykardie

Technik: Einthoven-Ableitungen I, II, III; 1,0 cm/mV, 25 mm/s. 10poliges Patientenkabel.

EKG: Regelmäßige Folge von breiten Kammerkomplexen, Frequenz 230/min.

Ventrikuläre Tachykardie
Capture beats

Technik: Ableitungen V1 – 3 nach Wilson über Klebeelektroden und 10poliges Ableitungskabel; 1,0 cm/mV, 25 mm/s.

EKG: Schnelle, nicht ganz regelmäßige Folge von breiten QRS-Komplexen. Frequenz um 230/min. Der 6. Zyklus von rechts wird normal übergeleitet = capture beat

Periphere Niedervoltage, überdrehter Linkstyp
Sinusrhythmus und supraventrikuläre Extrasystolen

Technik: Einthoven-Ableitungen I – III; 1,0 cm/mV, 25 mm/s. Klebeelektroden und 10poliges Patientenkabel. EKG durch Muskelzittern überlagert

EKG: PP = RR, Frequenz 98/min. Eine supraventrikuläre Extrasystole mit kompensatorischer Pause. RI + RII + RIII = <1,5 mV!

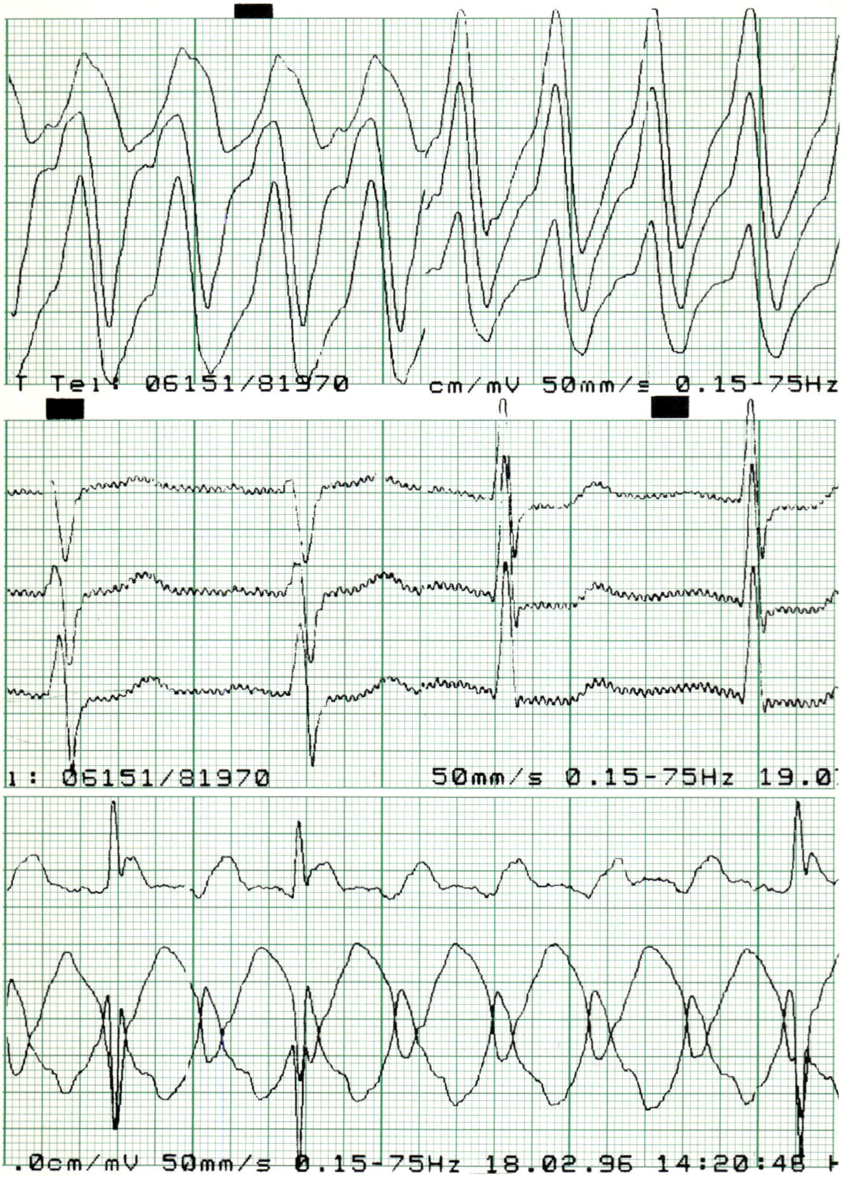
T Tel: 06151/81970 cm/mV 50mm/s 0.15-75Hz
1: 06151/81970 50mm/s 0.15-75Hz 19.0
.0cm/mV 50mm/s 0.15-75Hz 18.02.96 14:20:48

Rechtsventrikuläre Tachykardie

Technik: Wilson-Ableitungen V1 – 6; 1,0 cm/mV, 50 mm/s. Ableitung über Klebeelektroden und 10poliges Patientenkabel.

EKG: Regelmäßige, schnelle Folge von Kammerkomplexen. Frequenz 230/min. Breites Rs in V1 und breits S in V6.

Sinusrhythmus
Wechselstrom-Artefakte

Technik: Wilson-Ableitungen V1 – 6; 1,0 cm/mV, 50 mm/s. 10poliges Patientenkabel, Wechselstrom-Überlagerung.

EKG: Sinusrhythmus, PP = RR, Frequenz 94/min. ST-Senkung in V3 – 6.

Ventrikuläre Tachykardie mit Capture beats

Technik: Goldberger-Ableitungen aVR, aVL, aVF; 1,0 cm/mV, 50 mm/s. 10poliges Patientenkabel.

EKG: Neben den regelmäßigen, breiten Kammerkomplexen 3 Capture-beats. Frequenz 230/min. In aVF breites, hohes R.

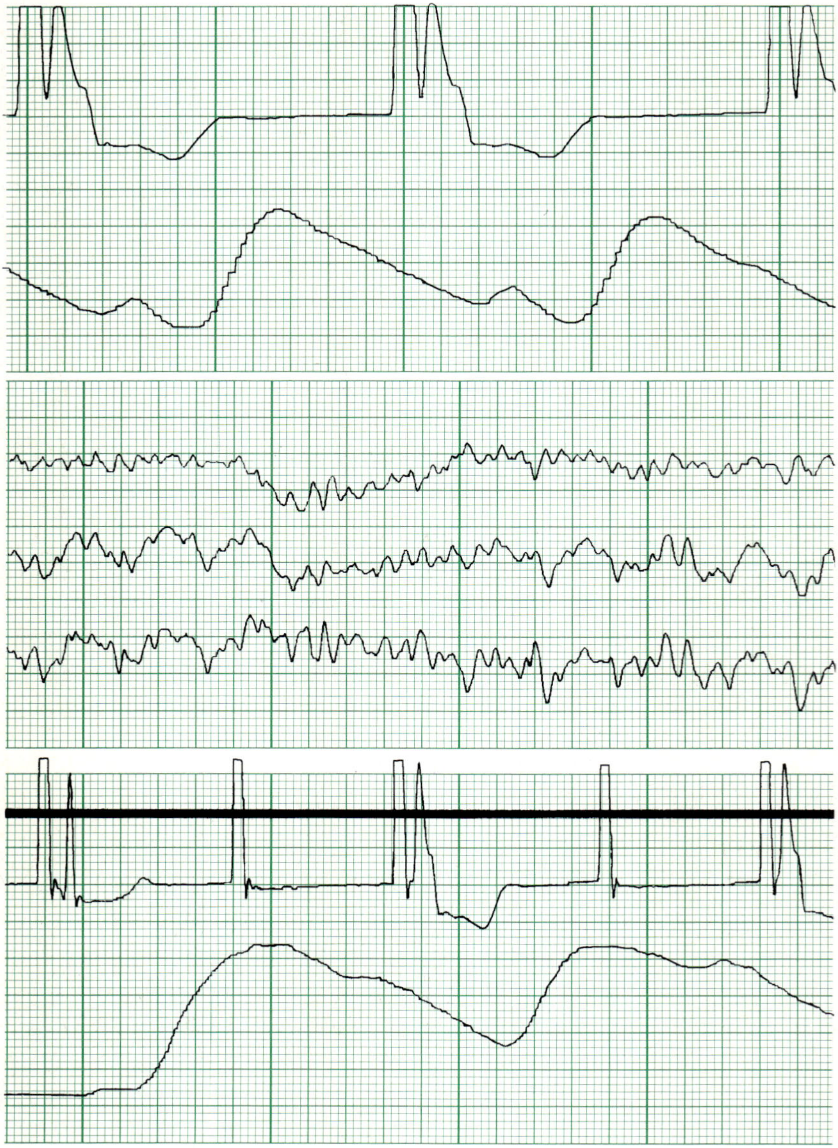

Passagerer, transkutaner Schrittmacher
Effektive Stimulation in Fix-Schaltung

Technik: Wilson-Ableitungen V1; 1,0 cm/mV, 50 mm/s
Simultan registrierte SaO_2-Pulswellen-Kurve

EKG: Rechteckiger SM-Spike von 0,04 s Dauer, Frequenz 60/min. Nach jedem Spike ein Capture als schenkelblockartiger QRS-Komplex.
Die Pulswellen-Distanz zu QRS ist konstant und beweist damit die hämodynamische Effektivität der Stimulation.

Kammerflimmern

Technik: Einthoven-Ableitungen I, II, III; 1,0 cm/mV, 50 mm/s EKG-Ableitung über 4poliges Patientenkabel.

EKG: Völlig arrhythmische, ungleich hohe Oszillationen.
Keine regelrechten QRS-Komplexe erkennbar.

Passagerer, transkutaner Schrittmacher
Ineffektive Stimulation in Fix-Schaltung

Technik: Wilson-Ableitungen V1; 1,0 cm/mV, 25 mm/s
Simultan zu EKG registrierte SaO_2-Pulswellen-Kurve

EKG: Schrittmacher-Frequenz 66/min. Der 1. SM-Spike wird von einer Eigenaktion gefolgt, der 2. bleibt unbeantwortet, der 3. ist ein Capture, der 4. ohne Antwort, der 5. ist wieder eine Reizantwort, der 6. Spike bleibt ohne QRS-Antwort. Die Pulswellen-Kurve beweist die hämodynamische Effektivität der Kammerantwort.

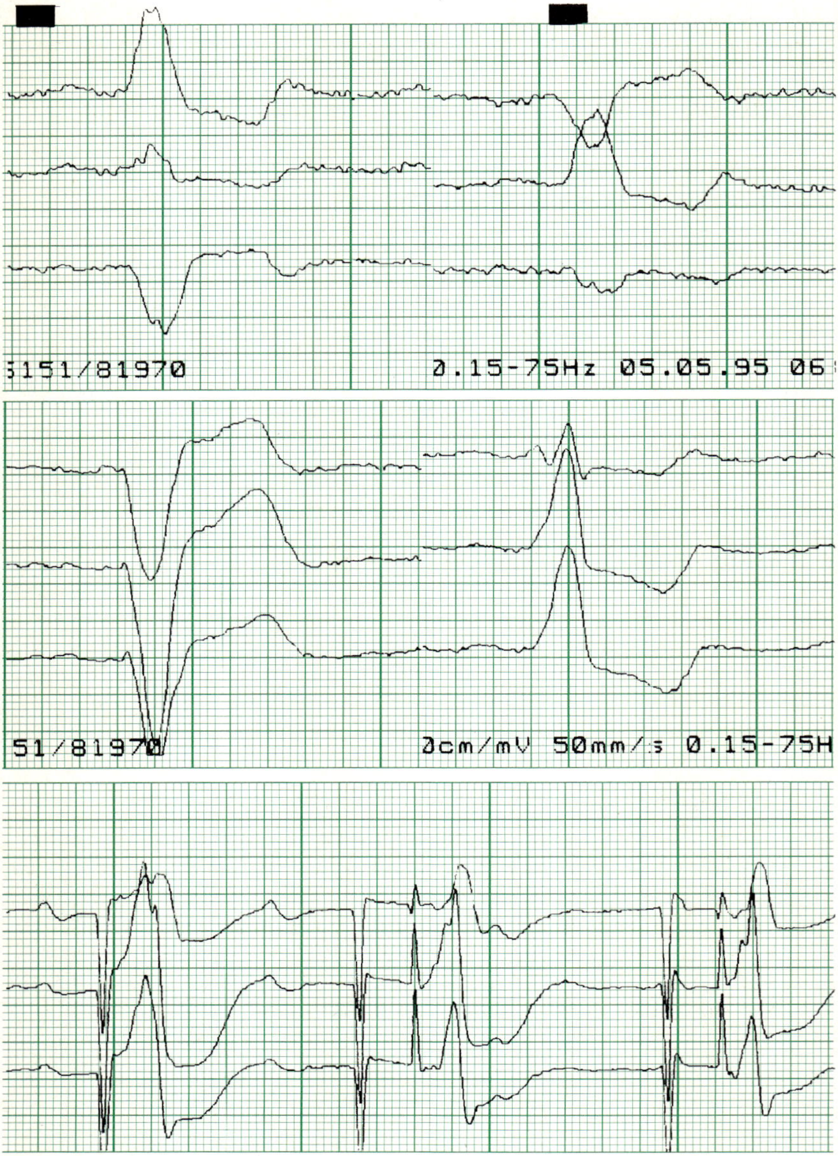
151/81970
0.15-75Hz 05.05.95 06
51/81970
0cm/mV 50mm/s 0.15-75H

AV-Block I°, überdrehter Linkstyp, Linksschenkelblock

Technik: Einthoven-Ableitungen I, II, III; 1,0 cm/mV, 50 mm/s

EKG: PQ = 0,22 s. Frequenz 65/min. QRS = 0,16 s. QT = 0,50 s verlängert. In I größter positiver Vektor, in Abl. III Vektor negativ. ST in I diskordant negativ und QRS M-förmig über 0,12 s.

AV-Block I°, überdrehter Linkstyp Linksschenkelblock

Technik: Wilson-Ableitungen V1 – 6; 1,0 cm/mV, 50 mm/s

EKG: PQ = 0,22 s, QRS = 0,16 s, OUP in V6 = 0,08 s verbreitert.

DDD-Schrittmacher bei AV-Block III°

Technik: Wilson-Ableitungen V1 – 3; 1,0 cm/mV, 50 mm/s

EKG: Sinsusfrequenz 82/min. Die 1. Sinuserregung wird übergeleitet und mit einer Kammerstimulation und Capture beantwortet. Die nächsten Sinuserregungen werden nicht wahrgenommen, sodaß der SM zuerst den Vorhof und dann die Kammer stimuliert.

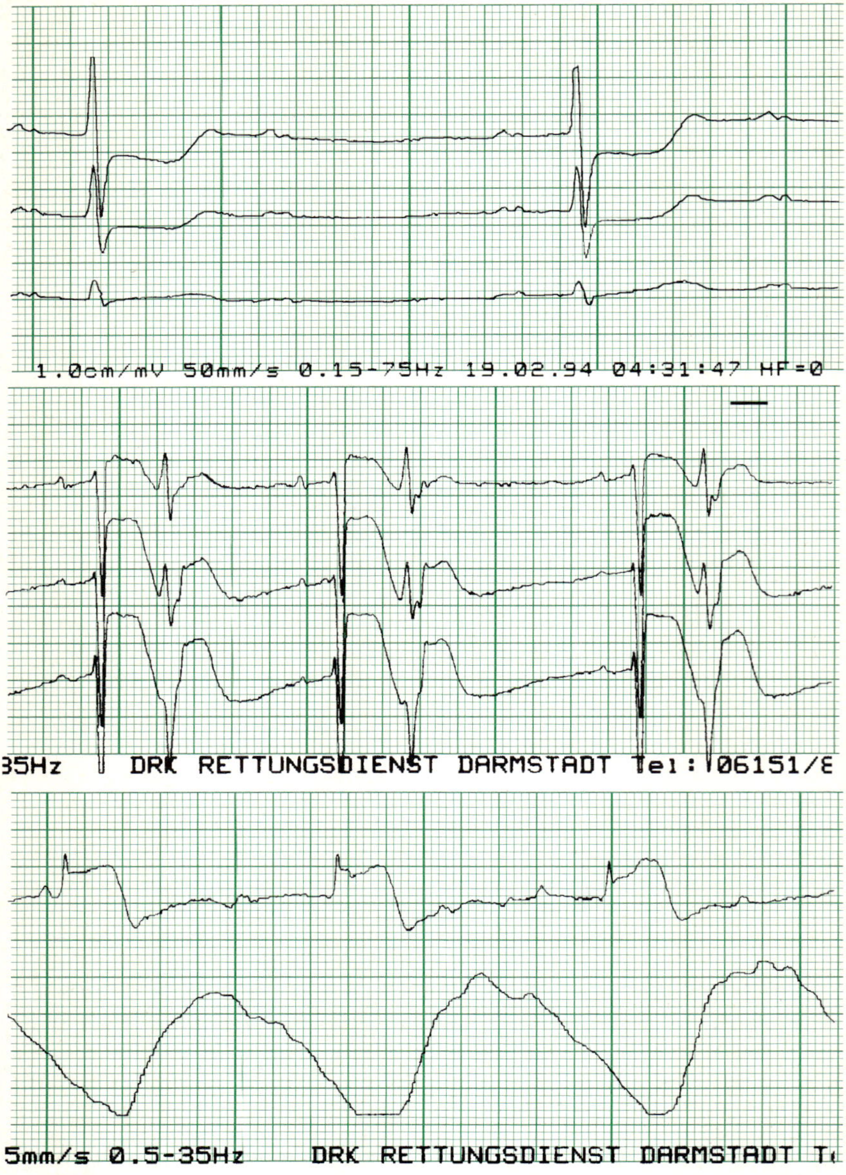
1.0cm/mV 50mm/s 0.15-75Hz 19.02.94 04:31:47 HF=0
35Hz DRK RETTUNGSDIENST DARMSTADT Tel: 06151/
5mm/s 0.5-35Hz DRK RETTUNGSDIENST DARMSTADT

AV-Block II°, Typ II Mobitz
2 : 1 Überleitung

Technik: Wilson-Ableitungen V4 – 6; 1,0 cm/mV, 50 mm/s

EKG: Sinusfrequenz 80/min, Kammerfrequenz 40/min. Kleines R in V6 mit konkordantem T, ST in V4 und V5 gesenkt.

Bigeminus
DDD-Schrittmacher

Technik: Wilson-Ableitungen V1 – 3; 1,0 cm/mV, 25 mm/s

EKG: Vor jedem QRS-Komplex eine P-Welle. PQ = 0,20 s. Schrittmacher-Spikes gefolgt von Captures. Danach folgen regelmäßig fix-gekoppelte ventrikuläre Extrasystolen.

Akuter Hinterwandinfarkt,
AV-Block III°

Technik: Einthoven-Ableitungen III; 1,0 cm/mV, 25 mm/s
SaO_2-Pulswellenkurve simultan zum EKG registriert.

EKG: P-Wellen durchlaufend, Frequenz 114/min. Kammerkomplexe schlagen unabhängig voneinander, Frequenz 42/min.
Monophasische ST-Elevation in Abl. III.
Unauffällige Pulswellenkurve.

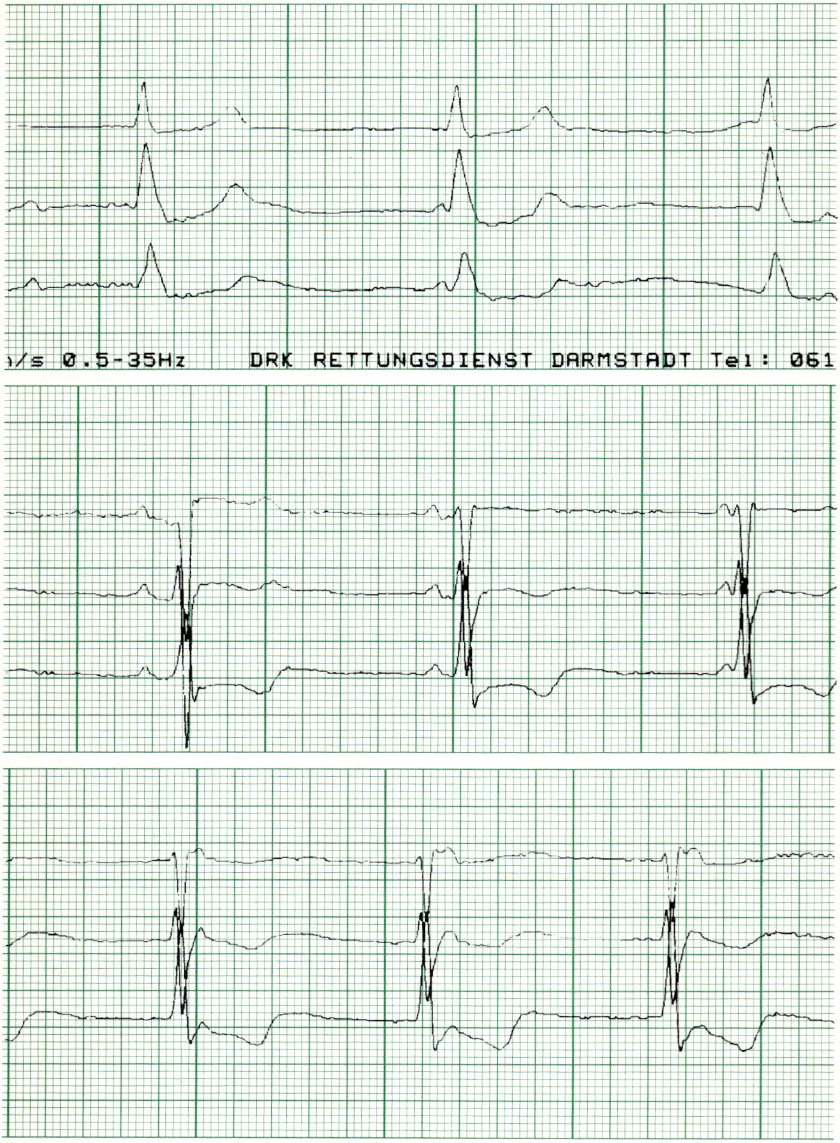
/s 0.5-35Hz DRK RETTUNGSDIENST DARMSTADT Tel: 061

Totaler AV-Block III°, Mitteltyp

Technik: Einthoven Ableitungen I, II, III; **2,0 cm/mV, 50 mm/s**

EKG: Beachte die Verstärkung! Keine Relation zwischen P und QRS, Kammern und Vorhöfe schlagen getrennt voneinander.
RI = RIII.

AV-Dissoziation

Technik: Wilson-Ableitungen V1 – 3; **2,0 cm/mV, 50 mm/s**

EKG: PP = 65/min, RR = 67/min. rSr in V1.
Die P-Wellen wandern allmählich in den QRS-Komplex hinein.

AV-Dissoziation
Fortsetzung der Kurve oben

Technik: Wilson-Ableitungen V1 – 3; **2,0 cm/mV, 50 mm/s**

EKG: QRS in V1 = 0,08 s. OUP = 0,06 s. Kammerfrequenz 74/min.
P-Wellen im und hinter dem QRS-Komplex.

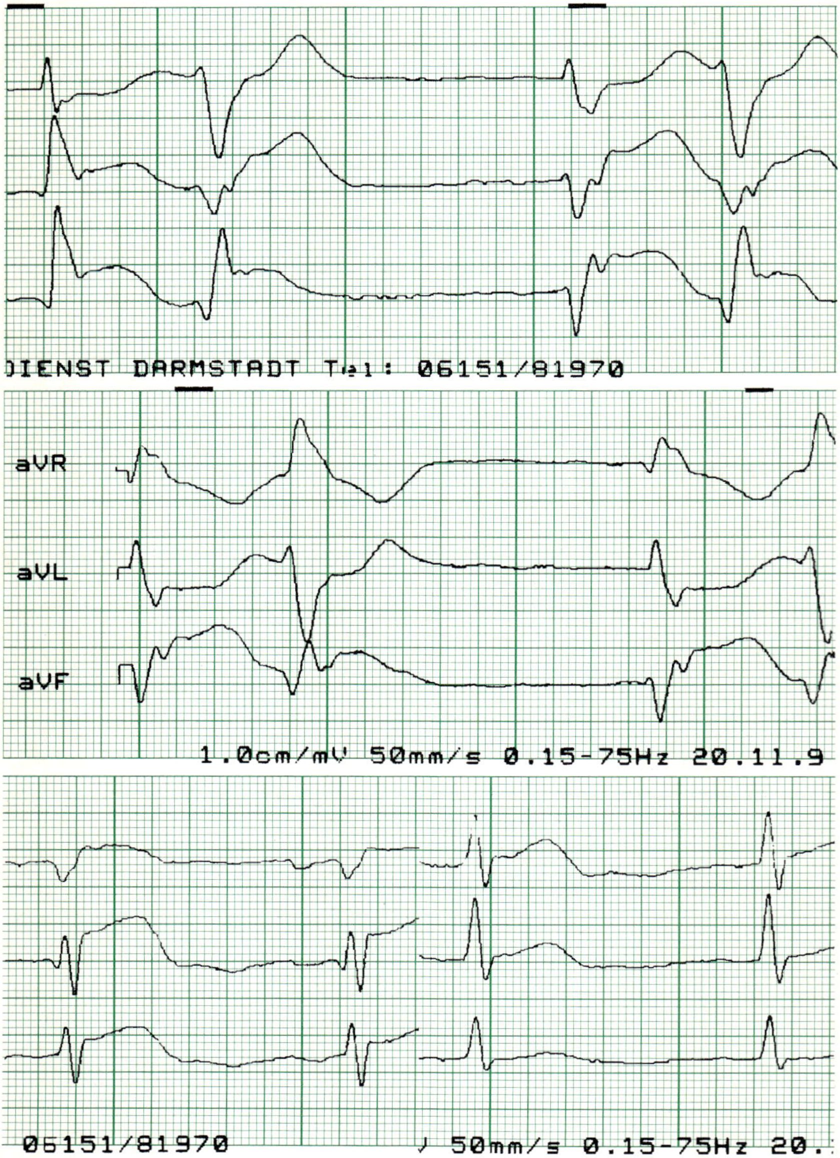
IENST DARMSTADT
06151/81970
aVR
aVL
aVF
1.0cm/mV 50mm/s 0.15-75Hz 20.11.9
06151/81970
50mm/s 0.15-75Hz 20.

Akuter Spitzeninfarkt mit rechtsventrikulärer Beteiligung, Bigeminus

Technik: Einthoven-Ableitungen I, II, III; 1,0 cm/mV, 50 mm/s

EKG: QRS = 0,12 s. QT = 0,40 s. Frequenz um 100/min. Pardée-Q in III. Polytope VES mit fixer Kopplung. Monophasische ST-Hebung in II und III sowie ST-Streckensenkung in I.

Akuter Spitzeninfarkt, Bigeminus

Technik: Goldberger-Ableitungen aVR, aVL, aVF; 1,0 cm/mV, 50 mm/s

EKG: Pardée-Q in aVF, ST-Hebung in aVF und ST-Senkung in aVL.

Akuter Spitzeninfarkt mit rechtsventrikulärer Beteiligung

Technik: Wilson-Ableitungen V1 – 6; 1,0 cm/mV, 50 mm/s

EKG: ST-Hebung von V1 – 5 abnehmend. PP = RR.

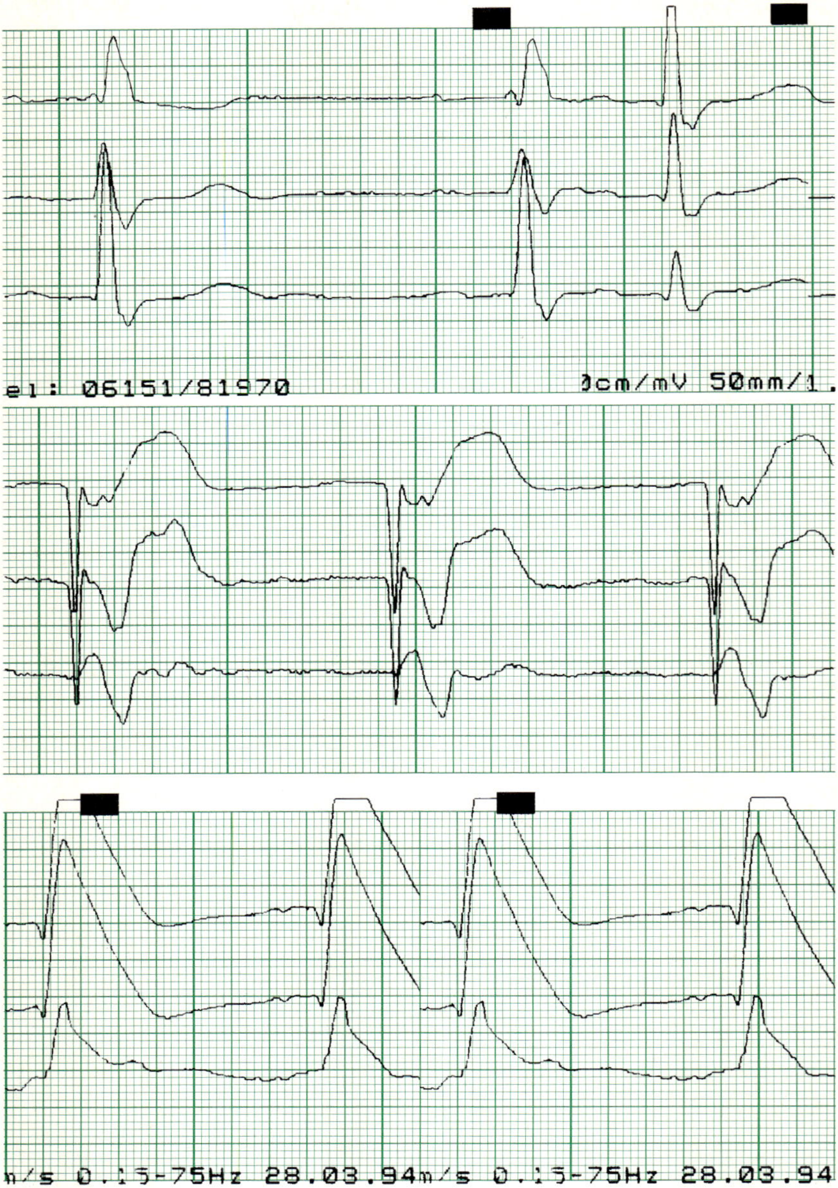
el: 06151/81970
0cm/mV 50mm/1.
n/s 0.15-75Hz 28.03.94
n/s 0.15-75Hz 28.03.94

Sinusbradykardie, AV-Block I°, Rechtsschenkelblock

Technik: Wilson-Ableitungen V1 – 3; 1,0 cm/mV, 50 mm/s

EKG: PP = RR, Frequenz 54/min, PQ = 0,22 s, QRS = 0,14 s, OUP in V1 = 0,08 s, breites S in V6, rSR in V1.

Starrfrequenter, implantierter Schrittmacher

Technik: Wilson-Ableitungen V1 – 3; 1,0 cm/mV, 50 mm/s

EKG: Regelmäßige Schrittmacher-Spikes, Frequenz 71/min, immer gefolgt von QRS-Komplexen die schenkelblockartig verbreitert sind = Captures

Großer Vorderwandinfarkt mit elektromechanischer Entkopplung, sterbendes Herz

Technik: Wilson-Ableitungen V1 – 6; 1,0 cm/mV, 50 mm/s

EKG: Durchlaufende P-Wellen, QRS mit 0,18 s extrem verbreitert, ST-Strecken von V2 – 6 gehoben mit Verletzungs-Q.

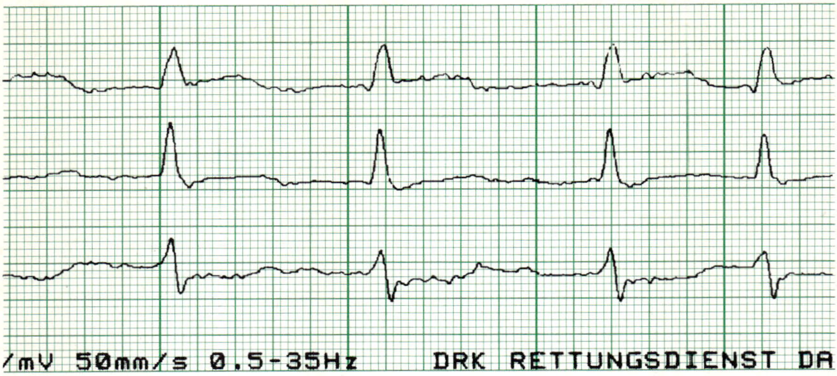
/mV 50mm/s 0.5-35Hz DRK RETTUNGSDIENST DA

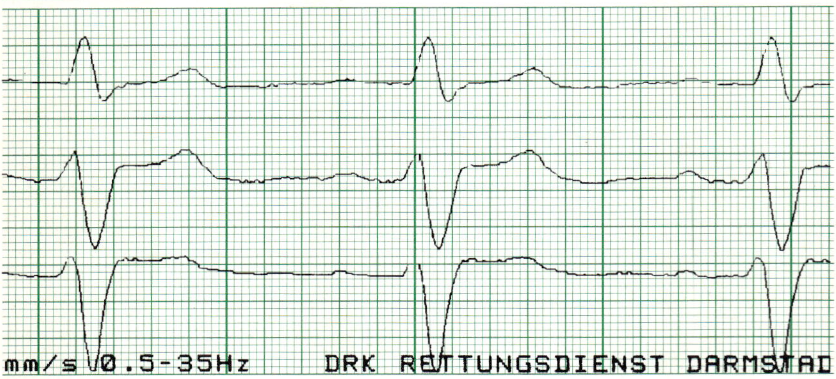
mm/s 0.5-35Hz DRK RETTUNGSDIENST DARMSTAD

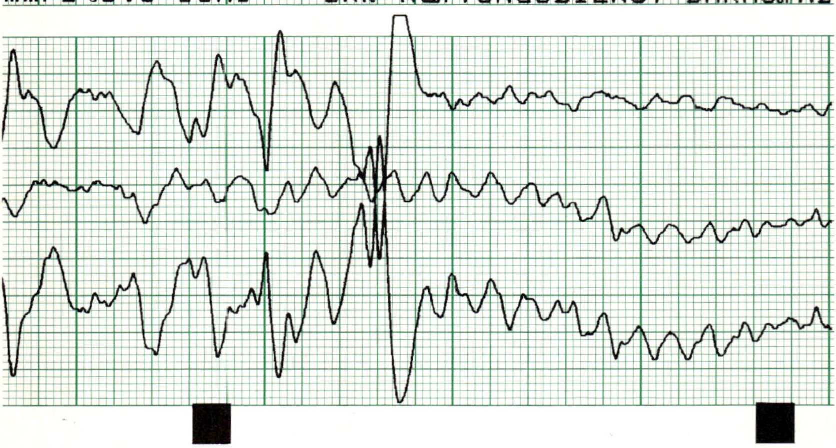

Absolute Tachyarrhythmie, Mitteltyp

Technik: Einthoven-Ableitungen I, II, III; 1,0 cm/mV, 50 mm/s

EKG: Keine P-Wellen klar erkennbar. Kammerkomplexe mit absoluter Unregelmäßigkeit. Frequenz zwischen 106 und 112/min.
Kleines Q in I und geringfügige ST-Hebung. ST-Senkung in Abl. III

Regelmäßiger Sinusrhythmus
Überdrehter Linkstyp

Technik: Einthoven-Ableitungen I, II, III; 1,0 cm/mV, 50 mm/s

EKG: PP = RR, Frequenz 66/min. PQ = 0,20 s grenzwertig verlängert. QRS = 0,16 s verbreitert. In Abl. I ist R<S, das negative SII<SIII

R-auf-T Phänomen bei Kammertachykardie mit Übergang in Kammerflimmern

Technik: Einthoven-Ableitungen I, II, III; 1,0 cm/mV, 25 mm/s
10poliges Patientenkabel und Klebeelektroden.

EKG: Unregelmäßige, schnelle Folge von breiten QRS-Komplexen, früh einfallende VES mit Übergang in Kammerflimmern

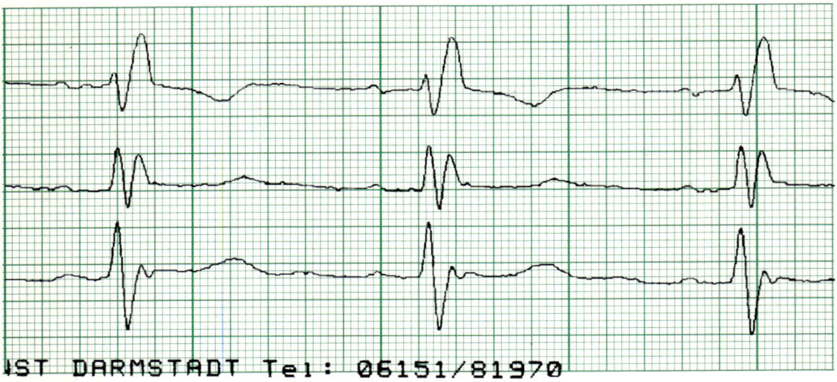
IST DARMSTADT Tel: 06151/81970

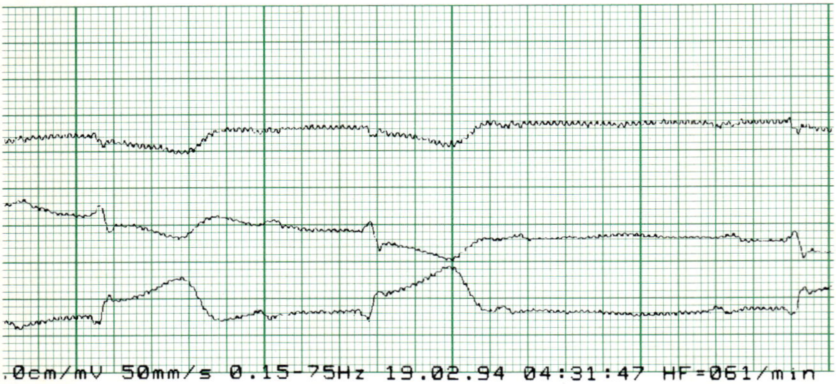
.0cm/mV 50mm/s 0.15-75Hz 19.02.94 04:31:47 HF=061/min

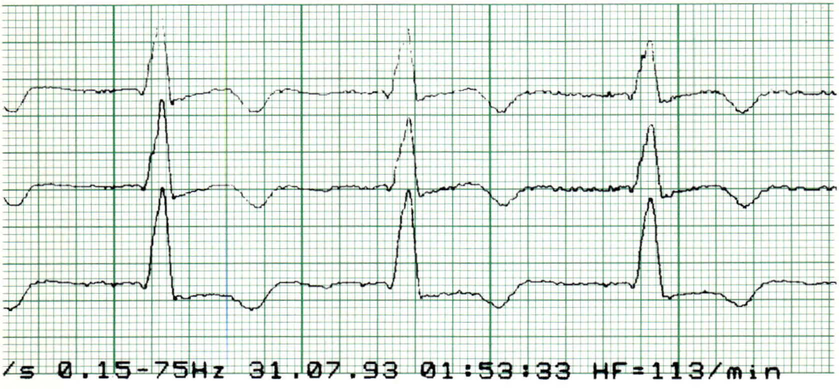
/s 0.15-75Hz 31.07.93 01:53:33 HF=113/min

Rechtsschenkelblock

Technik: Wilson-Ableitungen V1 – 3; 1,0 cm/mV, 50 mm/s

EKG: PP = RR. Frequenz 73/min. PQ = 0,16 s. QRS = 0,14 s.
OUP = 0,09 s.
rSR in V1 mit M-förmiger Splitterung.

Akuter großer Posterolateral-Infarkt
AV-Block II°, Typ I Wenckebach

Technik: Goldberger-Ableitungen aVR – aVF; 1,0 cm/mV, 50 mm/s

EKG: PQ = 0,26–0,32 s, danach Ausfall von QRS. Bradykarde Kammerfrequenz um 53/min. Verletzungs-Q in aVF mit ST-Hebung.

Inkompletter Linksschenkelblock

Technik: Wilson-Ableitungen V4 – 6; 1,0 cm/mV, 50 mm/s

EKG: Kleine P-Wellen in V6, PP = RR, Frequenz 93/min. QRS = 0,10 s, OUP in V6 = 0,06 s, QT = 0,36 s. R in V6 träge ansteigend, kleines Q in V4 – 6 und gleichschenkelig präterminal negatives T. ST-Strecken aszendierend gesenkt.

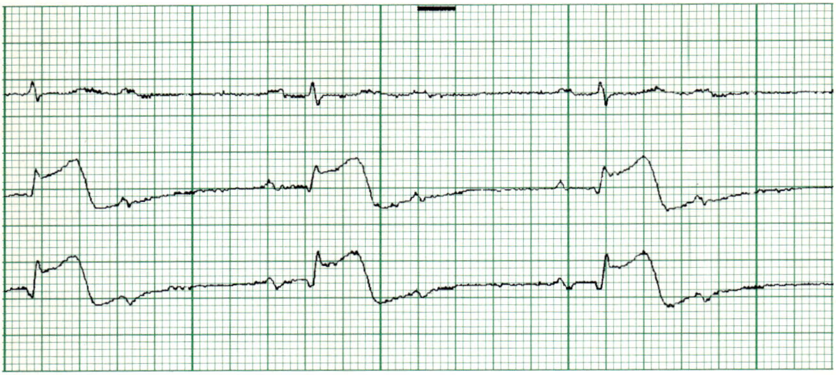

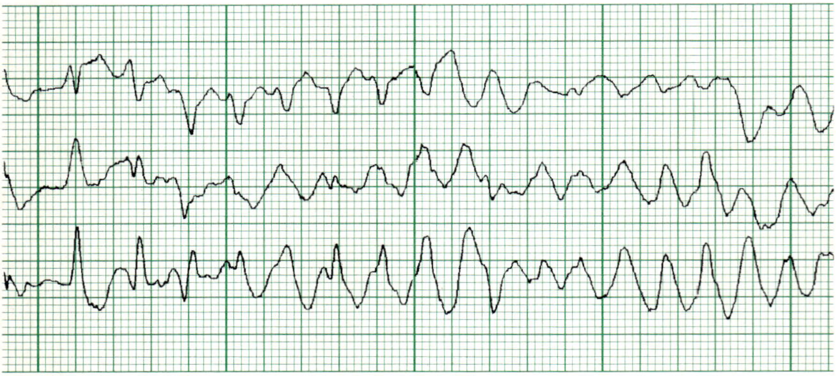

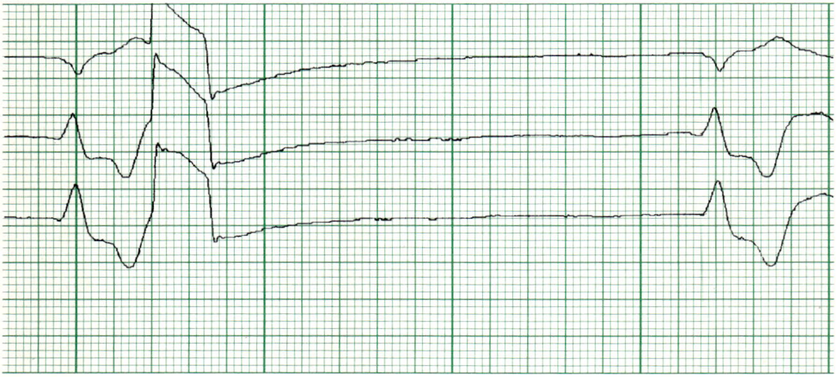

Akuter Hinterwandinfarkt,
AV-Block II°, Typ II Wenckebach

Technik: Einthoven-Ableitungen I, II, III; 1,0 cm/mV, 25 mm/s

EKG: Sinusfrequenz 74/min, PQ-Zeit länger werdend bis QRS-Ausfall; Pause kürzer, als zwei Perioden. In II und III Verletzungs-Q und monophasische ST-Hebung.

Ventrikuläre Tachykardie mit Übergang in Torsades de pointes

Technik: Einthoven-Ableitungen I, II, III; 1,0 cm/mV, 50 mm/s

EKG: Kammerfrequenz zunächst um 300/min, dann Zunahme der Frequenz mit Übergang in Kammerflattern

Bradykardie, Kammereigenrhythmus

Technik: Einthoven-Ableitungen I, II, III; 1,0 cm/mV, 50 mm/s

EKG: Keine klar erkennbaren P-Wellen. Kammerfrequenz 28/min. QRS = 0,10 s, QT = 0,46 s. Größter positiver QRS-Vektor in III, negatives QRS in I.

10 Glossar

Aberrierende Leitung durch die Leitungsbahn in den Ventrikeln, die sich noch in der relativen Refraktärzeit befindet, werden supraventrikuläre Erregungen geleitet und verbreitern den QRS-Komplex. Wichtig für Differentialdiagnose von ventrikulärer und supra-ventrikulärer Extrasystolie

Ableitung Der rhythmischen Änderung des (Summations)-Vektors über Elektroden an der Körperoberfläche, aus der Speiseröhre oder intrakardial. Bipolare Ableitung über zwei entgegengesetzte Elektroden, z.B. Einthoven oder unipolar über eine Sammelelektrode (Nullpunkt), z.B. Goldberger oder Wilson

Alkoholintoxikation (chronisch)
- P-sinistroatriale
- supraventrikuläre Arrhythmie mit Extrasystolen bis zum Vorhofflimmern
- Ausbildung eines Linksschenkelblocks
- ventrikuläre Rhythmusstörungen
- Bild der dilatativen Kardiomyopathie

Arrhythmie ungeordneter Rhythmus oder Unterbrechungen eines normalen Rhythmus

AV-Dissoziation eigenständige und unabhängige Erregung der Vorhöfe und Kammern. Bei der einfachen Form ist dies bei ungestörter AV-Überleitung schlicht frequenzbedingt; bei der kompletten AV-Dissoziation mit Unterschied in Frequenz und Rhythmus von Vorhof, AV-Knoten und

	Kammern liegt eine organische Herzerkrankung zugrunde
Bigeminus	Extrasystole nach jedem Normalschlag
Block	Störungen der Erregungsleitung mit Verzögerung des nächsten Impulses oder dessen Ausfall; beim totalen Block ist die Erregungsleitung unterbrochen
Bradykardie	Rhythmus mit Herzfrequenz < 60/min
Capture Beats	normaler Kammerkomplex nach einer AV-Dissoziation; die Kammererregung wird über die normale Erregungsleitung „eingefangen“
Chinidin-Intoxikation	– breite, knotige P-Welle – Verlängerung der PQ-Zeit bis AV-Block I° – Verbreiterung des QRS-Komplexes – Senkung der ST-Strecke – Auftreten von U-Wellen bis zu TU-Wellen – Verlängerung der QT-Zeit – unruhige EKG-Kurve („Berg- und Talbahn“)
Couplet	2 Kammerextrasystolen hintereinander (Paar)
Delta-Welle	initialer Teil des Kammerkomplexes durch das akzessorische Kent-Bündel bei WPW-Syndrom nach verkürzter PQ-Zeit
Depolarisation	Anstieg des Membranpotentials durch Einstrom von Natrium-Ionen
Digitalis	Überdosierung – SA-Blockbildungen – paroxysmale atriale Tachykardie mit Blockbildungen – AV-Blockbildungen – AV-junktionale Tachykardie mit Dissoziation

- muldenförmige ST-Senkung („Bart von Salvadore Dali")

Intoxikation
- AV-Blockbildung bis III°
- ventrikuläre Rhythmusstörungen bis Kammerflimmern
- Vorhofflimmern
- AV-junktionale Tachykardie

Einthoven nach ihm werden die Ableitungen I, II und III benannt

Ektopie Bildung eines Erregungsimpuls außerhalb des primären Schrittmachers (Sinusknoten)

Extrasystole vorzeitige Erregung aus einem ektopischen Herd

Flattern Tachykardie der Vorhöfe oder Kammern mit > 250/min; beim Kammerflattern sind die QRS-Komplexe deformiert

Flimmern völlig ungeordnete, chaotische Depolarisationen aus multiplen ektopischen Herden und durch lokale Reentry-Mechanismen in den Vorhöfen oder Kammern

Goldberger nach ihm werden die Ableitungen aVL, aVF und aVR benannt

Hemiblock Hemmung der Erregungsleitung in einem Faszikel des linken Schenkels: linksanteriorer-, linksposteriorer-

Hyperkaliämie
- hohes, zeltförmig spitzes T (bes. V_{2-5})
- QRS-Verbreiterung (mit steigendem Kalium Verbreiterung der S-Zacke)
- Verlängerung der PQ-Zeit bis AV-Block
- Abflachen bis Verschwinden der P-Welle
- Extrasystolen

- bei extremen Kaliumspiegeln (> 8 mmol/l) drohende Asystolie

Hyperkalziämie
- QT-Verkürzung (durch ST-Verkürzung)
- Abgang der T-Welle direkt aus dem absteigenden Schenkel des QRS-Komplexes

Hypokaliämie
- horizontale bis flach deszendierende ST-Senkung
- flaches, isoelektrisches bis negatives T
- positive U-Welle (> 0,1 mV) oder TU-Verschmelzungswelle
- ventrikuläre Rhythmusstörungen möglich

Hypokalziämie
- QT-Verlängerung (durch ST-Verlängerung)

Internodale Bündel
Erregungsleitungssystem der Vorhöfe aus dem unteren (Thorel-), mittleren (Wenckebach-) und oberen (James-)Bündel für den rechten Vorhof sowie dem Bachmann-Bündel (aus dem James-Bündel) für den linken Vorhof

Isoelektrisch
EKG-Kurve hebt sich nicht von der Nullinie ab

J-Punkt
junctional point: Wendepunkt der ST-Strecke am Abgang von der S-Zacke; Meßpunkt für pathologische ST-Senkung

Kohlenmonoxid (CO)
- uncharakteristische Störungen der Erregungsbildung mit dem Bild der Innenschichtischämie
- Erstickungs-T bei vorbestehender KHK (Infarktgefahr)

Kombinationssystole
wird auch Fusionssystole genannt; die Kammern werden gleichzeitig durch einen Impuls aus dem Sinusknoten und einem ektopischen Herd im Ventrikel erregt

Koppelung zeitliche Beziehung zwischen einer (ventrikulären) Extrasystole und dem vorausgehenden Normalschlag; sie kann konstant oder inkonstant (gleitend) sein

Lagetyp Beschreibung der Lage des QRS-Hauptvektors in einem gedachten Kreis der Frontal- oder Horizontalebene
a) Frontalebene (Cabrera-Kreis): Überdrehter Linkstyp, Linkstyp, Normaltyp, Steiltyp, Sagittaltyp, Rechtstyp, überdrehter Rechtstyp
b) Horizontalebene: Achsendrehung im Uhrzeigersinn oder gegen den Uhrzeigersinn

LGL-Syndrom Lown-Ganong-Levine-Syndrom (Präexzitation mit verkürzter PQ-Zeit durch akzessorisches James-Bündel)

Lithium
- wie bei Hypokaliämie
- häufig ventrikuläre Rhythmusstörungen

Lown nach ihm ist die traditionelle Klassifikation der ventrikulären Extrasystolen benannt

McGinn-White-Typ Achsendrehung im Uhrzeigersinn mit S in I und Q in III

Monomorph Kammerkomplexe der Extrasystolen sehen gleich aus

Monotop Extrasystolen stammen aus dem gleichen Herd (monomorphe Extrasystolen sind wahrscheinlich monotop)

Narkotika
- Verlängerung der PQ-Zeit
- Senkung der ST-Strecke
- Abflachung bis Negativierung der T-Welle
- ventrikuläre Extrasystolie (Chloroform, Äther)

Nikotin
- abgeflachte oder negative T-Welle
- häufig (supraventrikuläre) Tachykardien
- Veränderungen sind flüchtig

Pararrhythmie
2 oder mehrere Schrittmacher sind gleichzeitig oder abwechselnd aktiv, z. B. AV-Dissoziation

Parasympathikuseinfluß
- flache, breite P-Wellen in II, III und aVF
- Sinusbradykardie
- häufig PQ-Verlängerung bis zum AV-Block I°
- ST-Hebung mit frühem, hohem Abgang der T-Welle
- hohes, spitzes T
- relative Verkürzung der QT-Dauer

Parasystolie
2 verschiedene Schrittmacher ohne Verknüpfung bestimmen den Rhythmus; das zweite Erregungszentrum liegt in der Kammer und ist durch einen Schutzblock inaktiviert

Paroxysmal
anfallartiges, plötzliches Auftreten einer tachykarden Rhythmusstörung

Pilzvergiftung
- Senkung der ST-Strecke
- Ausbildung einer präterminal negativen T-Welle

Polytop
Extrasystolen stammen aus verschiedenen Herden und sehen verschieden aus (polymorph)

Präexzitation
Kurzschluß der Erregungsleitung im AV-junktionalen Bereich durch akzessorische Muskelbahnen (Kent-Bündel: WPW-Syndrom, James-Bündel: LGL-Syndrom und Mahaim-Bündel)

Purkinje-Fasern von den Schenkeln des His-Bündnis ausgehende spezifische Muskelfasern, die die Erregung vom Endokard her in das Arbeitsmyokard leiten

Quadrigeminus 3 Extrasystolen hintereinander nach jedem Normalschlag

Reentry lokal kreisende Erregungsabläufe bei Störung der Refraktärperiode durch meist ischämische Prozesse oder akzessorische Bahnen; Auslösemechanismus für Tachykardien mit plötzlichem Beginn und Ende

Refraktärzeit a) absolute: hier ist die Herzmuskelzelle überhaupt nicht erregbar
b) relative: stärkere Impulse können die Muskelzellen abgeschwächt depolarisieren

Repolarisation Erregungsrückbildung nach Depolarisation

Schenkelblock Hemmung der Erregungsleitung in einem der Schenkel des His-Bündels: Rechts-, Links-, bifaszikulärer–, Arborisations-

Schrittmacher a) Sinusknoten (primäres Automatiezentrum) Ruhefrequenz 60–90/min; AV-Region (AV-Knoten und His-Bündel; sekundäres Automatiezentrum) 40–60/min; Myokard der Ventrikel (tertiäres Automatiezentrum) 20–40/min
b) elektrischer Impulsgenerator zur rhythmischen Erregung des Myokards

Sympathikuseinfluß
- hohe, spitze P-Wellen in II, III und aVF
- Sinustachykardie mit verkürzter PQ-Zeit
- nichtpathologische, aszendierende ST-Senkung
- initial hohe T-Wellen, die später abflachen (Ermüdungsreaktion)

Tachykardie Rhythmus mit Herzfrequenz > 100/min

Torsade de pointes Tachykardie mit schraubenartiger Umkehr des Kammervektors um die Nullinie mit vorausgehender QT-Verlängerung; bei dieser „Spitzenumkehrtachykardie“ muß auch an eine polymorphe ventrikuläre Tachykardie gedacht werden

Trigeminus 2 Extrasystolen hintereinander nach jedem Normalschlag

Vektor elektrische Wirkung der Dipole durch Potentialdifferenz im Erregungsablauf als Summe dargestellt: der Summationsvektor, der der elektrischen und annähernd der anatomischen Herzachse entspricht, wird von ca. 5 % aller Einzelvektoren gebildet. Erregungen, die auf eine Ableitungselektrode zulaufen, weisen hier den größten positiven Ausschlag auf: Laufen sie von der Elektrode weg, ist der Ausschlag negativ.

vulnerable Phase Zeit während des ansteigenden Teils der T-Welle; kommt es hier zur Depolarisation, drohen gefährliche Rhythmusstörungen wie Kammerflattern/-flimmern (R-auf-T-Phänomen)

Wilson nach ihm werden die unipolaren Brustwandableitungen benannt

WPW-Syndrom Wolff-Parkinson-White-Syndrom (Präexzitation über Kent-Bündel: PQ-Zeit verkürzt, Delta-Welle)

Sachverzeichnis

G

H

I

K

L

M

N

P

Q

R

S

T

U

V

W

Z